陈宝明医案医论集粹

主　审　陈宝明

主　编　陈江华

副主编　赵　晔　宋雅琴　杨海霞

编　委　（按姓氏笔画排序）

王　超　王成才　孙建功　杨海霞

宋雅琴　陈江华　赵　晔

人民卫生出版社

·北　京·

图书在版编目（CIP）数据

陈宝明医案医论集粹 / 陈江华主编. 一北京：人民卫生出版社，2023.12
ISBN 978-7-117-35707-4

Ⅰ.①陈…　Ⅱ.①陈…　Ⅲ.①医案－汇编－中国－现代②医论－汇编－中国－现代　Ⅳ.①R249.7

中国国家版本馆 CIP 数据核字（2023）第 241961 号

陈宝明医案医论集粹
Chen Baoming Yi'an Yilun Jicui

主　　编	陈江华
出版发行	人民卫生出版社（中继线 010-59780011）
地　　址	北京市朝阳区潘家园南里 19 号
邮　　编	100021
E - mail	pmph @ pmph.com
购书热线	010-59787592　010-59787584　010-65264830
印　　刷	鸿博睿特（天津）印刷科技有限公司
经　　销	新华书店
开　　本	710×1000　1/16　印张:17　插页:2
字　　数	261 千字
版　　次	2023 年 12 月第 1 版
印　　次	2024 年 1 月第 1 次印刷
标准书号	ISBN 978-7-117-35707-4
定　　价	69.00 元

打击盗版举报电话　010-59787491　　E - mail　WQ @ pmph.com
质量问题联系电话　010-59787234　　E - mail　zhiliang @ pmph.com
数字融合服务电话　4001118166　　　E - mail　zengzhi @ pmph.com

陈宝明简介

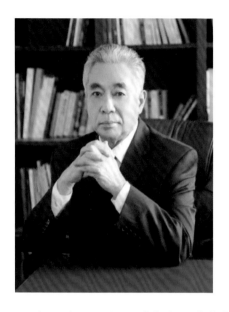

陈宝明，1949年9月生，山西怀仁人。山西大同大学教授，早年毕业于北京中医药大学，是全国著名中医学家、北京中医药大学刘渡舟先生的研究生，为全国老中医药专家学术经验继承工作指导老师，山西省名中医，山西大同大学教学名师、硕士研究生导师。曾任山西大同大学中医系主任，山西省教育系列中医药高级职称评审委员会中医学科组组长和中医答辩组组长。

从事中医教学、临床和科研工作55年，先后出版了《伤寒论类辨》《古方妙用》等十余部医学著作，主编翻译出版了《腹证奇览》。在国内外医学杂志发表论文70余篇，其中有20余篇获省、地市优秀论文奖。在中医理论研究中不拘泥于前人"肝无补法"之论，力倡温肝补肝之法。在肺病研究中，特别提出肺阳虚的理论，并进行了相关临床和实验研究。主持完成了4项省、市级科研课题，先后获山西省教学成果奖二等奖、三等奖。曾被山西省政府授予优秀教师称号，被山西大同大学授予教学名师及中医学科带头人称号。

主编简介

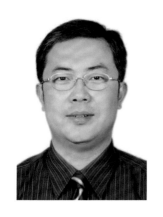

陈江华，男，1976年5月生，副主任医师、副教授。2001年毕业于北京中医药大学，为山西省名中医陈宝明传承工作室负责人和主要学术经验继承人，目前就职于中国中医科学院望京医院针灸脑病科，从事临床工作20余年，近年来承担医院的带教教学任务并多次获得优秀教师称号，多次参加国家组织的全国性大型扶贫义诊活动，受到广大患者的赞誉。在核心学术期刊发表论文10余篇，主编、协编专业著作3部，参与并完成多项国家级及省部级课题。

学术兼职：北京中西医结合学会卒中专业委员会委员，中国中医药研究促进会青年医师分会理事，中国中医药研究促进会中西医结合脑病防治与康复专业委员会委员。

陈序

余自幼慕道，立志习医，以扶赢劣，普救含灵。其后师从家兄，步入杏林，潜心玩味，数载之后，渐崇岐黄之学，酷嗜仲景之论。然医者，大道者也，由来久矣，旧经密述，文字古僻，意蕴深邃，研读者颇不易得，实非浅尝者所能问津！若不刻意精研，精其医术，虽有仁慈恻隐之心，黎民危困，生灵涂炭，束手待毙，徒为悲伤，亦无助矣！

乙丑年秋，余幸拜京师刘公渡舟之门下，深遂夙愿。先生诲人不倦，金针度人，力荐长沙之学，兼推百家之论。余感恩师之意诚，日立其旁，敬服弟子之劳，亲炙先生之教，伏案苦读，早思夕诵，卷不释手，以探索医林之微妙，求识医术之真谛，其间或有昧其医理而不明者，或有良莠难辨而不分者，经师指点迷津，涣然冰释，茅塞顿开。有道是"日拱一卒，功不唐捐"，几度寒暑，渐入门道，学业渐长。

余年逾古稀，垂垂老矣！涉略杏林，凡五十余载，回首沧桑，光阴如梭，岁月如驹，愈发疾马加鞭，笔耕不辍，临证不止，阐述先贤之格言，诠释大论之奥秘，以为后学传道授业，倾囊相授。殚精竭虑，格物致知，稽其言有征，验之事不忒，用之临证，动辄有成。稍有心得，略生感悟，援笔立就，铢积寸累，终成卷章，托付弟子，摘选精要，反复斟酌，撰文成集，名"医案医论集粹"。冀传后学，以尽绵薄之力。是书之付梓，虽未敢言其尽善尽美，若能循其所论，庶几有木屑竹头之用，抛砖引玉之能，聊足慰矣！

陈宝明

辛丑年暮春于晋平城

周序

陈君宝明教授，早年与仆同学于北京中医学院，相交莫逆。毕业后，君居大同，仆赴新疆，天各一方，过从渐疏。然心常念念，虽久犹切。窃思：万里九州，人海茫茫，能相逢而为同学者，机缘何其巧也。是以同学数载，会当昆仲一生矣。忆及当年，最难忘者，莫过于定县实习。诸如轮转各科，侍诊王绵之，从学于文忠，参观东南宋乡卫生院制药，各有所获，自不待言；而暇间往瞻自来佛，登临瞭敌塔，漫步故城墙，兴古今之浩叹，发少年之遐思，尤觉惬意。定县水源丰沛，仆尝约陈君借得旋网，穿走林荫，撒网渠池，得半日渔人之乐，若寤若梦，如入桃源者欤。迄今想来，恍惚如昨，而几五十年矣！

陈君天资英敏，少时攻读刻苦，及从师刘渡舟先生，习学益勤，多得薪传。故于伤寒杂病之诊，临证方药之用，仿佛见刘老风范。陈君治学，初时重师传、遵古训，诵读不辍，忘餐废枕，故其立言说理，多渊源而有自；壮年尚心悟、期新知，殚思竭虑，研索日深，故其辨证论治，每出奇以制胜。既能博采好问，又兼锲而不舍，是以识见愈广，医技益精。矻矻数十年磨砺，今则学验丰厚，超迈流俗。古谓"用志不分，其道乃成"，殆陈君之谓矣。

陈君秉性淳厚，待人谦和，德艺俱馨，故求诊者络绎接踵，临证繁忙少暇。然其深知，以一医之力，毕其一生，能接诊几何？故时常勤于两事：一者带教徒生，二者著述历验，以继其学而传其艺，令惠泽广布也。而今其徒生多矣，内中不乏翘楚杏林者；至于著作论文，发表亦众，且蕴意深邃，颇多新识卓见。陈君曾持其所编《古方妙用续》见赠，乃"择唐宋以降之良方，析其微妙，剖其精髓，且附验案"之编，拜读一过，无论选案之宜、阐发之达，抑论证之精、述方之切，俱臻妙至善者，令仆感佩不已。近日由其徒生主编《陈宝明医案医论集粹》初成，陈君以微信寄稿属序，欣然应允，盖欲得先睹之快焉。是书分上下两篇，上篇选载医案200余则，涉及病证90余种，以内、儿、妇、外、杂类分病证，每病举述三五医案不等，每案必述诊治过程与按语。虽详略有差，而必明示辨证、解析治法，分辨方药选择之情，配伍加减之理。详不至繁，言备以明理，择药以应证；略不至缺，辞简而理赅，方约而法备。下篇则摘登陈君数十年间所撰论文之出于众而奇于恒者，凡11篇，以学术争鸣、理论探讨归类，尽显其思路辟新与理论建树。

纵观医案，殆可以遵古不泥、衷中参西概之。陈君师从刘老，刘老乃经方大家，故陈君用药，取仲景方殊多。夫临证之际，同一病证，治法非一，选用何方何药，在于术业专攻与经验所习，内中便有好用经方与好用时方之异。而病证变化多端，其证与某方切对者，容有之；而与某方有相应处，兼见不相应处者，往往而多。故医家组方遣药，无论运用时方经方，要据证化裁，乃为妥当。而时医竟有自炫为经方派者，屡屡直用经方，不做加减，借以鸣高，实已有损名教也。陈君则不然，凡医案之用经方，其方证契合者，必用之不疑；而见方与证几于合而稍有参差者，则用其方而加减其药，务期因病施方，量证裁药，故疗效显著。如治一小儿高热腹痛便结案，用大柴胡汤原方；又治汗证一例，辨为阳虚漏汗，用桂枝加附子汤。此方证切对而用经方之例，有不得不用之情在焉。再如治伤寒一例，见麻黄八证俱在，故用麻黄汤，以头痛剧烈，而加川芎以祛风止痛；治高热不退一例，以其有胸闷苔腻，辨为阳明湿热，与苍术白虎汤，而加佩兰、薏苡仁以芳香化湿；另治高热不退一例，辨为少阳阳明合病，与小柴胡汤与白虎汤合方以双解之；治汗证（自主神经功能紊乱）一例，用大黄黄连泻心汤，以其心火殊炽，而加莲子心、竹叶，以借重其清心之效；治吉兰 - 巴雷综合征之中风麻木，用黄芪桂枝五物汤以补气和血通阳，复加桃仁、红花、鸡血藤、川牛膝以活血通经疏络。此方证不尽切对而用经方加减之例，则有不得不如是用之情在焉。诸案如此者，比比是也，所谓遵古而不泥欤。

陈君医案，凡有西医诊断检查者，必参照借鉴之；然必理清中西医概念，从辨证中寻觅两者本质关系，而后运用中医治疗。如治一高年癌性发热患者，肺癌介入治疗后，体温居高不下逾月，先有阵阵恶寒，继以身热面赤、心烦口渴，午后加重，常伴咳嗽、纳呆等症。西医治疗效微而求诊中医。舌淡苔薄白，脉沉滑不任重按。辨为少阳阳明合病，治以清解二阳，方用柴白煎（即小柴胡汤合白虎汤）加减：柴胡、黄芩、半夏、生姜、西洋参、炙甘草、生石膏、知母、粳米、蝉蜕、白僵蚕、薄荷、紫苏叶、荷叶、半枝莲、白花蛇舌草。服药一剂热退，五剂药尽，热无再发。案中所重者，中医辨证耳，非以癌症为标的也；然既为癌症，所当顾及，故于主体方药之下，另加半枝莲、白花蛇舌草，以为抗癌之用。此类治疗策略，亦见于炎症、带下等病症治案内。此正陈君衷于中而参以西者也。

读其医论医话，则当以立新于故、建奇于恒概之。陈君为医，最喜问难探疑，精研深究。凡遇理不明者，必求甚解；义未确者，务期析辨。如其论燥邪之阴阳属性，理清模糊认识，指斥燥邪属阳或具阴阳二性者之非，力主燥属阴邪。医家之主燥兼阴阳二性者，以秋时有温燥与凉燥为据，其实温燥乃燥与风热相合为病，凉燥乃燥与风寒相合为病，固非纯燥致病也。陈君驳论之后，复引王孟英之论："所谓六气，风寒暑湿燥火也，分其阴阳……暑统风火，阳也；寒统燥湿，阴也。"以证燥属阴邪，其立新有据矣。天士之论，亦遵前贤。刘完素《素问玄机原病式》曰："风热火同，阳也；寒燥湿同，阴也。"然则陈君之于天士，天士之于完素，源流相继也。又如，陈君驳"肝无补法""肝为相火，有泻无补""肝常有余"等论，举出《内经》有肝之阳虚气虚证候描述，《伤寒杂病论》有吴茱萸汤、当归四逆汤、乌梅丸、乌头煎等温补厥阴肝经方证，从而开辟补肝治法与方药。他如提出肺具阳虚，并将补肺阳用于慢性支气管炎治疗等，俱乃辟新而源于古论，建奇而不离恒常者耶。然则陈君非欲猎奇求异，盖将前人引而未发者发之、述而未明者明之也已，其有功于古而有益于今者耶。

　　读陈君书稿，不觉忆起往昔，提笔略记思念之情，并概说是书之有异于时俗之处。权以为序。

新疆中医药学会会长　周铭心
辛丑冬月谨识于乌鲁木齐

前言

　　陈宝明教授，早年毕业于北京中医药大学，师从著名中医伤寒大家刘渡舟先生，曾任山西大同大学中医系主任、医学硕士研究生导师，现为全国老中医药专家学术经验继承工作指导老师，山西省名中医、山西省大同市名中医。

　　陈宝明教授从医五十五年，中医理论功底深厚，临证辨证思维缜密，选方用药精准，善用经方治疗各种疑难杂病，每起沉疴。余等幸入师门，随师守诊，聆听教诲，耳闻日染，获益颇丰。现将随师跟诊期间所见所闻之一得，整理成册，取名为《陈宝明医案医论集粹》，以飨读者。

　　余等不才，学识疏浅，在编写中，虽经反复推敲论证，竭尽全力，几易书稿，仍难尽其意，尚有纰瑕谬误之处，切望读者不吝斧正。

　　本书在编写过程中，得到大同广盛原徐胜先生、李羿先生的大力支持，在此表示感谢。

陈江华

壬寅年初夏于北京自有书屋

目录

上篇　医案

目录

第四章　外科疾病　　　　185

下篇　医论

上篇

医案

第一章

内科疾病

一、伤寒（感冒）

<u>案1　1978 年春，曾治一患者，男，53 岁。</u>

因不慎而触冒风寒，次日头痛如裂，且伴怕冷、发热，无汗，测体温 39.1℃，周身骨节酸楚，不可手近，家人延先生至其家而视之，但见其蒙厚被卧睡不起，视其舌淡苔白，脉见浮紧，乃悟《伤寒论》第35 条："太阳病，头痛，发热，身疼，腰痛，骨节疼痛，恶风，无汗而喘者，麻黄汤主之。"遂处：麻黄 10g（先煎去上沫），桂枝 10g，杏仁 10g，炙甘草 6g，川芎 10g。上药服一剂后而全身汗出，头身疼痛顿减，身热渐退，两剂诸症尽除，其病告愈。

按：太阳为病，分为太阳中风和太阳伤寒。太阳中风，治以桂枝汤，解肌祛风，调和营卫；太阳伤寒以恶寒无汗，头痛，身痛，腰痛，骨节疼痛，脉浮紧为主要脉症，治以麻黄汤辛温发汗，宣肺平喘。本案所见属典型的太阳伤寒证，遂处麻黄汤，峻发其汗而取效。使用本方需注意，一是药量比例，《伤寒论》麻黄汤中麻黄、桂枝、甘草的用量比例为 3∶2∶1，在临床应用中，尤其注意甘草用量小于麻黄、桂枝，以防掣肘之弊，而影响发汗解表的效果。二是煎服方法，先煎麻黄去上沫，再纳诸药，以减麻黄峻汗之力，以免发汗太过。

<u>案2　于某，男，59 岁，农民。</u>

已入严冬，患者仍在田间劳作，非常辛苦，一日不慎汗出受风，次日

头身疼痛，发热无汗而恶寒，欲呕不食，精神萎靡，望其舌淡红苔薄白，脉反沉伏不起。此乃《伤寒论》第 92 条所云"病发热头痛，脉反沉……身体疼痛，当救其里，四逆汤方"之太少两感证，遂处麻黄 8g，制附子 10g（先煎），细辛 3g，服一剂知，两剂而病愈。

按：太阳与少阴相表里，太阳受邪，实则太阳，虚则少阴。该患初始，虽见太阳之表证，但脉反沉伏不起，此乃太少两感之证，治以麻黄附子细辛汤两解太少，其病则愈。

二、发热（肠伤寒、斑疹伤寒）

案 1　陈某，女，40 岁，2007 年 4 月 26 日初诊。

患者无明显诱因高热半月余，曾多处就诊，未见寸功，遂入住当地医院。入院后大量使用抗生素，效果不佳。经人介绍，就诊于先生处。自述近来每于午后及夜间发热，体温波动在 38.3～39.0℃之间，其时心烦，头痛，口干不欲饮，饮则欲呕，次日晨起则汗出热退，体温恢复正常，舌红苔微黄，脉微弦。辨为少阳阳明合病，治当双解二阳。处方：柴胡 10g，黄芩 10g，半夏 10g，生姜 10g，党参 6g，炙甘草 6g，生石膏 40g，知母 10g，粳米 10g，白僵蚕 10g，蝉蜕 10g，紫苏叶 10g，四剂水煎服。

2007 年 4 月 30 日。患者家属欣然来告，药进一剂，体温即降至 37～37.3℃之间，两剂后，体温正常，四剂药尽，至今未再发热。

按：本例患者，发热特点是日晡潮热，而且发热时，全身高热炽盛，口干烦躁，故知阳明气分热盛矣；每至次日凌晨，则热退身凉，此乃往来寒热之势也，加之呕恶时作，均为少阳之主症，故辨为少阳阳明合病，治用柴白煎直中病机，一剂降温，两剂热解而愈。

案 2　席某，男，21 岁，原大同医专学生，2001 年 5 月 2 日初诊。

自 2001 年 4 月 16 日至今，发热半月余。半月前发热恶寒，周身不适，在校医院查体温 39.3℃，口服"感冒清"，肌内注射"安痛定"等药后，仍高热不退，三天后转至当地医院，门诊以"发热待查"收住院治疗。入院后检查：红细胞沉降率（简称血沉）24mm/h，血常规：白细胞

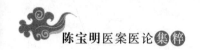

（WBC）$5.1×10^9$/L，中性粒细胞百分比（N%）70%，淋巴细胞百分比（L%）23%，单核细胞百分比（M%）5%，肝胆B超未见异常。予消炎抗菌治疗，高热依然不减。持续十多天后，化验肥达反应阳性，诊断为"肠伤寒"，遂转至大同市传染病医院。经用"氨苄西林""抗菌优"等药治疗，身热持续不退，体温一直波动在 38～39℃ 之间，故求中医诊治。视其面红如醉酒之状，身热口渴，饮水不解，汗出，心烦，且胸憋胸闷，舌红欠津苔厚腻，脉洪大。辨为阳明热盛夹湿之证，治以清泻阳明，佐以化湿。处白虎加苍术汤加减：生石膏50g，知母10g，粳米10g，炙甘草10g，苍术10g，蝉蜕10g，薄荷10g（另包后下），三剂水煎服。

2001 年 5 月 6 日二诊。服上药一剂后，当天下午未见发热，体温36.5℃，三剂药尽，体温维持在 36.8℃ 左右。且口不渴而出汗止，面亦不赤，唯觉头身困重乏力，此乃热去而湿邪未除，处方：生石膏20g，知母10g，粳米10g，炙甘草10g，苍术10g，佩兰10g，生薏苡仁10g，三剂水煎服。

2001 年 5 月 10 日三诊。自述服上药后，胸部豁然开朗，头身亦感轻快，惟觉口咽干燥，体温一直维持在 36.8℃ 左右，舌淡红苔转薄白，此乃湿邪已去，胃之津液受伤，治用麦门冬汤三剂以善其后。

按：白虎汤是《伤寒论》治疗阳明热病之主方，清代温病大家叶天士、薛生白等，用治暑温、湿温颇验。新中国成立初期，我国一些医家用治现代医学之"流行性乙型脑炎""流行性脑脊髓膜炎"，均取得了较好的疗效。本例患者见身热汗出、口渴欲饮、面赤等症，实乃阳明气分之热证，唯胸憋胸闷、头身困重，舌苔厚腻，为热病夹湿也，故以白虎汤清泻阳明邪热之时，佐苍术以燥湿。二诊时，服药之后，热邪虽除，但湿邪羁留不去，故于方中减石膏之用量，加化湿之佩兰、生薏苡仁等。用药后，使之湿去而病瘥。由是可见，发热一症，可见于多种疾病，临床治疗，重在辨证，若能抓住病机特点，药中肯綮，每每获效。

案3 王某，女，49岁，2006 年 11 月 27 日初诊。

患者因高热不退入住当地医院，入院后确诊为"斑疹伤寒"。今已第八天，高热炽盛，热势弛张，体温波动在 39.5～40℃ 之间，往来寒热，面色红赤，头痛身痛，口干欲饮，心烦乏力，大便干结，数日一行。大量静脉滴注抗生素，效果不佳，肌内注射"安痛定"体温稍降，旋即复升，舌红苔白，脉数大。辨为邪热炽盛，三阳合病。治以清解邪热，三阳同治。处方：柴胡10g，黄芩10g，半夏10g，生姜10g，太子参6g，炙甘草6g，生石膏50g（先煎），知母10g，粳米10g，白僵蚕10g，蝉蜕10g，薄荷10g（后下），紫苏叶10g，生大黄10g（后下），六剂水煎服。

药入一剂，体温降至38.3℃，六剂尽剂，热退身凉，诸症缓解，不日康复出院。

按：斑疹伤寒，热程较长，热势弛张。本例虽然症状繁杂，变化多端，然悉具三阳合病之特征：阳明病之高热，烦渴，脉数；少阳病之往来寒热、心烦易怒，太阳病之头痛身痛。故而临证辨治抓其主症，求其根本，所谓"治病必求于本"，方可直中病机，一投中的。

案4 郝某，男，22岁，学生。

患者发热，体温38.3±0.5℃，于本校附属医院门诊治疗10余日，不效而转入本市传染病医院，门诊化验，肥达反应（＋），血常规正常。并以"肠伤寒"收住院治疗，静脉滴注氨苄西林，肌内注射阿米卡星十余日，其热不退。而来我院门诊中医治疗。自述连日来发热不退，每于晚上七点左右加重，体温可达38～39℃，发热时周身无汗，且伴大便干结，心烦不寐，舌质略红，苔薄黄，脉弦滑而数。脉症互参，辨为郁热内闭，热结不通之证，据"火郁发之"之论，治宜宣郁通结，方予升降散加味。处方：生大黄10g（后下），升麻6g，僵蚕10g，片姜黄10g，蝉蜕10g，三剂水煎服。

患者药进一剂，自觉全身微似汗，大便即通，当晚未出现发热，并且心烦消失而安睡。连进三剂，诸症消失。唯舌干口渴，而以竹叶石膏汤善后。

按：本例为热郁内闭，治用升降散，升降散一方，出自清代温病学家杨栗山的《伤寒瘟疫条辨》。作者称："瘟病总计十五方……而升降散，其总方也，轻重皆可酌用。"用升降，可以调气血，和内外，平寒热，匀虚实，而杂气之流毒顿消矣。当代杰出的中医学家蒲辅周先生善用此方治疗

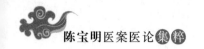

温病，屡收奇功。他认为，此方可防治瘟疫之表气郁闭、里气郁结、热闭膀胱。现代研究表明该方有抵抗病毒、调节免疫、抗菌消炎的作用，对传染病的治疗有一定的意义。

案5　张某，女，69岁，1998年3月21日初诊。

该患者于两月前感冒，自服"酚氨咖敏片"等药不解。其后每日午后至夜间发热恶寒交作，并伴呃逆，口苦，咽干，全身倦怠，两胁胀痛不适。查体温波动在37～38℃之间。曾在当地医院做血尿常规，肥达试验，外斐反应，抗链球菌溶血素O试验（简称抗O），结核菌素试验，均为阴性，化验血沉略快，并进行全身CT及核磁共振检查亦未发现异常。曾考虑早期肿瘤，然未查出原发灶及体征，查甲胎蛋白亦无异常。诊断为：发热原因待查。给以诊断性治疗：静脉滴注链霉素、氨苄西林，并配以清开灵、穿琥宁等清热解毒药物治疗三周无效。遂求治于中医。刻诊：发热恶寒交作两月余，现神疲乏力，少气懒言，口苦、口干，呃逆胸满，两胁胀痛，心烦，眠差，纳呆，手足心发热，舌红苔薄黄，脉弦细。查体：两胁肋处有压痛。中医辨为邪陷少阳、枢机不利之证。治以小柴胡汤加减：柴胡10g，黄芩10g，半夏10g，生姜10g，党参6g，炙甘草6g，生白芍20g，黄精10g，炒薏苡仁10g，六剂水煎饭后服，并嘱患者少食油腻黏滑等物。

1998年3月30日二诊。服上药四剂后，即热退神清，精神转佳，胁痛、呃逆减轻。六剂尽，诸症悉除，停药数日后稍有反复。遂守上方，又服三剂而愈。

半年后患者寒热往来复发，同时右胁剧痛，复查核磁共振示：原发性肝癌，已见腹腔内转移。因患者年高体弱，拒绝放疗化疗，要求续服中药治疗。仍以上方续服，用药热退，药停则热复，以此维持数月而终。

按：小柴胡汤可以广泛应用于多种疾病引起的发热。本例患者虽属癌性发热，但根据脉症则辨为伤寒少阳枢机不利之证，治用小柴胡汤和解少阳，解半表半里之邪，方中加入生白芍合炙甘草以柔肝缓急止痛。又症见神疲懒言、纳呆，实为少阳胆病及肝，肝郁乘脾而致，故方入黄精、炒薏苡仁以健脾安土。

案 6 刘某，男，39 岁，已婚，1999 年 4 月 27 日初诊。

患者低热十余日，伴潮热盗汗，五心烦热，口干口渴，大便硬结，腰困乏力，舌红少苔，脉细数。辨证为肝肾阴虚火旺之证。因肝肾之阴精亏虚，虚火内生，故见五心烦热，热迫津液外泄，故见盗汗，阴虚有热而津液不足，故见口干口渴。舌红少苔，脉细数等均为阴虚火旺之象。治疗以滋阴降火，当归六黄汤加味：当归 10g，生地黄 10g，熟地黄 10g，黄芩 10g，黄连 10g，炙黄芪 20g，黄柏 10g，牡丹皮 10g，银柴胡 10g，枸杞子 10g，知母 10g，六剂水煎服。

1999 年 5 月 6 日二诊。服上药后，潮热盗汗止，腰困，心烦等不适症状均减轻，后又以上方调理数剂而愈。

按：当归六黄汤，方出自李东垣《兰室秘藏》，其自誉为"治盗汗之圣药也"，故历代医家多用之治疗阴虚火旺之盗汗。本方虽初为盗汗而设，但其临床应用极其广泛。临床应抓住"火热、阴虚、气损"三方面病机特点。本案患者阴血亏虚，内生火热，其气必虚，当滋阴养血，清热益气。方中用当归、生地黄、熟地黄、枸杞子，补肝肾之阴血，以治其本；黄芩、黄连、黄柏，清热泻火除烦，以治其标；倍用黄芪，益气固表止汗；加知母、牡丹皮、银柴胡，以清虚热。纵观全方，养血育阴与泻火清热并进，益气固表与育阴泻火相配，使阴液得补，虚热以除，内外兼顾，故诸症皆愈矣。

三、项强（感冒，落枕）

案 1 曾某，男，36 岁，教师，1978 年春初诊。

前不久，返乡回家途中，突遇大雨而衣服尽湿，次日全身发热恶风，自查体温 39.1℃。自服"安乃近"等药，其热持续不退，故邀中医为之诊治。患者自述除发热之外，还伴有恶心欲呕，动辄汗出，颈项部拘急，大便稀溏，小便短少，切其脉浮缓，望其舌淡苔薄白。诊为太阳中风兼经脉不利之证。遂处桂枝加葛根汤：桂枝 10g，生白芍 10g，炙甘草 6g，生姜 10g，大枣 7 枚，葛根 12g，三剂水煎服。

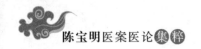

服上方三剂，热退身凉，颈项不强，诸症悉除，唯心下痞满，不欲饮食，且时时伴有恶心，又处平胃散加减，服三剂而愈。

按：《伤寒论》第14条云："太阳病，项背强几几，反汗出恶风者，桂枝加葛根汤主之。"该患者由于冒雨感受风寒，风寒闭郁，故而发热；太阳经气不舒，津液不滋，故而项背强几几；汗出恶风是太阳中风的特点，所以用桂枝加葛根汤解肌散风、调和营卫而愈。

案2　李某，女，49岁，2005年8月20日初诊。

患颈椎病多年，于一月前因过度劳累而致颈项强急，转侧不利，同时伴肩背酸困，口干欲饮，心烦失眠，舌淡红苔薄白，脉弦细。此乃太阳经输不利，津液不滋所致。治以解肌通络、养心安神，处桂枝加葛根汤：桂枝10g，生白芍10g，炙甘草10g，生姜10g，大枣5枚，葛根12g，六剂水煎服。

2005年8月27日二诊。服药后项部自觉热感，强急大为好转，头可转侧，俯仰自如，但仍心烦失眠，于上方去葛根加当归10g，朱砂0.4g（冲），改生白芍为20g。继进六剂以解肌生津，养血安神。

2005年9月3日三诊。服上药尽，心烦止，眠转佳，诸症悉除，其病自愈。

按：桂枝加葛根汤，由桂枝汤加葛根而成。本方在《伤寒论》中主要用于太阳中风兼有项背拘急、俯仰不能之证。方中用桂枝汤调和营卫，解肌散风，加葛根既可佐桂枝解肌表之邪，又可舒通缓解经脉之拘急。本例患者，在见有桂枝加葛根汤主症的同时，兼阴血不足、血不养心之心烦不寐等症，故于二诊中去葛根加当归、朱砂，改生白芍为20g，以养血安神，实取新加汤之意。

案3　沈某，男，21岁，2000年4月13日初诊。

落枕两日，经针灸、按摩不愈。颈项强痛，头不能左右转侧，无奈每日服"去痛片"三至四次，一旦停止服药，则疼痛如故。望其舌淡苔薄白，脉弦缓，辨为太阳经输不利之证，治当疏通太阳经脉，方用桂枝加葛根汤：桂枝10g，白芍10g，炙甘草6g，大枣7枚，生姜10g，葛根12g，四剂水煎服。

2000年4月16日二诊。服上药一剂后，患者自觉项部阵阵发热，服三剂后，颈项强痛减轻，四剂药尽，其病告愈。

按：桂枝加葛根汤，不但有解肌散风、调和营卫之功，更有调和气血、调和阴阳之用，且葛根在助桂枝汤解肌之外，还能升举阳明之津液、疏通经脉之瘀滞。因此，凡见颈项拘急疼痛者，无问外感内伤皆可用之。

案4 孙某，女，20岁，2006年3月15日初诊。

颈项强急不适一年余，自述颈项部如有紧束感，每遇阴雨等天气变化时尤为严重，平素厚衣重裹，方觉舒适。诊其舌淡红苔薄白，脉弦紧。辨为太阳经输不利之证。治以疏解太阳经脉。处葛根汤：葛根20g，麻黄10g，桂枝10g，生白芍10g，炙甘草10g，生姜10g，大枣5枚，三剂水煎服。

2006年3月18日二诊。服上药后，周身微似汗出，颈项不适顿觉缓解，舌淡红苔薄白，脉略紧。守上方继服三剂。其后，患者母亲前来就医，告知其女病已痊愈。

按：《伤寒论》第31条云："太阳病，项背强几几，无汗恶风，葛根汤主之。"本例患者，项强、无汗、恶寒喜暖、脉弦紧，此乃寒湿闭塞，太阳经输不利之证，故治以葛根汤而取效。

四、咳嗽（慢性支气管炎，肺炎）

案1 祝某，女，61岁，2006年2月9日初诊。

患者咳嗽数年，时轻时重，一年间辗转于市内各大医院，反复多次痰培养，查有球菌，间有真菌，当地医院胸片示"慢性气管炎"。曾间断使用多种抗生素无效。近一月来咳嗽气喘日甚，阵作加剧，痰多盈口，呈白色泡沫状。伴胸闷，背部恶寒，自服"氨茶碱"稍得缓解，不时又作。遂来中医门诊求治。刻诊：舌淡红，苔白腻，脉弦滑。辨为阳虚、痰饮阻肺证，治以温肺降气，化痰止咳。处方：炙麻黄10g，杏仁10g，生石膏20g（先煎），干姜10g，细辛3g，五味子10g，百部10g，前胡10g，橘红10g，半夏10g，瓜蒌20g，桔梗10g，浙贝母10g，黄芩10g，紫苏子

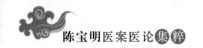

10g，炙甘草 10g，生姜 10g，六剂水煎服。

2006 年 2 月 15 日二诊。服上药后其效不显，仍咳嗽不止，咳白色泡沫样痰，气短胸闷，二便如常，舌淡红，苔薄腻，脉沉滑。患者患肺病已久，现为内夹痰饮，外受风寒之外寒内饮证，治当温化寒饮，降气平喘。处以小青龙合三子养亲汤化裁：炙麻黄 10g，桂枝 10g，细辛 3g，干姜 10g，五味子 10g，半夏 10g，橘红 10g，瓜蒌 20g，紫苏子 10g，白芥子 6g，炒莱菔子 10g，生白芍 10g，炙甘草 10g，生姜 10g，六剂水煎服。

2006 年 2 月 21 日三诊。服上药后，咳嗽大减，痰量减少，仍呈泡沫状。昨晚半夜突然心中懊恼，烦躁欲死，胸闷，欲开门洞窗，从凌晨三点持续至天明，诸症自行缓解。望其舌边微红，苔白略厚，脉沉微滑。前方温化寒饮，显有成效，今痰色白中夹黄，舌边微红，均为寒饮化热之象。痰热扰心则烦闷，治当清热、化痰、除烦。处方：炙麻黄 10g，杏仁 10g，生石膏 20g（先煎），干姜 10g，五味子 10g，黄芩 10g，百部 10g，前胡 10g，橘红 10g，半夏 10g，瓜蒌 20g，浙贝母 10g，桔梗 10g，紫苏子 10g，栀子 10g，淡豆豉 10g，炙甘草 10g，六剂水煎服。其后来告，药尽咳止喘平，诸症尽失，其病告愈。

按：慢性气管炎，属中医咳嗽、喘证、痰饮范畴，临床以咳嗽、咳痰、喘息为主要表现。本例患者，咳嗽多年，迁延日久不愈，且伴背部恶寒，乃久病寒饮伤阳，致肺阳虚，故肺阳虚是其病机的关键，温补肺阳，是治疗的基本大法。治宜宣肺降气、化痰止咳，兼温肺扶阳。然一诊用麻杏石甘汤，酌加干姜、细辛、五味子，兼顾肺阳，其效不显，盖因咳喘日久，痰饮壅盛，肺阳受损。方中生石膏、黄芩性寒，显有掣肘之弊，有碍温阳，应常中有变。二诊之时，重在温化寒饮，兼以降气平喘，以小青龙汤合三子养亲汤化裁，诸症减轻。又因寒饮有日渐化热之势，所见心烦躁扰，故于三诊之时，仍用一诊之方，加栀子、淡豆豉，清热除烦，则寒饮得温，痰热得清，寒热并用，使肺气宣降而复常。纵观本案治疗全程，温补肺阳，宣肺化痰，寒热并用，体现了中医治疗慢性咳嗽的圆机活法。

案2 王某，男，46 岁，2001 年 6 月 5 日初诊。

患者发热咳嗽一周，痰多色黄，易咯，气短，左侧胸部闷痛，平卧时加重，精神食欲欠佳。于某院诊断为"左肺肺炎"，经静脉滴注头孢唑林（具体用量不详）效差。查体温为37.6℃，伴汗出，听诊左侧肺部可闻及湿性啰音，舌淡红苔薄黄，脉滑数。辨为邪热壅肺证，治宜清热宣肺，止咳平喘。处方：麻黄8g，杏仁10g，生石膏30g（先煎），炙甘草10g，干姜6g，五味子10g，陈皮10g，半夏10g，茯苓12g，瓜蒌20g，桔梗10g，鱼腥草20g，黄芩10g，桑白皮10g，浙贝母10g（冲），百部10g，白前10g，生姜10g，五剂水煎服。

2001年6月12日二诊。服上药后，咳嗽大减，偶发于晨起，痰量减少，色变灰白，精神饮食好转，舌淡红苔薄白，脉略滑而不数。处方：麻黄6g，杏仁10g，生石膏20g（先煎），炙甘草10g，瓜蒌20g，茯苓12g，半夏10g，陈皮10g，百部10g，前胡10g，桔梗10g，干姜3g，浙贝母3g，紫苏叶10g，黄芩10g，桑白皮10g，生姜10g，五剂水煎服。

2001年6月19日三诊。咳嗽咳痰止，体温36.3℃，听诊左肺部未闻及啰音。治以健脾化痰。处方：茯苓12g，半夏10g，陈皮10g，炙甘草10g，瓜蒌20g，桔梗10g，川贝母10g（冲），杏仁10g，生薏苡仁10g，生姜10g，五剂水煎服，药后痊愈。

按：该患者本属外感风寒，但因日久化热入里，加之平素过食肥甘厚味，而使痰热壅结于肺，肺失宣降。所以首选麻杏石甘汤，以清热宣肺，止咳平喘；另外加入少量干姜、五味子，用以镇咳平喘；又配百部、白前，加强润肺化痰止咳之力；清代汪昂《医方集解》提出："治痰通用二陈……燥痰加瓜蒌、杏仁。"故于方中加入陈皮、半夏、茯苓、瓜蒌、浙贝母、桔梗，燥湿化痰；治热咳者常以鱼腥草、黄芩、桑白皮，诸药配伍，以清肺止咳；同时黄芩、生石膏二药共用，又制麻黄、干姜辛热之性；生姜解半夏之毒。进十剂后，咳喘虽止，痰湿仍存，故以二陈汤加减，化痰利肺以善其后。

案3 马某，男，52岁，1997年11月1日初诊。

患者自述咳嗽气喘。开始因感冒，曾在某医院住院一周，用"青霉素""头孢唑林"等抗生素治疗。感冒虽好，但咳喘不减，尤以入夜加重，甚者喘息不能平卧。胸部X片示"慢性支气管炎"。刻诊：咳嗽气

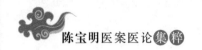

喘，痰多色黄，咳痰不爽，伴见神疲乏力，少气懒言，舌淡苔薄黄，脉滑数。辨为痰热壅肺证，治以清肺平喘，化痰止咳，处方：麻黄6g，杏仁10g，生石膏20g（先煎），炙甘草6g，紫菀15g，百部10g，白前10g，紫苏子10g，地龙10g，荆芥6g，紫苏叶10g，五剂水煎服。

1997年11月7日，服上药后，咳喘减轻，咳痰亦爽，已能平卧。但动则稍觉气急胸闷，舌淡苔薄白，脉滑。于上方加炙黄芪10g，继服七剂。

1997年11月16日，药后咳喘已消，自觉呼吸通畅，唯纳少乏力，遂处益气健脾和胃之剂，以善后而愈。

按：该患者与上例患者相比，虽然都属痰热壅肺证，同用麻杏石甘汤清肺平喘，化痰止咳，但是，本案患者以喘为重，且兼证不同，故加减有别，方中入紫菀、百部、白前，以宣肺化痰；地龙助麻黄，平喘利水；紫苏子降气平喘；荆芥、紫苏叶，发表散风，使未解之邪由表尽去，但其性辛温，故用量甚少，无碍全方之主功。三诊时因患者病发多日，正气渐虚，故见脾虚不食，遂以益气健脾之方善后。

由是可见，在临证运用麻杏石甘汤时，重在随证加减。若以肺寒为主者，重用干姜、五味子，以温肺止咳，并减少石膏之用量；若以肺热为主者，重用石膏，加黄芩、桑白皮，以清肺热，并减少干姜、五味子之用量；若肺燥无痰或少痰者，在少用干姜、五味子的同时，另加沙参、麦冬、梨皮，以生津润肺；若痰多者，加半夏、橘红、瓜蒌，以燥湿化痰；若气喘者，加紫苏子、白芥子、炒莱菔子，以降气平喘；若兼有表证者，加荆芥、防风，解表宣肺；若年迈体虚者，加炙黄芪以补益肺气；等等。

案4　荆某，男，49岁，2005年10月13日初诊。

患者素易感冒，反复咳嗽、流涕。近一月来咳嗽加重，痰多色白带有泡沫，落地成水，伴胸闷气喘，流清涕，恶寒无汗，静脉滴注抗生素（不详）罔效。小便自利，大便如常，舌淡苔白，脉细弱。辨证属内有痰饮，外感风寒，治以散寒蠲饮。处以小青龙汤加味：麻黄10g，桂枝10g，干姜10g，细辛3g，五味子10g，半夏10g，炙甘草10g，生白芍10g，大枣5枚，生姜10g，厚朴10g，杏仁10g，白芥子10g，紫苏子10g，六剂水煎服。

2005年10月19日二诊。药后咳嗽减轻，咳痰利，但苦胸闷气短，舌脉同前。当温肺化痰，降气平喘，处方：麻黄10g，杏仁10g，生石膏20g（先煎），炙甘草10g，干姜10g，五味子10g，半夏10g，陈皮10g，百部10g，前胡10g，白芥子6g，紫苏子10g，生姜10g，白果6g，六剂水煎服。

服药六剂后，咳嗽气短尽失，其病告愈。

按：小青龙汤，是张仲景治疗寒饮咳喘的一张名方，其病机特点为外有表寒，内有寒饮。本方在《伤寒论》是以治疗咳嗽为主，而在《金匮要略》中，是以治疗气喘为主，因此，凡见咳喘者，均可用之。本案患者外感寒邪，引动内饮，寒饮阻肺，肺失宣降，而见咳嗽，痰多色白而有泡沫，因寒邪在表，而见恶寒无汗，流清涕等症，故辨为外寒内饮证。治疗以温化寒饮为主，解表散寒为辅，以小青龙汤合三子养亲汤化裁，一诊见效。然小青龙汤中，诸药多辛散之品，多用或久用，易伤阴动血，故当中病即止。二诊之时，咳嗽虽减，但仍有稀薄白痰、胸闷气短，乃痰饮阻肺，宣降失常。此时立法温肺化痰，宣肺降气为要，予麻杏石甘汤，重用麻黄而轻用石膏，配干姜、五味子，温肺通阳为主，百部、前胡、半夏、陈皮，化痰止咳，紫苏子、白芥子，降气平喘。更因久嗽伤气，故少加白果敛气固肺。

五、喘证（喘息性支气管炎，重症肺炎）

案1 张某，女，35岁，2003年11月27日初诊。

患者喘息气短，胸部憋胀一周。昼轻夜重，自觉气不足以吸，倚息则舒，平卧喘甚，少咳无痰。伴口干欲饮，身热夜甚，眼睑浮肿，小便如常，大便干燥，每日一行，舌淡红苔薄白，脉细小数。西医诊断为"喘息性支气管炎"。中医辨证属邪实壅肺，宣降失常，治以宣肺润肺，降气平喘。处方：麻黄10g，杏仁10g，生石膏20g（先煎），炙甘草10g，五味子10g，百部10g，前胡10g，沙参10g，麦冬10g，桔梗10g，苏梗10g，款冬花10g，炙枇杷叶10g，陈皮10g，六剂水煎服。

2003年12月3日二诊。药后胸憋满减轻，但仍口干咽痒，痒则欲咳，

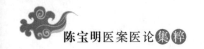
咳嗽痰少，下午甚，咽憋不舒，吞咽时疼痛，伴自汗。查：咽部充血，扁桃体不大，舌脉如前。治仍宣降肺气，并加强清热润肺止咳之功。上方去沙参、五味子、苏梗、枇杷叶，加黄芩10g、紫菀10g、桑叶10g、梨皮一具。

2003年12月9日三诊。药进六剂，胸憋大减，咽痛减轻，口咽干燥，眼睑浮肿，舌淡红，苔白少津，脉细弱。此燥热伤肺，津亏益显。前诊平喘降气，此亦润肺养阴。处方：桑叶10g，菊花10g，桔梗10g，杏仁10g，黄芩10g，百部10g，前胡10g，沙参10g，麦冬10g，炙枇杷叶10g，陈皮10g，紫苏叶10g，六剂水煎服。

2003年12月16日四诊。药尽效佳，气喘渐平，胸憋已消，惟咽喉如有物梗，吞吐不下，时时稍痒，欲咳即止，痰少，手足心烦热，昼轻暮重，舌淡苔白厚，脉细弱。痰气郁结之时，当行气开郁，降逆利咽。处以半夏厚朴汤加减：半夏10g，厚朴10g，茯苓10g，苏梗10g，薄荷10g（后下），桔梗10g，杏仁10g，黄芩10g，沙参10g，板蓝根10g，陈皮10g，款冬花10g，桑叶10g，炙甘草10g，生姜10g，六剂水煎服。

2003年12月23日五诊。药尽症除，气喘、咽堵、胸憋悉平。刻诊：身热夜甚，体温不高，五心烦热，时有汗出，晨起眼睑浮肿，二便如常，舌淡苔白，脉沉细。治宜养阴清热，益气固卫。处以清骨散加味：鳖甲20g（先煎），银柴胡10g，知母10g，生地黄10g，生白芍10g，胡黄连10g，白薇10g，地骨皮10g，秦艽10g，青蒿10g，牡丹皮20g，生黄芪20g，炙甘草10g，先后服用二十余剂，热清烦除，其症尽失，终收全功。

按：咳喘，或虚或实，均可致肺失宣降。临证当细辨其因，详察病机。本例初诊之时，见气短喘息胸憋，乃肺失肃降，肺气上逆，伴见口干、便燥、脉细，乃肺燥阴伤之象，治宜宣降肺气为主，兼润肺养阴。药进十余剂，咳喘渐平，口干欲饮，咽喉干燥易痒，咽中如有物梗，吞吐不下，可知肺燥阴伤，气机不畅为当务之急，递进半夏厚朴汤加减化裁，取润肺养阴，行气开郁之效。待咳止喘息，肺气已平之时，一派肺阴被劫，虚火内生之象尽现，终以养阴清热，善后收功。综观全程，虽肺燥阴亏，贯穿疾病始终，然轻重缓急大不相同。

案2 郎某，男，66岁，2005年12月27日初诊。

气短喘促两月余。患者于四年前，因右肺脓肿行右肺中叶切除术，其后极易罹患风寒。两个月前，因感冒引发气喘咳嗽，体温增高至39℃左右，拍胸片示："双肺底重度感染"，肺CT示"右下肺阻塞"。当地医院以"肺炎"收住院治疗。经抗感染治疗（用药不详）四十余日，现体温转常，症状减轻，但仍胸闷气喘。遂来中医门诊治疗。刻诊：自述胸闷气短，咳少量白痰，倦怠嗜睡，头晕心慌，视其形体消瘦，唇甲紫暗，呈杵状指，且端坐呼吸，语声低微，口干欲饮，夜间盗汗，五心潮热，食纳尚可，大便干，日行一次。舌红少苔，脉滑数。查血压（blood pressure，BP）：95/60mmHg。辨证属肺阴亏损，虚热内生，治以养阴益肺，平喘止咳。处方：沙参10g，麦冬10g，玉竹10g，生地黄10g，竹叶10g，芦根10g，浙贝母10g，黄精10g，五味子10g，地骨皮10g，胡黄连10g，牡丹皮20g，炙黄芪20g，陈皮10g，木香10g（后下），瓜蒌20g，黄芩10g，生大黄6g（后下），四剂水煎服。

2005年12月31日二诊。药后，咳喘减轻，潮热盗汗亦减，舌脉同前。此虚热已除，治当养阴益气为主。处以生脉饮加味：西洋参10g，沙参10g，麦冬10g，五味子10g，炙黄芪20g，黄芩10g，生地黄10g，牡丹皮20g，瓜蒌20g，陈皮10g，竹叶10g，木香10g（后下），砂仁10g（后下），生大黄4g（后下），炙甘草10g，六剂水煎服。

2006年1月6日三诊。药后效佳，痰喘大减，精神转佳，纳食可，二便常，舌红少苔，脉细数。治以益气养阴，兼顾胃气。上方去生大黄，加玉竹10g、黄精10g、粳米10g。六剂水煎服。

2006年1月12日四诊。自述气喘咳痰，十去八九，唯走路时偶眩晕。舌红绛少苔，脉细数。查BP：95/60mmHg。患者因家居外地，病瘥欲归，遂处下方十剂，回家中调养。处方：西洋参10g，麦冬10g，五味子10g，炙黄芪20g，玉竹10g，沙参10g，黄芩10g，牡丹皮10g，竹叶10g，瓜蒌20g，丹参10g，桔梗10g，枳实10g，黄精10g，炙甘草10g，十剂水煎服。

按：该患者肺疾日久，耗气伤阴。初诊时，一派阴虚火旺之象，虽有气虚，然先予清热养阴为法，急则治标，俾病情缓解，再补其虚。二诊之

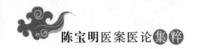

后，补气养阴，贯穿始终，兼顾脾胃后天之本，则药进功成。

六、咯血（原发性支气管肺癌）

孙某，女，59 岁，1987 年 1 月 10 日初诊。

患者因咯血而就诊于当地医院，经检查确诊为"原发性支气管肺癌"，建议手术治疗。因不同意手术而要求保守治疗，连服中药百余剂，住院三个月左右，但咯血终未控制，其后又到省肿瘤医院治疗，亦未收到满意效果。于 1987 年 1 月 10 日，邀先生为之诊治，自述近日咳嗽咯血，咯血量多，色泽鲜红。形体消瘦，面色苍白无华，颜面及下肢轻度浮肿，小便不利，舌红无苔，脉沉细弱无力。辨为肺肾阴虚火旺证。处方猪苓汤加减：猪苓 12g，茯苓 20g，泽泻 10g，阿胶 10g（烊化兑服），滑石 18g（布包），仙鹤草 10g，三七粉 6g（冲服），十大功劳叶 10g，杏仁 10g，六剂水煎服。

1987 年 1 月 16 日。服上药三剂后，咯血明显减少，六剂尽，痰中全然无血，小便利，颜面及下肢浮肿亦消，咳嗽胸闷等症亦趋好转，纳增，精神转佳。又宗此辨证，以麦味地黄汤加减，服三十余剂，病情一直稳定。于 1988 年 3 月 18 日，夜间突然咯血不止，死于家中。

按：咯血是常见的一个症状，临床当分辨寒热虚实。论其病位，主要在肺，但是常常累及肝肾等脏，而见木火刑金、肺肾阴虚等证。该患者久病体弱，形体消瘦，舌红脉细，伴颜面及下肢轻度浮肿，小便不利，为肺肾阴虚火旺，水热互结，治用猪苓汤，育阴泻火、利尿消肿，加仙鹤草收敛止血，三七粉化瘀止血，十大功劳叶清热补虚、止咳化痰，杏仁止咳平喘而取效。猪苓汤，是苓桂剂群中唯一兼有育阴作用的渗利之剂，临床凡见水热互结、阴虚诸症者，皆可使用。

七、胃脘满痛（贲门炎，糜烂性胃炎，反流性胃炎，胃痉挛，胃溃疡，胃下垂）

案1　王某，男，50 岁，工人，1983 年 8 月 15 日初诊。

患"浅表性胃炎"数年，经中西医治疗不愈，故来我处就诊。自述胃脘部胀闷，尤以饭后为甚，伴嗳气吞酸，胃中嘈杂不适，常自闻胃中辘辘作响。舌淡嫩，边有齿痕，苔薄白而水滑，脉见沉弦。辨为脾虚饮停之"饮气痞"，治以消痞散饮，方用生姜泻心汤加味。处方：生姜30g，半夏12g，黄连6g，黄芩10g，干姜10g，党参6g，炙甘草6g，大枣7枚，茯苓30g，六剂水煎服。

1983年8月22日二诊。药后效果明显，服两剂后，胃脘胀满减轻，嗳气吞酸亦止，且自觉胃中舒适。望其舌淡苔白，脉弦。故守前方，又服药十余剂告愈。

按：痞证多由于误治，中焦脾胃损伤，而致脾不运化，胃失和降，患者常以心下痞满，胸脘不舒，触之无形为病证特点。其病因病机可分为痰、饮、客、火、寒热等五种类型。临证常以东汉张仲景《伤寒杂病论》中"五泻心汤"为基础方，进行加减治疗。该患者胃脘胀闷不舒，饭后为甚，且伴嗳气吞酸，胃中嘈杂，并常自闻胃中辘辘作响，乃饮停于胃所致；舌淡嫩，边有齿痕，苔薄白而水滑，脉沉弦则为水饮内停，此脉、症相合之象。张仲景在《伤寒杂病论》中提到"伤寒汗出解之后，胃中不和，心下痞鞭，干噫食臭，胁下有水气，腹中雷鸣下利者，生姜泻心汤主之"，因而以生姜泻心汤加茯苓，以和胃消痞，散饮除水而收效。

案2　刘某，男，61岁，2002年10月22日初诊。

患者于近日出现胃脘部胀满，肠鸣辘辘如有水响，不时呕吐酸苦水液，且呃逆频作，不思饮食，未作其他诊治，前来就诊。经询问患者，腹部喜温，得热胀减，两胁不胀，大便不溏，精神睡眠尚可。以饮气痞论治，予生姜泻心汤加减：半夏10g，黄芩10g，黄连6g，党参10g，炙甘草10g，吴茱萸10g，木香10g（后下），厚朴15g，茯苓15g，生姜20g（取其汁兑入药服用），六剂水煎服。

2002年10月29日二诊。服上药六剂后，矢气颇多，腹胀肠鸣反酸诸症见除，唯纳呆怕冷，食后不消，又处温胃行气之品：百合10g，乌药15g，半夏10g，陈皮10g，厚朴20g，木香10g（后下），砂仁10g（后下），大腹皮10g，八月札10g，枳壳10g，炙甘草10g，草豆蔻10g，生姜10g，六剂水煎服。药后痊愈。

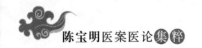

四周后患者又出现前述症状，又给生姜泻心汤加减服六剂而告愈，至今未复发。

按：本案患者虽未见下利，然肠鸣如水响乃水邪走于肠间、脾胃虚弱不化所致，故取生姜泻心汤和胃消痞散饮之功，另方入厚朴、木香，以温中理气消胀，茯苓健脾利水而取效。又患者有纳呆，腹胀之症，故以调理脾胃之品治之而愈。

案3　李某，女，26岁，工人。

患"慢性胃炎"两年。经常胃脘部胀满，纳呆不食，大便溏薄，日行一至三次。患者自诉，发病以来，胃脘部经常有振水声，每当走路或用手触按胃脘部时，即出现"咕噜咕噜"之声响。曾服中西药治疗而不效，身体日渐消瘦，舌淡苔水滑，脉沉弦，辨为水饮内停心下之证，遂处茯苓甘草汤方：茯苓12g，桂枝10g，生姜10g，炙甘草6g，六剂水煎服。

服上药六剂，诸症不减，其效不佳，舌脉如前，又改为小青龙汤，服三剂后仍不见效。先生思之良久，而不得其解。故打电话求教于先师刘渡舟先生，师曰：既为饮停心下，何不用姜汁？故而恍悟，可谓读书三秋，临证无方。遂又处：茯苓20g，桂枝10g，炙甘草6g，生姜汁一盅。此药服三剂知，六剂诸症尽除。

按：心下停饮一证，临床可见心下悸动，四肢厥冷，或见下利，舌苔水滑，脉象弦滑。本案患者，脉症属胃中停饮无疑，根据仲景治水饮之法，处茯苓甘草汤温胃化饮。缘何初用无果、改用生姜为生姜汁冲服而获效？实因生姜汁温胃化饮之力较生姜强，用之使水饮从胃肠而去以获全功。

案4　张某，女，40岁，2000年10月10日初诊。

脘腹痞满两年余，伴嗳气，食少纳呆，神疲体倦，大便溏薄，腹鸣。胃镜示：慢性浅表性胃炎。肠镜示：直肠，乙状结肠炎。经西医间断性治疗达半年，病情未见明显好转。近来上述症状较前加重。刻诊：胃脘部痞满胀闷不舒，时有嗳气，腹胀，腹鸣，大便稀溏，日行二至三次，神疲食少，四肢不温，头昏心慌，舌质淡苔薄白，脉细弱。辨证属脾胃虚弱，胃气不和。治宜调和肠胃，降逆消痞。处半夏泻心汤加味：半夏10g，黄连6g，黄芩10g，干姜10g，党参6g，炙甘草6g，草豆蔻10g，木香10g（后下），大枣7枚，生姜10g，四剂水煎服。

2000年10月16日二诊。服前药后脘腹胀满除，嗳气减轻，大便一日一行，但仍不成形，余症同前。后以此方为主加减治疗四周余，诸症悉除，精神食欲好转，体重亦有增加。

按：脾胃属土，位居中焦，为阴阳升降之枢纽。今患者中气虚弱，寒热错杂，遂成心下痞证。脾为阴脏，其气主升，胃为阳腑，其气主降，中气既伤，升降失常，故上见呕吐，下闻肠鸣，治以半夏泻心汤。方中半夏为君，散结除痞，又善降逆止呕；以干姜之辛热以温中散寒，黄芩、黄连之苦寒，以泄热开痞为臣，以上四味相伍，具有寒热平调、辛开苦降之用；然寒热错杂，又缘于中虚失运，故方中又以参、枣甘温益气，补脾益胃为佐。以甘草补脾和中，调和诸药为使。全方辛开苦降、寒温并用、攻补兼施、调和脾胃。

案5　王某，女，28岁，2002年9月24日就诊。

患者胃脘部胀满，恶寒喜暖，伴呃逆，反酸，精神不佳。询问患者，在发病前曾有生气病史，现仍感两胁胀痛。辨为肝胃不和，中焦虚寒证。处方小柴胡汤合百合乌药汤加味：柴胡10g，黄芩10g，半夏10g，生姜10g，小红参10g（另煎），炙甘草10g，百合10g，乌药10g，吴茱萸10g，黄连6g，海螵蛸15g，厚朴10g，陈皮10g，香橼10g，佛手10g，六剂水煎服。

上药尽服后胃胀消失，恶寒反酸，呃逆明显减轻，患者略觉服药后大便稍干，继以上方加牡丹皮10g，又服六剂而愈。

按：患者因情志内伤，气机郁滞加之胃脘受寒以致寒气郁结，则见脘腹胀满，恶寒喜暖；肝气犯胃上逆，则见恶心，呕逆。先生常用小柴胡汤和解少阳，疏理气机；百合乌药汤温中散寒；左金丸加海螵蛸制酸；厚朴、陈皮、香橼、佛手温中行气，利湿消胀；牡丹皮入手厥阴、足少阴经，可安五脏，调寒热。全方使气机得畅，寒气得散，故获良效。

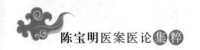

案6 李某，男，72岁，2003年12月2日诊。

胃脘部痞满不适，时时有气攻冲，嗳气吞酸，自述动辄"上火"，心烦易怒，口干喜饮，此次牙龈肿痛，咀嚼不力，大便干燥，日行一次，舌红苔白，脉弦大。此乃火邪郁积中焦之火痞证。治以泻热消痞，处大黄黄连泻心汤：大黄10g，黄连10g，黄芩10g，三剂以开水浸泡频服。

2003年12月5日二诊。药后一剂，胃脘部痞满诸症顿减，三剂尽，胃脘部痞满及吞酸嗳气尽失，牙龈肿痛亦止，其病告愈。

按：该患者因火郁中焦，使脾胃升降失常，故见胃脘部痞满，嗳气吞酸；火郁中焦，则气机不畅，症见气逆攻冲；火热伤津，故口干喜饮；火邪循经犯及阳明，则齿龈肿痛。气郁肝旺，横逆犯胃，克伐脾土，故而胃脘不适，吞酸嗳气。治疗予大黄黄连泻心汤，泻热消痞，使郁热得除，胃火得清，故能数剂而瘥。

另外，黄连、黄芩当地人多以茶饮代之，味苦，清泻上焦火邪，得大黄以泻代清，为泻心汤剂型的灵活应用，先生临证多年，深谙此方药理，故大胆化裁，谨慎遣方，供后学参考借鉴。

案7 霍某，女，50岁，2005年7月28日初诊。

患慢性浅表性胃炎多年，身体消瘦，面色无华，脘腹憋胀，胸胁苦满，食欲不振，精神倦怠，舌质淡红，苔薄白，脉弱。辨证为脾胃虚弱，气滞中满。本应健脾益气，助其运化，然气滞为重，故当行气除满为治标之要。处方：木香10g（后下），砂仁10g（后下），枳实10g，炒白术10g，厚朴20g，陈皮10g，川芎10g，香附10g，香橼10g，佛手10g，玫瑰花10g，鸡内金10g（冲），炒莱菔子10g，生姜10g，六剂水煎服。

2005年8月4日二诊。胸胁满闷减轻，但大便不通，三日一行，胃脘烧灼，呃逆频作。舌淡苔白脉虚弱。此久虚之人，不耐寒热，前药微温，则肠燥伤津。"六腑以通为用"，急当润肠通便，处麻仁丸化裁：麻仁30g，杏仁6g，枳实6g，厚朴20g，生大黄8g（后下），生白芍10g，香橼10g，佛手10g，木香10g（后下），砂仁10g（后下），栀子10g，炒莱菔子10g，玫瑰花10g，白豆蔻10g（后下），煨姜10g，六剂水煎服。

2005年8月16日三诊。复现大便不通，2～3日一行，余症同前。盖脾胃之虚，气虚不能为胃行其津液而便秘，前诊治标，故气虚不运，虽经润肠而仍大便不通，上方去栀子、炒莱菔子、玫瑰花、白豆蔻、煨姜，加党参10g，炒白术10g，陈皮10g，且生大黄量加至10g，六剂水煎服。

2005年8月30日四诊。药后便通，日一行，脘腹痞满减轻，仍胸胁憋胀，头晕乏力，舌淡苔白，脉缓。当以健脾益气、养后天之本为主，润肠通便、强六腑之用为辅。处方：太子参10g，茯苓10g，炒白术10g，炙甘草10g，陈皮10g，半夏10g，生姜10g，麻仁30g，枳实10g，生大黄6g（后下），厚朴20g，香橼10g，佛手10g，玫瑰花10g，木香10g（后下），砂仁10g（后下），六剂水煎服。

2005年9月8日五诊。药后诸症有减，食欲好转，但大便日行二次，质溏薄，舌淡苔白，脉弦缓。处方：太子参10g，茯苓10g，炒白术10g，炙甘草10g，陈皮10g，半夏10g，木香10g（后下），砂仁10g（后下），枳实10g，厚朴10g，香橼10g，佛手10g，玫瑰花10g，莲子20g，焦三仙各10g，六剂水煎服。

上药尽服，已收大效，患者面色红润，食欲递增，胸脘胀闷消失，精神大见好转，大便如常，惟腹部畏寒，遇冷后前症反复。遂以上方易太子参为小红参10g，继服六剂，诸症尽失而告愈。

按：胃疾为患，见症纷繁，临证之际，当提纲挈领，抓其主症，辨其标本，症虽杂而证不乱，但人有老幼羸壮，病有寒热虚实，本乎整体观念，辨证施治之精髓，自能扶正祛邪，而达"阴平阳秘，精神乃治"之境界。

案8 贾某，男，60岁。

患胃脘胀痛多年不愈，近日因生气而疼痛加重。刻诊：胃脘剧痛胀满数日，呕吐酸苦，夹有咖啡色物，不能进食，大便不通，已五日未解，烦闷易怒，舌苔黄腻，脉弦滑有力。西医行胃镜检查，诊断为"胃溃疡伴出血"，并建议手术治疗。患者因不愿手术，求治于中医。据上述脉症，辨为少阳阳明合病。治以和解少阳，通泄阳明。处大柴胡汤：柴胡12g，黄芩10g，半夏10g，生姜10g，大黄6g（后下），白芍10g，枳实10g，大

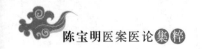

枣5枚。服一剂后，大便日行三次，排出黑色黏液物，便后胃脘疼痛顿消，呕吐止，但觉身体倦怠，后又以养胃之剂调理数剂而愈。

按：《伤寒论》曰："太阳病，过经十余日，反二三下之，后四五日柴胡证仍在者，先与小柴胡。呕不止，心下急，郁郁微烦者，为未解也，与大柴胡汤下之则愈。"该患者，因阳明胃腑有热，少阳之邪复升，遂呕不止；胃失和降则见胃脘疼痛；火邪灼伤阴络，则吐出咖啡色物；火邪迫肝灼胃，则呕吐酸苦；又因燥热内结，阳明腑气不通，则大便不行，故以大柴胡汤和解少阳，通泄阳明。方中柴胡、黄芩，和解清热，除少阳经腑之邪；大黄、枳实，内泄热结，泻阳明燥热下行；白芍柔肝，缓急止痛，与大黄相伍，缓腹中实痛，与枳实相伍，理气和血；半夏、生姜和胃降逆止呕；大枣益脾调和诸药。诸药共用，阳明少阳同治而收效。

案9　李某，男，48岁，采石工，1998年8月22日初诊。

患者胃脘疼痛，每于饥饿或劳累时发作，喜温喜按，伴两胁胀闷，口苦口干，纳呆，乏力倦怠，嗳气嘈杂，轻微活动即感胃中有振水音。患者病起于壮年，迁延至今。经某医院胃镜检查，诊断为：重度胃下垂，慢性浅表性胃炎。胃肠钡餐造影示：胃小弯侧下垂于两髂嵴连线以下7cm。曾中西药治疗一月余，其效不显，遂就诊于中医。刻诊：胃脘胀痛剧烈，呃逆频频。不时以手扪腹，形体消瘦，面色苍白，神疲乏力。查体：腹平软，剑突下压痛明显，肝脾不大。舌淡，苔薄白，脉沉细。辨为脾胃虚寒，中气下陷之证。治以益气温中，缓急止痛。处以黄芪建中汤加味：炙黄芪20g，桂枝10g，生白芍18g，炙甘草6g，葛根10g，黄精10g，生姜10g，大枣7枚，七剂水煎服。

1998年8月30日二诊。患者服上药后疼痛大减，畏寒止，纳尚可，但仍感腹胀。嘱其原方继服。前后服上方药四十余剂，胃脘疼痛全消，振水音无。饮食大增，腹胀、呃逆已除。体重较病前增加，已能下地劳作。唯天气变化时稍感腹胀。另嘱患者忌食生冷、油腻，注意休息，不可过劳。半年后，患者复查胃肠及钡餐造影：胃小弯侧于两髂嵴连线下1cm，基本恢复正常。未再发。

按：《金匮要略·血痹虚劳病脉证并治》篇云："虚劳里急，悸，衄，腹中痛，梦失精，四肢酸疼，手足烦热，咽干口燥，小建中汤主之。"本案患者病起于壮年，终年山上采石，生活无规律，久致脾阳不振，阴寒内生；又因家境贫寒，治疗不力，致中气下陷而胃下垂。刘渡舟先生认为，黄芪建中汤，"从中州变生气血，以治悸烦与腹痛等证"。本证患者虚劳而中气下陷，故谨守"寒者温之，陷者举之"的原则，以黄芪建中汤治之。方中重用黄芪合大枣、甘草，补脾益气；白芍补脾缓急止痛，还可养阴柔肝，使木郁得疏，气机流畅，则无乘土之患；桂枝、生姜温阳散寒；另方入黄精既健脾益气，又养阴益肾，可防温燥太过；葛根助黄芪升阳举陷，亦可养胃生津。全方甘温以建中，旺脾以生精，建中固表，阴阳共调而收效。经方之妙可见一斑。现代中医药研究表明：葛根具有调动脾胃气机、调节血压升降的作用；黄芪对于人体骨骼肌，消化道平滑肌的舒缩功能有着明确的靶向调节关系，因此在治疗慢性消化道疾病的过程中，发挥着重要的作用。

案10 王某，女，28岁，2002年9月24日初诊。

患者素性抑郁易怒，近日因饮食不慎，出现胃脘不适症状。刻诊：胸胁及胃脘胀满疼痛，恶寒喜温，呃逆反酸，纳呆，神疲，舌淡苔薄白，脉弦缓。辨为少阳肝胆气郁，肝气犯胃之证，处方：柴胡10g，黄芩10g，半夏10g，生姜10g，小红参10g（另煎），炙甘草10g，百合10g，乌药10g，吴茱萸10g，黄连6g，海螵蛸15g，厚朴10g，陈皮10g，香橼10g，佛手10g，六剂水煎服。

2002年10月1日二诊。服上药六剂，患者胃胀消失，恶寒、反酸、呃逆明显减轻，大便略干。效不更方，上方加麻仁10g。服药六剂后，诸症消失，后又守方调理十剂而痊愈。

按：《伤寒论》曰："伤寒中风，有柴胡证，但见一证便是，不必悉具。"少阳主枢，不但为表里之枢，又为阴阳之枢，故在病理上既可外及于阳，又可内及于阴，涉及脏腑较多，表现症状较为复杂，临证必须抓住主症而进行分析，所谓"抓住主症、用主方"。本病案尽管症状繁多，病情复杂，但是在繁多的症状中，见胸胁满痛之少阳主症，故处以小柴胡汤加减。又因患者胃脘部恶寒喜温，加百合、乌药以温胃散寒。因肝气横逆

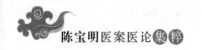

犯胃，而见反酸，故以左金丸抑木之性而止酸，海螵蛸以增强制酸之力。用厚朴、陈皮、香橼、佛手，以加强理气消胀之功。

案11 张某，女，51岁，2002年9月5日初诊。

患者因生气而出现胃脘及两胁疼痛，饭后胀痛加重，同时伴有呃逆，大便干结二至三日一行，舌淡苔白，脉细弦。某医院行胃镜检查示：慢性浅表性胃炎。中医辨为肝胃不和之证，治以疏肝和胃止痛。处方：柴胡10g，黄芩10g，半夏10g，生姜10g，党参10g，炙甘草10g，陈皮10g，苍术10g，厚朴10g，枳实10g，香附10g，九香虫10g，延胡索10g，木香10g（后下），麻子仁30g，大枣5枚，六剂水煎服。

2002年9月12日，服上药6剂，胃脘及两胁疼痛明显减轻，但饭后胃脘仍有憋胀感，大便日行一次。又处：柴胡10g，黄芩10g，半夏10g，生姜10g，党参10g，炙甘草10g，陈皮10g，苍术10g，厚朴20g，枳实10g，香附10g，九香虫10g，延胡索10g，木香10g（后下），香橼10g，佛手10g。再服6剂后，诸症尽除而痊愈。

按：本患者用柴平煎疏肝和胃降气，方入香附、九香虫、延胡索、木香，加强理气止痛之用。麻子仁，润肠通便。二诊时由于脘腹憋胀不适，故增加厚朴用量，并入香橼，佛手，增强行气消胀之力而收效。

本案与案8患者，均有胃脘疼痛胀满，大便不通，从病机上看，两者均因少阳之气横逆犯胃所致。而不同者，案8患者之大便不通，则为阳明腑实证，乃少阳阳明合病；本案患者，则是少阳之证为主兼有大便不通。故案8患者，用大柴胡汤两解二阳，本案患者，则用小柴胡汤和解少阳的同时，重用麻子仁润肠通便而收效。

陈老临证常以小柴胡汤、平胃散及百合乌药汤三方，随证加减变通，治疗胃脘疾病（如慢性浅表性胃炎、胆汁反流性胃炎、糜烂性胃炎等）而取效。临证如以胃脘及两胁疼痛明显者，用小柴胡汤合平胃散；胃脘部怕冷者，则用小柴胡汤合百合乌药汤；寒冷比较明显者，则用百合乌药汤加减治之；若呕吐酸水者，加黄连、吴茱萸；若胃脘部烧灼者，加蒲公英、牡丹皮等，每每获效。

案 12　张某，女，35 岁，2005 年 6 月 2 日初诊。

自述胃脘常感不适。近一月来胃脘部经常出现胀痛，不思饮食，呃逆，大便干燥，两日一行。于当地医院行胃镜检查，结果示：糜烂性胃窦炎（胆汁反流）、食管炎、十二指肠球炎。刻诊：胃脘胀痛，口苦，恶心，纳呆，形体消瘦，面色萎黄，精神尚可，舌淡红苔白腻，脉细弱。辨为湿滞脾胃证，治以燥湿健脾，行气和胃。以平胃散加减：苍术 10g，厚朴 20g，枳实 10g，陈皮 10g，木香 10g（后下），砂仁 10g（后下），白豆蔻 10g（后下），玫瑰花 10g，半夏 10g，百合 10g，乌药 10g，香橼 10g，佛手 10g，麻仁 30g，生姜 10g，炙甘草 10g，六剂水煎服。

2005 年 6 月 9 日二诊。药后胃脘疼痛有减，诸症依然，舌脉同前。上方加刀豆 10g，以增强行气止痛之功。十剂水煎服。

2005 年 6 月 20 日三诊。上药服尽，胃脘疼痛诸症尽除，又连服数十剂，复查胃镜，食管、胃窦及十二指肠炎症尽愈。

按：平胃散载于《太平惠民和剂局方》，由苍术、厚朴、陈皮、炙甘草、生姜、大枣组成。具有健脾和胃，祛湿消食之功。用于治疗脾胃不和，不思饮食，心腹胁肋胀满刺痛，口苦无味，胸满短气，呕哕恶心，噫气吞酸，面色萎黄，肌体瘦弱，怠惰嗜卧，体重节痛，常多自利，或发霍乱，以及五噎八痞，膈气反胃等证。胃属阳明，其气为燥，当燥不燥而为湿伤，则胃不和，可见胃脘胀痛、嗳气呃逆、舌苔白腻等症。本案患者长期饮食不节，而致湿邪阻于脾胃，以平胃散加减治之而取效。方中苍术既可燥湿健脾，还有辛散作用故可行气；厚朴苦辛温，辛温燥湿，行气除满；陈皮理气和胃，芳香醒脾，以助苍术、厚朴之力；半夏健脾除湿；木香、砂仁、白豆蔻，助陈皮醒脾和胃；玫瑰花柔肝醒胃；百合、乌药、香橼、佛手行气开郁止痛；麻仁润肠通便；甘草、生姜甘缓和中，调和诸药。诸药共用，则使湿邪得去，脾胃健运，积食自消，而胃痛得止。

案 13　刘某，女，41 岁，2005 年 9 月 24 日初诊。

胃脘不适，食欲不佳多年，近三个月诸症加重，胃脘疼痛嘈杂，痞胀不舒，连及胁肋，局部喜暖畏寒，饥饿时疼痛尤甚。7 月 27 日市某医院胃

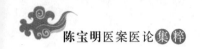

镜示：十二指肠球部溃疡活动期，慢性浅表性胃炎伴糜烂。并予西药治疗。服药期间发现面部、手掌皮色发黄，经化验排除病毒性肝炎。遂求诊于中医。刻诊：面色萎黄，精神尚可，舌淡红体胖，苔白，脉缓。辨为脾虚肝旺，湿邪内蕴；治以调和肝胃，化湿止痛。处方：柴胡10g，黄芩10g，半夏10g，党参10g，炙甘草10g，生姜10g，苍术10g，陈皮10g，厚朴20g，茵陈30g，九香虫10g，刀豆10g，竹叶10g，蒲公英20g，砂仁10g（后下），木香10g（后下），香橼10g，佛手10g，川楝子10g，延胡索10g，生姜黄10g，郁金10g，六剂水煎服。

2005年10月8日二诊。服上药后，胃脘疼痛、嘈杂减轻，余症同前。虑其中焦喜温畏寒，应加强温中散寒之力。上方去竹叶，加百合10g，乌药10g，六剂水煎服。

2005年10月15日三诊。药后胃脘疼痛，嘈杂俱消。但食后腹胀满甚，大便正常，舌质淡，苔水滑，脉缓。处方：柴胡10g，黄芩10g，半夏10g，党参10g，炙甘草10g，生姜10g，苍术10g，陈皮10g，厚朴20g，九香虫10g，刀豆10g，砂仁10g（后下），木香10g（后下），香橼10g，佛手10g，川楝子10g，延胡索10g，生姜黄10g，郁金10g，冬瓜皮20g，大腹皮15g，甘松10g，六剂水煎服。

2005年10月22日四诊。腹胀减轻，纳可，惟胁肋胀满，无口苦，大便稍干，舌质淡苔白，脉缓。此胃和脾健，肝木乃旺，治当疏肝理气，调和肝脾。处方柴胡疏肝散加减：柴胡10g，生白芍20g，川芎10g，香附10g，枳实10g，炙甘草10g，川楝子10g，延胡索10g，片姜黄10g，郁金10g，陈皮10g，三棱10g，莪术10g，木香10g（后下），砂仁10g（后下），香橼10g，佛手10g，厚朴20g，百合10g，乌药10g，煨姜10g，八剂水煎服。药后诸症消而痊愈。

按：本例患者，病程迁延日久，病情寒热错杂，今以胃脘嘈杂、痞满不舒，脘胁疼痛，肌肤黄染为主症，乃肝旺脾虚之症也。肝为刚脏，体阴而用阳，肝旺一则可表现为气机不畅，经脉不舒之胁肋胀痛，二则可见肝胆湿热之肌肤黄染。脾主运化，喜燥而恶湿，脾虚失运，水湿内停，一则困阻中焦，中焦虚寒，纳呆，脘痞不舒，喜温喜按，二则邪郁生热，寒热互结，疼痛嘈杂。故以扶土抑木为本案之基本大法。随其证或清利湿热，或清热解毒，或温中散寒，或行气除满，主次分明，缓急有序，故而取效。虑及病久入络，气滞血瘀，故于脾健胃和之时，加活血之三棱、莪术，使气血调和而收全功。活血药众多而每取莪、棱获效，乃其长于消导运脾之力。

案 14　郝某，女，56 岁，2006 年 11 月 26 日诊。

患者三年前因胃脘疼痛，曾在外院行胃镜检查，提示：慢性浅表性胃炎。三年来胃脘部疼痛反复发作，时作时止，时轻时重。近十余日无明显诱因而病情加重，胃脘部疼痛明显，局部畏寒喜暖，恶心时作，纳食减少，患者形体消瘦，面色萎黄，精神不振，大便干燥，2～3 日一行。查：腹平软，上腹部压痛明显，舌红苔白厚，脉细弦。辨为肝胃不和，气滞湿阻；治以调和肝胃，行气止痛。处方：柴胡 10g，黄芩 10g，党参 10g，炙甘草 10g，半夏 10g，生姜 10g，苍术 10g，陈皮 10 克，厚朴 10g，炒薏苡仁 20g，九香虫 10g，刀豆 10g，代代花 10g，枳实 10g，麻仁 20g，木香 10g，六剂水煎服。

2006 年 12 月 2 日二诊。药进六剂，诸症大减；效不更方，继予六剂而愈。

按：胃居中焦属土，主受纳腐熟水谷，其气以降为顺，脾与胃相表里，主运化，其气以升为常，而肝胆之疏泄有助于脾胃之升降，故《素问·宝命全形论》云："土得木而达。"《灵枢·四时气》曰："邪在胆，逆在胃。"案中脘痛，恶心，纳呆，乃木郁克土使然。脾虚生湿，湿为阴邪，故有局部畏寒、舌苔白厚；肝胆失于疏泄，郁而化热，故有舌红、脉弦诸症。治疗当以小柴胡汤和解少阳肝胆，平胃散合炒薏苡仁，燥湿健脾；九香虫、刀豆、木香、代代花、枳实，温阳行气止痛。全方标本同治，虚实兼顾，行中有补，补而不滞，一投中病，尽收全功。

八、呕吐

案 1　刘某，男，15 岁，2017 年 11 月 28 日初诊。

患者呕吐三日。一周前感冒，经西药治疗后，不了了者。于三天前患

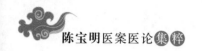

者复见恶心呕吐，且每于餐后三十分钟后呕吐不止。现患者形体消瘦，大便正常，一日一行。局部触诊胃脘部及肝区有明显压痛，舌质红，脉弦。辨为肝气犯胃证，治以疏肝和胃，降逆止呕，处以小柴胡汤合旋覆代赭汤加减：柴胡10g，黄芩10g，姜半夏10g，生姜10g，太子参6g，炙甘草6g，连翘10g，竹茹10g，旋覆花15g（包煎），代赭石15g（先煎），陈皮10g，焦三仙各10g，六剂水煎服，每日一剂水煎，早晚饭后服。

2017年12月9日二诊。药后诸症减轻，惟烦躁、寐差。遵前方去太子参，加党参10g，栀子10g，大枣5枚，六剂而瘥。

按：《素问·阴阳离合论》云："太阳为开，阳明为阖，少阳为枢。"吴崑解释说："太阳在表，敷畅阳气，谓之开，阳明在里，受纳阳气，谓之阖，少阳在于表里之间，转输阳气，犹枢轴焉，故谓之枢。"此病为太阳病传入少阳，少阳受邪，枢机不利，胃失和降则呕，故治以疏肝和胃，降逆止呕。方中柴芩合用疏肝利胆，条达气机，使枢机得利；半夏配生姜，又名小半夏汤，为呕家圣药，同时其辛散之性，也助于疏通少阳郁滞；太子参，甘草相配扶土益气；代赭石入肝经，可镇肝降逆，配旋覆花之疏利，使肝气条达而下行为顺，此时需注意代赭石剂量宜小不宜大，以免质重直走下焦，而影响疗效。诸药相伍，相辅相成，而成辛开、苦降、甘调之法，用之，使上焦得开，津液得下，胃气因和。

案2 马某，女，28岁，2005年7月12日初诊。

无明显诱因，患者连日来饮入即吐，为胃内容物，伴呃逆连连，头目眩晕，大便秘结，一至二日一行。在市内某医院检查：X线未见异常，肝功能正常，乙肝五项无异常。西医无策，遂求诊于中医。查BP：105/75mmHg，舌淡苔白，脉弦。此乃肝胃不和，胃气上逆之证；治以调和肝胃，和胃降逆。处方：柴胡10g，黄芩10g，半夏10g，生姜10g，党参10g，炙甘草10g，陈皮10g，枳实10g，麻仁20g，生大黄4g（后下），旋覆花20g（包煎），代赭石20g（先煎），柿蒂20g，连翘10g，竹茹10g，六剂水煎服。

2005年7月19日二诊。服上药后，呕吐止，但仍呃逆，大便日行三次。舌淡红，苔薄，脉弦。药投中病，效不更方，上方去柿蒂、枳实，加苍术 10g，厚朴 10g，六剂水煎服，以增燥湿健脾之功。药后使肝胃和脾运健，冲气平，逆气降，诸症尽失，病情告愈。

按：《伤寒论》云："伤寒五六日，中风，往来寒热，胸胁苦满，嘿嘿不欲饮食，心烦喜呕……小柴胡汤主之。"又云："伤寒中风，有柴胡证，但见一证便是，不必悉具。"本例患者，少入即吐，目眩头晕，为邪在少阳，肝气犯胃，胃气上逆之证。故以小柴胡汤辛开、苦降，甘调，和解少阳，以治其本；加用旋覆花、代赭石降逆和中，酌配柿蒂、竹茹，加强化痰降逆止呕之力。两方中均未加大枣，以"呕家不喜甘"故也。

案3 孙某，女，46岁，2005年11月8日初诊。

头晕恶心，呕吐涎沫，脘腹痞痛，嗳气吞酸，呃逆频作，两胁胀痛，腹部畏寒，稍纳凉则诸症加剧。10月28日北京某医院 X 线印象：肝、脾大；子宫体及宫腔扩大，宫底右前方分叶状突出，密度不均匀。刻下腰困重，小便如常，大便数日一行。舌体胖，质暗，苔白，脉沉细。辨为中焦虚寒，浊阴上逆。治以温中补虚，降逆止呕，疏肝暖胃。处方：柴胡 10g，黄芩 10g，半夏 10g，生姜 10g，党参 10g，炙甘草 10g，苍术 10g，厚朴 20g，陈皮 10g，百合 10g，乌药 10g，旋覆花 20g（包煎），代赭石 20g（先煎），白豆蔻 10g（后下），木香 10g（后下），砂仁 10g（后下），枳实 10g，麻仁 20g，柿蒂 20g，草果 10g，吴茱萸 10g，黄连 6g，六剂水煎服。

2005年11月15日二诊。药后诸症减，头晕消失。现症：恶心频作，呕吐涎沫，胃脘胀冷，时有心烦，大便数日一行。舌脉同前，证治不变。处吴茱萸合旋覆代赭汤加减：吴茱萸 10g，小红参 10g（另煎），炙甘草 10g，生姜 20g，旋覆花 20g（包煎），代赭石 20g（先煎），麻仁 30g，枳实 10g，生大黄 6g（后下），黄连 6g，大枣 5 枚，六剂水煎服。

2005年11月22日三诊。药后已无涎沫。现症：恶心干呕，胃脘嘈杂，嗳气呃逆。治遵原旨。处方：柴胡 10g，黄芩 10g，党参 10g，炙甘草 10g，生姜 10g，半夏 10g，苍术 10g，陈皮 10g，厚朴 20g，木香 10g（后下），砂仁 10g（后下），旋覆花 20g（包煎），代赭石 20g（先煎），柿蒂 20g，草果 10g，黄连 6g，吴茱萸 10g，枳实 10g，六剂水煎服。

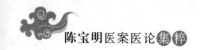
2005 年 11 月 29 日四诊。嗳气呃逆，吞酸，呕吐涎沫俱减轻。现症：胃脘困重，头晕恶心，多吃蔬菜即呃逆复作，大便不爽。舌体胖，质淡红，苔薄白，脉缓。此脾胃不和之证，治以调脾胃，降逆气，补中虚。处半夏泻心汤加味：半夏 10g，黄连 10g，黄芩 10g，干姜 10g，党参 10g，炙甘草 10g，大枣 5 枚，生姜 10g，吴茱萸 10g，旋覆花 15g（包煎），代赭石 10g（先煎），炒白芍 20g，槟榔 10g，六剂水煎服。

2005 年 12 月 6 日五诊。药后诸症大减，其病去半。现症为胁肋憋胀，胃脘自凉，劳累即头晕，时有嗳气，大便不爽。舌淡，苔薄白，脉缓。处方：柴胡 10g，黄芩 10g，半夏 10g，生姜 10g，党参 10g，炙甘草 10g，厚朴 20g，苍术 10g，陈皮 10g，川楝子 10g，延胡索 10g，生姜黄 10g，郁金 10g，吴茱萸 10g，木香 10g（后下），砂仁 10g（后下），六剂水煎服。

2005 年 12 月 20 日六诊。药进六剂时腹满消，食欲渐佳，贪食着凉后反复。现症：脘胁憋胀连及脐周，饱食后易恶心，便不呕吐，体倦乏力，舌脉同前。《素问·阴阳应象大论》云："寒气生浊，热气生清。清气在下，则生飧泄；浊气在上，则生䐜胀。"患者脘腹胀满，感寒则重，当属脾胃寒湿，治当仍以除满化湿，温中行气为法。处厚朴温中汤加味：厚朴 20g，陈皮 10g，干姜 10g，草豆蔻 10g，木香 10g（后下），旋覆花 15g（包煎），代赭石 15g（先煎），香橼 10g，佛手 10g，青皮 10g，半夏 10g，生白芍 20g，生姜 10g，六剂水煎服。

2005 年 12 月 29 日七诊。始治至今，先后进中药四十余剂，前症尽除。现脐上腹胀时痛，伴左侧胁腰困痛，大便不爽，日行数次，其质如常，舌淡红，苔薄白，脉缓。治以调和肝脾，行气消胀为法，聊以善后。处方：柴胡 10g，黄芩 10g，半夏 10g，生姜 10g，党参 10g，炙甘草 10g，苍术 10g，陈皮 10g，厚朴 20g，百合 10g，乌药 20g，木香 10g（后下），砂仁 10g（后下），香橼 10g，佛手 10g，枳壳 10g，吴茱萸 10g，六剂水煎服。

按：本案见症多端，其病繁杂，然其病机当责之于肝、脾、胃虚寒也。《金镜内台方议》有载："干呕吐涎，头痛者，厥阴之寒气上攻也……，食谷欲呕者，胃寒不受食也。"案中可见呕恶吐涎，眩晕时作，胃脘痞满，实乃肝、脾、胃俱病矣。治疗之不同阶段，始抓主症，切病机，暖肝疏肝，和胃降逆，健脾除满，诸法并用，积年顽疾，终渐向瘥。

以上三例呕吐患者，第一例患者，是由于感冒后，邪去不彻，余邪传入少阳，而致恶心呕吐，治用小柴胡汤，和解少阳；第二例和第三例患者，虽无外感，但是在发病过程中，见到了少阳病恶心呕吐的主症，亦可用小柴胡汤治疗，说明小柴胡汤不但治少阳枢机不利的呕吐，亦可治杂病中肝胃不和的呕吐。但是第三例患者，患者兼中焦虚寒，故加吴茱萸，以温中散寒，此亦随症加减、灵活变通之法也。

九、呃逆

案1　患者，女，62岁，2002年10月31日初诊。

患者近来出现进食时食物哽涩难咽，且频频呃逆。伴胸胁及胃脘憋胀疼痛，纳呆不思饮食，嗳气后胸胁、胃脘憋胀减轻。曾在当地医院行胃镜检查示：重度食管炎；隆起糜烂性胃炎；HP（+++）。查肝功能正常。舌淡苔白，脉细弦。辨为肝气阻滞、肝气犯胃之证；治以行气解郁、和胃止痛。处方：柴胡10g，生白芍10g，枳实10g，炙甘草10g，川芎10g，香附10g，川楝子10g，延胡索10g，片姜黄10g，郁金10g，香橼10g，佛手10g，厚朴20g，木香10g（后下），九香虫10g，六剂水煎服。

2002年11月6日二诊。服上药后，吞咽哽涩消失，纳增，但仍稍有胃脘胀痛不适。又处柴平煎加减：柴胡10g，黄芩10g，半夏10g，生姜10g，党参10g，炙甘草10g，苍术10g，厚朴10g，陈皮10g，川楝子10g，延胡索10g，香附10g，木香10g（后下），片姜黄10g，郁金10g，香橼10g，佛手10g，九香虫10g，六剂水煎服。

2002年11月13日三诊。服上药六剂，纳大增，胃胀胃疼诸症尽除，其病告愈。

按：《素问·五脏别论》曰："六腑者，传化物而不藏，故实而不能满也。"六腑以通为用，脾升胃降，此乃生理之常。本例患者由于肝郁气结上逆犯胃，致使胃气不降，肝胃气逆而见哽噎诸症。肝经循于两胁，肝郁气滞经脉不利，则胁肋胀痛。陈宝明先生曾据此辨为肝气犯胃之证，初诊时以肝郁气滞证明显，故用柴胡疏肝散加诸行气止痛药而收效。二诊中患

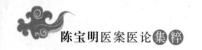

者肝郁诸症减轻，而以胃脘胀痛为主，故易方以柴平煎加理气止痛之品疏肝和胃而取效。

案2 张某，男，63岁，2003年12月4日就诊。

患者连日来呃逆不止，吞咽时食管疼痛难忍，伴后背憋胀不适，常以叹息取快，舌淡苔白腻，脉细弦。辨为肝郁犯胃、胃气上逆证。处柴胡疏肝散加减：柴胡10g，生白芍10g，枳壳10g，炙甘草10g，香附10g，川芎10g，牡丹皮10g，栀子10g，黄芩10g，生姜10g，川楝子10g，延胡索10g，片姜黄10g，郁金10g，旋覆花10g（包煎），代赭石10g（先煎），六剂水煎服。

2003年12月11日二诊。服上药六剂后，呃逆止，后背已不憋胀，食管疼痛大减，于上方去旋覆花、代赭石，又进六剂，其病告愈。

按：《景岳全书》曰："致呃之由，总由气逆，气逆于下，则直冲于上，无气则无呃，无阳亦无呃，此病呃之源所以必由气也。"该患者呃逆连连，乃因肝气不疏，夹胃气横逆上冲所致，故用柴胡疏肝散加川楝子、延胡索、片姜黄、郁金以疏肝理气，行气解郁；加牡丹皮、栀子、黄芩以清胃之郁热；入旋覆花、代赭石降胃气之逆，诸药共用而收效。

案3 李某，女，29岁，1991年10月中旬就诊。

患呃逆两月余，曾多方求治而罔效。先生索其前服之方而视之，尽是丁香、柿蒂等降逆之品，亦有用旋覆代赭石汤者，然代赭石之量皆为30～50g。近来呃逆日渐加重，呃声频频，昼夜不绝，且伴胃脘部胀满，胸胁满闷，口干口苦，二便如常，舌淡苔白，脉见弦紧。腹诊时以手触之心下濡软而不痛。辨为胃气上逆证，治以和胃降逆。处旋覆代赭石汤加减：旋覆花15g（包煎），代赭石15g（先煎），党参6g，炙甘草6g，半夏12g，生姜20g，大枣7枚，柿蒂10g，高良姜10g，六剂水煎服。

1991年10月21日二诊。服上药六剂，呃逆明显减轻，纳稍增，自述药后胃中"咕咕"作响，矢气亦多，胃脘部已不胀满，舌脉如前，继以上方六剂水煎服。

1991年10月27日三诊。服上药六剂，呃逆止，诸症除，后又以小柴胡汤调理数日而愈。

按：《伤寒论》第 161 条云："伤寒发汗，若吐、若下，解后，心下痞鞕，噫气不除者，旋覆代赭汤主之。"旋覆代赭汤，是临床治疗嗳气呃逆之良方，缘何前医用之罔效？盖使用本方之关键在于旋覆花和代赭石的用量，先生恩师任应秋教授谓，旋覆花、代赭石的用量过大，其作用不在中焦而在下焦，诚乃真言。

案 4　任某，男，20 岁，2005 年 11 月 14 日初诊。

两天前患者因与人怄气致饭后呃逆，呃声高亢，连连不绝。伴胃脘及胸胁胀满，按之不痛，纳呆少食，精神疲惫，舌胖苔白，脉弦滑。辨为脾虚肝旺，胃气上逆证，治疗先以健脾益气，降逆和胃。方用小柴胡汤加味：柴胡 10g，黄芩 10g，半夏 10g，生姜 10g，党参 10g，炙甘草 10g，旋覆花 15g（包煎），代赭石 15g（先煎），柿蒂 10g，大枣 5 枚，六剂水煎服。

2005 年 11 月 21 日二诊。药后呃逆止，但仍觉胸脘痞满，头闷头涨，四肢倦怠，口干涩，脉弦。此乃胃气虽和，肝郁未解，治宜疏肝理气解郁。处柴胡疏肝散加减：柴胡 10g，生白芍 10g，枳实 10g，炙甘草 10g，香附 10g，川芎 10g，川楝子 10g，延胡索 10g，片姜黄 10g，郁金 10g，半夏 10g，生姜 10g，四剂水煎服。

2005 年 11 月 29 日三诊。药后胸脘痞满大减，目涩口干亦好转，但仍感腹胀纳呆，四肢倦怠，舌淡胖，苔白，脉濡。此乃肝气横逆犯胃，脾不健运，水湿内停之证；治当健脾胜湿，消胀除满。处柴平煎加味：柴胡 10g，黄芩 10g，半夏 10g，生姜 10g，党参 10g，炙甘草 10g，苍术 10g，陈皮 10g，厚朴 20g，木香 10g（后下），砂仁 10g（后下），四剂水煎服。药尽症失，其病告愈。

按：该患者呃逆不止，病虽在胃，其根在肝，乃恚怒伤肝，肝气横逆犯胃也。根据"急则治其标，缓则治其本"的原则，先以小柴胡汤加旋覆代赭石汤和胃降逆，再以柴胡疏肝散理气解郁，病分缓急、治分标本，此之谓也。

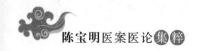

案 5　石某，男，83 岁，2006 年 12 月 24 日由家人代为初诊。

患者因呃逆不止而住入山西省某医院，病逾月余，呃声连连，几无歇时，入睡稍安，醒后复作，不能正常饮食，痛苦不堪，身体明显消瘦，精神欠佳，脘腹部满闷，大便数日不通。已用大量西药（药名不详）效果欠佳，遂差子女远道而来，代为求诊。辨为胃虚气逆之证，治以和胃降逆。处旋覆代赭石汤加减：旋覆花 15g（包煎），代赭石 15g（先煎），半夏 10g，西洋参 10g（另炖），柿蒂 15g，丁香 5g（后下），枳实 10g，麻仁 20g，生大黄 6g（后下），炙甘草 10g，生姜 10g，大枣 5 枚，五剂水煎服。

2007 年 1 月 3 日二诊。其子代诉。入上药五剂，大便通，呃逆止，诸症尽除，遂自行停药。但是患者仍感胃中不舒，脘腹痞满，予半夏泻心汤：半夏 10g，黄连 10g，黄芩 10g，西洋参 10g（另炖），干姜 10g，炙甘草 10g，大枣 5 枚，继服五剂，药尽病愈。

按：该患者已至耄耋之年，中气不足，正气已虚。脾胃为后天之本，脾主运化主升，胃主受纳主降。今脾胃俱虚，气机逆乱，遂有胃气上逆之呃逆不止，脾不健运之纳呆腹满。治疗以旋覆代赭汤直中病机，以降胃逆为主，方中用西洋参，以补其虚，有功专力宏之效。"六腑以通为用"，故酌加麻仁，少佐大黄，通腑气以助胃之和降。枳实行气除满，条畅气机。诸药相伍，故收全功。

案 6　袁某，男，43 岁。

患者于一月前，因贪凉饮冷而暴吐暴泻，当地医院诊断为"急性胃肠炎"。经治疗，吐泻虽止，但呃逆不除，心下痞满，纳呆食少。于 1996 年 4 月 23 日，邀先生为其诊治。自述近十多天来呃逆加重，频作不止，且声音愈来愈响。望其舌淡苔白水滑，脉沉不起。辨为中焦寒湿之证，治以温中散寒降逆。处丁蔻理中汤加减：小红参 10g，炒白术 10g，干姜 10g，丁香 10g，白豆蔻 10g，柿蒂 10g，五剂水煎服。

服上药后，呃逆止，但仍不思饮食，又予温中健脾之品调理数剂而愈。

按：呃逆乃由胃气上逆而成，其因种种，病证有寒热虚实之分，治当随其证而治。《景岳全书·呃逆》云："凡杂证之呃，虽由气逆，然有兼寒者，有兼热者，有因食滞而逆者，有因气滞而逆者，有因中气虚而逆者，有因阴气竭而逆者，但察其因而治其气，自无不愈。"本案患者病起于贪凉饮冷，致寒湿困脾，胃气不降，气逆动膈而成。伴见心下痞满，纳呆食少，舌淡苔白水滑，脉沉不起等症，辨为中焦寒湿证，治以丁蔻理中汤。方中小红参、炒白术、干姜，温中祛寒；加丁香，温胃散寒，下气止呃，柿蒂，性温而苦涩，专止呃逆，二药相配，为治胃寒呃逆之要药；白豆蔻，行气温中。诸药合用，使胃寒祛，逆气平，胃虚复，则呃逆自止。

十、纳呆

案1 卫某，男，76岁，2017年2月18日初诊。

患者纳差，消瘦半年余。去年十月患者饭量骤减，消瘦，咳嗽，痰多，食后腹部憋胀，大便不通，五至六日一行。曾在市某医院住院，有低血压和胃癌术后史。刻下：面色不华，形体消瘦，咳嗽，痰多，舌淡苔白，脉弦。辨为脾胃气虚，痰阻气滞证，治宜益气健脾，行气化痰。遂处方：茯苓10g，小红参10g，炒白术10g，炙甘草10g，半夏10g，陈皮10g，木香10g（后下），砂仁10g（后下），焦三仙各10g，枳实10g，火麻仁20g，生大黄5g（后下），鸡内金10g，生姜10g，六剂水煎服。

2017年2月25日二诊。患者咳痰减少，咽喉不适感减轻，食欲大开，进食增加，大便一至二日一行，自觉口干。遵上方加桔梗10g，六剂水煎服。

2017年3月18日三诊。精神良好，偶有口干，遂于初诊方加沙参10g，当归10g，以润脾土。六剂水煎服。

2017年7月，回访得知，患者精神佳，体重增加5kg。

按：患者术后，胃气大伤。而人之生气以胃气为本，脾胃受损，气机升降失常，纳化功能下降，或生痰饮，或痞闷哕呕，不思饮食，肌肉消瘦等诸症蜂起。以香砂六君子汤加味治疗，标本兼治，共奏健脾和胃，行气化痰之功。

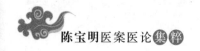

案2 龚某，女，73岁，2005年11月10日初诊。

纳呆食少三年余，伴口干口苦，体倦乏力，自觉腹胀，偶伴胁痛，大便秘结，二至三日一行。舌质红，苔白，脉细弱。辨为脾胃气虚之证，治以健脾和胃。处香砂六君子汤加味：太子参10g，茯苓10g，炒白术10g，炙甘草10g，陈皮10g，半夏10g，木香10g（后下），砂仁10g（后下），白豆蔻10g（后下），焦三仙各10g，麻仁30g，枳实10g，生姜10g，六剂水煎服。

2005年11月17日二诊。药后其效不显，现症见纳呆、乏力、腹胀，脾胃气虚之候，而口干便结，舌红少苔，脉细数。细辨其脉证实乃胃阴亏虚之象，故法当清热生津，益气养阴和胃。处竹叶石膏汤加味：沙参10g，玉竹10g，麦冬10g，粳米10g，半夏10g，竹叶10g，炙甘草10g，生石膏20g（先煎），麻仁30g，生大黄6g（后下），焦三仙各10g，生姜10g，六剂水煎服。

2005年11月24日三诊。服上药后，食欲明显好转，大便已通，日行一次，舌红少苔，脉细小数。效不更方，继予上方六剂，药尽而病愈。

按：纳呆、倦怠乏力，本为脾胃虚弱证，然详察四诊，细辨病机，舌质红，脉细弱，可知胃阴不足，乃其病机之特点。初诊用香砂六君子汤益气健脾，性属温燥，故而未能取效。二诊之时处竹叶石膏汤加味，以清热生津，养阴和胃，方中用沙参、玉竹、麦冬，养阴生津；竹叶、石膏清热泻火；半夏和胃降逆；粳米、甘草和中养胃；大黄、麻仁通便；焦三仙醒脾开胃。全方标本同治，使内热得除，气阴得复，胃气得调，诸症自除矣。

案3 张某，女，56岁，2005年10月24日初诊。

患者因胃癌于五个月前行胃大部切除术，临证见形体消瘦，面色不华，头晕体倦，气短乏力，纳差，脘腹痞闷，食后胀满，小便如常，大便每日一行，质成形。舌淡红，苔白腻，脉弱。辨为脾胃虚弱，痰饮内停；治以健脾和胃，益气化痰。处方：太子参10g，茯苓10g，炒白术10g，炙甘草10g，半夏10g，陈皮10g，木香10g（后下），砂仁10g（后下），焦三仙各 10g，玫瑰花 10g，麻仁 20g，沙参 10g，白豆蔻 10g（后下），生姜 10g，六剂水煎服。

2005 年 11 月 1 日二诊。药后自舒，诸症有减。仍苦脘痞腹胀，舌脉同前。上方易太子参为小红参 10g，去沙参、白豆蔻，加枳实 10g，十二剂水煎服。

2005 年 11 月 17 日三诊。药后腹胀减轻，食欲有增。现口干口苦，大便每日一行，质干，虚汗自出，舌淡红，苔薄，脉稍弱。上方易小红参为西洋参 10g，加炙黄芪 10g，收气阴双补之效。药后患者告知饮食、精神转佳，面有光泽，腹胀大减，余症尽失矣。

按：素有胃疾，中焦本虚，复加手术又伤气阴，脾胃益虚。脾主运化，胃主受纳。《素问·经脉别论》云："饮入于胃，游溢精气，上输于脾，脾气散精。"今脾胃虚弱，运化无权，水湿内停，而见神疲、纳差、脘痞、苔腻、脉弱诸症；湿邪困脾，加重病因，因果互助，气血两虚，其人形容枯槁，面色不华。《素问·太阴阳明论》云："四肢皆禀气于胃而不得至经，必因于脾乃得禀也。"且脾胃为"后天之本"，治疗以健脾和胃，益气扶正为要，使胃强脾健，后天得养则气血畅旺，其体渐强。案中以香砂六君子汤健脾益气，和胃化痰；酌加焦三仙醒脾开胃，以助生化之源；麻仁健脾润肠，以通胃腑之用，直中病机。然临证之际尚需详察细辨，灵活加减，其病既久，虽伤气阴，但气虚致寒，不胜养阴之寒凉，又补阴之药有滋腻碍气之嫌，故而二诊之时，先治其标，去其滋阴碍气之沙参，酌加行气宽中除胀之枳实以消其痞满腹胀。三诊脾气渐升，胃气渐和，再行益气养阴，尽收气阴双补之功。案中先用太子参健脾益气，继用小红参增强其补气之力，后用西洋参配以黄芪，气阴双补，其意即随证而变，尽显中医辨证施治之精要。

案 4　王某，男，59 岁，2005 年 11 月 4 日初诊。

患者素性急易怒，一年前因胆囊结石而行胆囊摘除术。现胃脘憋胀满，纳呆食少，时感有气上顶，嗳气，厌油恶心，胃脘喜温畏寒，食冷或油腻之物，则诸症加剧。伴倦怠乏力，精神不振，舌淡胖质嫩，苔白腻，脉濡。B 超检查示：胆总管结石。辨为肝胆郁滞，湿困脾胃，治以疏利肝

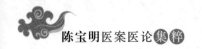

胆，祛湿和胃。处柴平煎加味：柴胡 10g，黄芩 10g，半夏 10g，生姜 10g，党参 10g，炙甘草 10g，厚朴 20g，陈皮 10g，苍术 10g，百合 10g，乌药 10g，木香 10g（后下），砂仁 10g（后下），枳实 10g，八月札 10g，五剂水煎服。

2005 年 11 月 10 日二诊。药后病减，舌脉同前。上方去木香，继服六剂。

2005 年 11 月 22 日三诊。药后精神好转，腹胀嗳气已去，攻冲之气已平，胃脘憋胀几近消失，只感寒或食冷后有知，舌淡红苔白，脉弱。此时，当健运中焦，则清气自升，浊气自降，中满自消矣。处香砂六君子汤加味：党参 10g，炒白术 10g，茯苓 10g，炙甘草 10g，木香 10g（后下），砂仁 10g（后下），半夏 10g，陈皮 10g，厚朴 20g，枳实 10g，生姜 10g，百合 10g，乌药 10g，白豆蔻 10g（后下），三剂水煎服。药后诸症尽愈。

按：肝主疏泄，脾胃的受纳腐熟食物的功能与肝的疏泄有密切关系。一方面肝的疏泄功能使气机条畅，有助于脾升胃降，为脾胃的运化功能创造良好的条件，若肝之疏泄功能异常，则脾的升清、胃的降浊失职；另一方面，肝能生成胆汁，以助食物的消化，而胆汁的分泌，又直接受肝之疏泄的影响。该患者平素性急易怒，故肝之疏泄失司，致脾不能升清而湿邪内停，胃不能降浊则脘腹胀满纳呆，并胆汁不畅而成郁滞。因此治以疏肝利胆，祛湿和胃，处以柴平煎加味。方中以平胃散化湿消食；以小柴胡汤疏利枢机；又患者伴见胃脘部恶寒喜暖，故配以百合乌药汤以温胃散寒；木香、砂仁、枳实、八月札，增强疏肝理气之力。诸药共用，使胃中湿化食消而脾胃升降复常，枢机开阖得畅，则气机出入有序，故药入而效。

案5　曹某，男，71 岁。2006 年 9 月 19 日初诊。

纳呆食少一年余，数日不食竟毫无食欲，伴神疲乏力，脘腹痞满，大便三至四日一行，时溏时干，便之不爽。2006 年 5 月 16 日胃镜示：胃底、胃体静脉曲张；慢性浅表性胃炎；十二指肠降段息肉，病理 HP（－）。胃体慢性炎症。刻诊：形体消瘦，面色少华，舌红绛少苔，脉细弱。辨为气阴两伤，治以益气养阴，行气通腑。处方：沙参 10g，麦冬 10g，玉竹 10g，粳米 10g，太子参 10g，炙甘草 10g，木香 10g（后下），砂仁 10g（后下），生大黄 6g（后下），麻仁 20g，枳实 10g，六剂水煎服。

2006 年 9 月 26 日二诊。药后效微，仍纳呆、口干、便干不爽，舌红少苔，脉细弱小数。气阴不足，内有余热未尽也，此番治疗仍遵原旨，尚需清热生津。处方：沙参 10g，麦冬 10g，玉竹 10g，生地黄 10g，玄参 10g，粳米 10g，半夏 10g，炙甘草 10g，木香 10g（后下），砂仁 10g（后下），麻仁 30g，生石膏 20g，生大黄 10g（后下），六剂水煎服。

2006 年 10 月 10 日三诊。药后效佳，纳呆改善，大便一二日一行，兼有燥结，舌红减轻，少苔，脉细弱。处方：生地黄 10g，玄参 10g，麦冬 10g，玉竹 10g，生大黄 10g（后下），麻仁 30g，芒硝 4g（冲），木香 10g（后下），砂仁 10g（后下），半夏 10g，炙甘草 10g，生姜 10g，六剂水煎服。药尽食欲大增，纳佳神可，便通如常，诸症悉除。

按：纳呆之人，伴见乏力脘痞、便溏、脉弱，似由脾胃虚弱、运化失司所致，然详察四诊，前症之余尚有大便干结，数日一行，舌红绛少苔，脉细，此乃胃阴匮乏，津液不足之象也。故知本例实乃气阴两虚之证，遂予益胃汤为主加减化裁益气养阴，酌加木香、砂仁、枳实、大黄、麻仁行气除满通腑，一诊何以药入效微？由口干、便干、舌红绛应知内有热邪也，故而二诊加用生石膏，重用生大黄，加强清热生津之力，效专力宏，药入大效。三诊舌绛转红，邪热已折大半，去石膏，加用芒硝以泻热下行。全案方与法合，药随证变，既有原则，又不失灵活。

十一、噎膈（食管炎）

<u>王某，男，42 岁，1992 年 6 月 13 日初诊。</u>

吞咽哽涩困难，伴呃逆十余日。患者于两周前，因恚怒后而出现进食哽涩难下，在市某医院做胃镜检查：重度食管炎；隆起糜烂性胃炎；HP（−）。查肝功能正常，服复方铝酸铋等西药无效。自述吞咽食物时哽涩难下，常常伴有呃逆，有时欲呃不能而胸部憋闷难受，胃脘部憋胀疼痛，饮食明显下降，精神差，大小便正常，舌淡红，苔薄白，脉弦。辨为肝气郁积之噎膈证，治以疏肝理气开郁。方用柴胡疏肝散加减：柴胡 10g，生白芍 10g，枳壳 10g，川芎 10g，香附 10g，炙甘草 10g，川楝子 10g，延胡

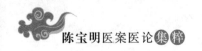

索 10g，片姜黄 10g，郁金 10g，香橼 10g，佛手 10g，厚朴 20g，木香 10g（后下）。六剂水煎服。

1992 年 6 月 21 日二诊。服上药六剂后，吞咽哽涩明显减轻，呃逆止，纳少增，仍稍有胃胀不适。又给予柴平煎加减：柴胡 10g，黄芩 10g，半夏 10g，煨姜 10g，党参 10g，炙甘草 10g，川楝子 10g，延胡索 10g，香附 10g，木香 10g，焦三仙各 10g，香橼 10g，佛手 10g。六剂水煎服。

1992 年 6 月 28 日来告，药后纳增，精神转佳，其病告愈。

按：噎膈证是一种以吞咽哽涩困难为主要症状的病证，相当于现代医学的食管炎、贲门炎以及食管癌等病。本病发病原因多与饮食情志有关，病变中常出现气郁、痰阻、血瘀等特点。六腑以通为用，以通为顺，所谓"六腑者，传化物而不藏"。气血痰浊郁结于上、中二焦，使腑气不通，故而出现吞咽哽涩等症状，治疗应以疏通解郁为法。

十二、腹痛、腹胀（浅表性胃炎，慢性乙型肝炎，麻痹性肠梗阻，胰腺炎）

案 1　武某，女，51 岁，2006 年 9 月 28 日初诊。

结肠癌术后，现在化疗中，小腹苦满，胀急疼痛，便意频繁，量少质干，里急后重，肛门自觉下坠，伴见口干口苦，心烦易怒，纳呆神差，舌红苔黄，脉濡细且弦。辨为少阳阳明合病，治以和解少阳，内泻阳明。处大柴胡汤加味：柴胡 10g，生白芍 20g，黄芩 10g，生大黄 4g（后下），枳实 10g，半夏 10g，生姜 10g，大枣 5 枚，木香 10g（后下），砂仁 10g（后下），麻仁 20g，六剂水煎服。

2006 年 10 月 13 日二诊。药后肛门下坠感减轻，仍感腹胀腹痛，纳差神倦，舌脉同前。故予前方中加入青皮 10g，焦三仙各 10g。并以此为基础方，随症稍事出入，继服四十剂，腹胀腹痛、肛门重坠诸症悉除，患者精神可，口中和，胃纳佳，一如常人。

按：大柴胡汤方出自张仲景《伤寒杂病论》，乃为少阳阳明合病所设。本案口苦咽干，不欲饮食，脉弦等不失少阳之主症，腹满疼痛，便秘心烦，舌红苔黄等，又为阳明热结之里症，故少阳阳明合病成矣。予大柴胡汤外和少阳，内泻阳明，双解二阳，但因阳明热结未实，尚有里急后重，每便虽量少便干而终得解，又乃重病手术之体，故少用大黄，酌加麻仁，缓其峻下，此常中有变也。另加木香、砂仁、青皮、焦三仙诸药，行气和胃，以顺肝胆之性，则少阳得和，阳明得解，诸症尽失矣。化疗患者每有口干、口苦、腹胀便秘诸症之不适，凡符合少阳阳明合病特征者，予大柴胡汤治之，多获良效。

案2 文某，女，70岁。

一年前曾患化脓性胆囊炎，手术治愈。术后体质一直虚弱，腹胀疼痛，大便二三日一行，近来大便六日未行，而腹痛加剧，赴医院诊治。西医诊为"麻痹性肠梗阻"，须手术治疗，家属不愿再施手术，遂邀中医治之，刻诊：腹胀如鼓，右侧腹部按之有硬块状，询之晨起恶寒，午后潮热，且渴欲饮水，脉象弦紧。治以大柴胡汤加减：柴胡10g，黄芩10g，半夏10g，生姜10g，大黄10g，生白芍10g，枳实10g，大枣5枚，芒硝6g（兑服），令其晚饭前服之。服药当天晚上，不至午夜，患者腹痛欲便，且便出燥屎稀便甚多，诸症随之解除，唯头晕，短气，次日又与"补中益气汤"加减治之而愈。

按："麻痹性肠梗阻"，属西医之急腹证。本病中医虽无明确记载，但是根据患者脉症所辨，当属阳明与少阳合病，治疗用大柴胡汤而取效，由此可见，中医之治病，重在辨证，有是证，则用是方也。

案3 李某，女，49岁，2006年3月2日初诊。

患者多年来因罹患"子宫肌瘤"而月经量多，素感头昏目涩，心悸不寐，三个月前行子宫肌瘤切除术。刻诊：全腹疼痛不可触按，左少腹尤甚，大便日行一次，每次必待20~30分钟方能解出，质黏不爽，胃脘烧灼，食欲不振。查体：全腹压痛明显，无反跳痛。舌淡边齿痕，苔薄，脉细弦。B超示：胆囊炎；肠镜示：结肠炎，结肠息肉。辨为少阳不利，阳明热结，治以和解表里，清泻热结。处大柴胡汤加味：柴胡10g，黄芩10g，生白芍20g，枳实10g，半夏10g，生大黄4g（后下），川楝子10g，延胡索10g，陈皮10g，香附10g，制乳没各10g（另包），炙甘草

10g，生姜 10g，六剂水煎服。

2006 年 3 月 9 日二诊。药进一剂即感腹中气行，痛减，大便较前通畅。舌脉同前。处柴平煎加味：柴胡 10g，黄芩 10g，半夏 10g，党参 10g，苍术 10g，陈皮 10g，厚朴 10g，川芎 10g，生白芍 10g，川楝子 10g，延胡索 10g，生大黄 4g（后下），炙甘草 10g，生姜 10g，六剂水煎服。

2006 年 3 月 16 日三诊。腹痛消失，食欲大增。但感大便之时，肛门至脐有气攻冲，抽掣疼痛，自觉灼热，不可忍耐，每致大汗淋漓，持续数分钟，难以缓解，胃脘部时痛。舌淡苔薄，脉细小数。处柴平煎合白头翁汤化裁：柴胡 10g，黄芩 10g，党参 10g，半夏 10g，苍术 10g，陈皮 10g，厚朴 20g，白头翁 20g，马齿苋 20g，生白芍 20g，生大黄 4g（后下），炙甘草 10g，生姜 10g，六剂水煎服。

2006 年 3 月 29 日四诊。胃痛告失，惟大便之时仍痛如前，自述腹中灼热。舌如前，脉缓。此邪热下注肠中使然。处方：白头翁 20g，黄连 10g，黄柏 10g，马齿苋 20g，生白芍 20g，栀子 10g，陈皮 10g，延胡索 10g，蒲公英 20g，生甘草 10g，六剂水煎服。药尽痛止，诸症尽除。嘱其后服归脾丸缓补其虚。

按：《医学真传》云："夫通则不痛，理也，但通之之法，各有不同，调气以和血，调血以和气，通也。下逆者使之上行，中结者使之旁达，亦通也。虚者助之使通，寒者温之使通，无非通之之法也。"本例全腹满痛，可知少阳阳明俱病矣，然从心下至少腹虽痛不可按，但按之不硬，未有痰邪，仅邪热内结也，病由久病失血，血虚肝郁，少阳不利，郁久化热，热伤胃腑，阳明热结，故见腹痛拒按，大便不爽，脘中灼热诸症。总结其病之本虽为血虚，治疗则当"急则治标"，先予内清阳明，外解少阳，以大柴胡汤行气解郁之品，同时酌加制乳没，活血化瘀行气，以防"久痛入络"之弊，一投中病。三诊之时腹中已舒，其痛若失，然便时掣痛，有气攻冲上逆，火辣如灼，予柴平煎合清热解毒之白头翁、马齿苋，泻热通便之生大黄，少阳得和，肝郁得解，胃和脾健，食欲大增，但便时掣痛依旧，概邪热蓄积肠中，阻滞气机，气血失和而然，故以白头翁汤合蒲公英、马齿苋清热解毒；陈皮行气和胃通腑；栀子清利三焦之邪热。诸药合用，泻肠中之热毒，行气和血，清阳明之邪热，则气血得和，腹中自安。

案4 栗某，女，64岁。2005年10月11日初诊。

患者无明显诱因小腹胀满畏寒近一年，渐次加重，脐周及以下明显，无疼痛，伴腰困痛，劳累益甚，自汗，纳可，精神尚可。大便日行一次，基本成形，小便如常。曾在当地医院检查全消化道造影、腹部B超，均未见异常。刻诊：呈痛苦面容，腹部重衣。切之全腹柔软，无压痛。舌体胖，质紫暗，苔薄，脉细缓。辨为下焦虚寒，治以温补下元，行气散寒。处方：小茴香10g，茯苓10g，乌药10g，枸杞子10g，当归10g，肉桂10g，青皮10g，枳壳10g，炙甘草10g，生杜仲10g，桑椹子10g，六剂水煎服。

2005年10月18日二诊。药后病腹冷减轻，但膝下欠温，舌胖质暗，脉细。此卫气不足，固表、温煦之力不足，前方中加温肾助阳，收涩止汗之品：仙茅10g，淫羊藿10g，浮小麦10g，麻黄根10g，六剂水煎服。

2005年10月25日三诊。腹冷益减，自汗消，四肢温，惟偶有小腹抽痛，自行缓解。舌红苔白，脉细。治宜温中散寒，行气止痛。处方：当归10g，枸杞子10g，茯苓10g，乌药10g，小茴香10g，肉桂10g，干姜10g，炙甘草10g，青皮10g，枳壳10g，六剂水煎服。

2005年11月7日四诊。药后大效，其病十去其八，惟脐下正中部位稍冷，喜唾白涎，舌淡红，苔薄，脉细。上方加荜澄茄10g，生姜10g，继服六剂，诸症尽除而告愈。

按：肾阳不足，不能御邪，寒从下受，腹中寒凉，下肢厥冷；寒凝经脉，气机不畅，腹中时有抽痛；寒客肝脉，肝经虚寒，喜唾白涎。卫外不固，自汗频出。病属肝肾虚寒，下元不温。方以暖肝煎为主，酌加干姜、杜仲、桑椹子、仙茅、淫羊藿等温补肝肾强其本，青皮、枳壳行气散寒治其标。标本兼顾，邪正并治，方中辛温通散与甘柔滋养相配，温而不燥，补中有行，养血填精与温阳补火同用，则阳气生，阴寒散，其病则愈。

案5 杜某，女，52岁，2005年12月20日初诊。

腹胀如鼓两年，从心下至小腹憋胀欲破，连及胁肋、腰、背，胀甚疼痛，每因情志变化加剧。自述病发瞬间，如囊鼓气，顷刻之间腹胀呈方

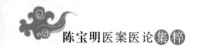

形，大如合瓦，硬如磐石，必挺胸端坐，身体转侧不能，嗳气、矢气全无，多时难解，自服多潘立酮片无效。患者素感腹部畏寒，有冰敷之感，喜唾白涎，口干不欲饮，嗳气，倦怠，诊脉时抬臂之际即感乏力，大便稀溏，日行三至四次。多方求治无效。刻诊：舌暗苔薄白，脉细略滑。辨为气滞湿阻，中阳不振，治以温中行气，散寒除满。处方：冬瓜皮30g，茯苓皮20g，香橼10g，大腹皮10g，佛手10g，郁金10g，木瓜10g，丝瓜络10g，吴茱萸10g，甘松10g，八月札10g，厚朴10g，木香10g（后下），砂仁10g（后下），半夏10g，生姜10g，炙甘草10g，六剂水煎服。

2005年12月27日二诊。药进四剂时即有腹鸣，腹转矢气，但仍胀痛，脘腹畏寒，腹胀如鼓，舌淡胖，苔白，脉细滑。上方易冬瓜皮20g，茯苓皮10g，木瓜15g，去吴茱萸，加陈皮10g，枳壳10g，继服六剂。

2006年1月3日三诊。药后腹胀大减，虽仍有心情不畅，腹胀即作，但程度减轻，已不似初诊之"腹胀如鼓，大如合瓦，硬如磐石"。自感倦怠乏力。舌红质嫩，苔薄，脉细滑。效不更方，上方易大腹皮20g，加乌药10g，继服六剂。

2006年1月12日四诊。因故生气病有反复。每每心中烦闷即腹胀难耐，腹大如鼓，脘、胁憋如方形，连及腰背，不得俯仰，伴口干异常，吐白涎，咽中有如物梗，腹部畏寒，足冷，舌暗，质胖，苔白，脉细滑。处方：冬瓜皮20g，茯苓皮20g，大腹皮15g，香橼20g，佛手20g，郁金15g，枳壳10g，陈皮10g，川楝子10g，延胡索10g，木瓜15g，丝瓜络10g，吴茱萸10g，甘松10g，八月札10g，半夏10g，厚朴20g，木香10g（后下），砂仁10g（后下），生姜10g，六剂水煎服。

2006年1月19日五诊。药后胀减，腹部自沉寒如冰敷，遇寒呕吐，食后胀甚。舌嫩微红，苔白黏，脉细滑。上方易香橼10g，木瓜10g，郁金10g，大腹皮20g，加干姜10g，草豆蔻10g，六剂水煎服。

2006年3月7日六诊。腹胀大减，生气仍作，腹胀且痛，但仅及初诊时十之一二。腹凉如冰，咽如物阻，四末厥冷，大便如常，日行一次，舌脉同前。处方：厚朴20g，干姜10g，陈皮10g，草豆蔻10g，木香10g（后下），茯苓皮20g，冬瓜皮20g，大腹皮15g，木瓜10g，丝瓜络10g，佛手10g，郁金10g，炙甘草10g，生姜10g，六剂水煎服。药后腹大渐消，胀痛已除，腹部虽仍喜温畏寒，但已不若冰敷，嘱其热食，忌情绪大动，以收全功。

按："鼓胀"，因腹部膨胀如鼓而名。如《景岳全书·气分诸胀论治》云："单腹胀者名为鼓胀，以外虽坚满而中空无物，其象如鼓，故名鼓胀。"本案患者肝脾俱病，虚实夹杂。肝失疏泄，一方面气机不利，见腹大胀满，遇气加重，嗳气太息；另一方面横逆犯脾，致脾失健运，脾阳不振，寒湿内生，而胸满腹胀，畏寒喜温；寒湿困脾，阳气不得舒展，则神倦体乏，怯寒懒动，甚则不胜自负其重。湿邪阻滞，食后胀甚，嗳气不爽，脉滑，用刘渡舟先生自拟消胀除湿汤加减治之。方中以五皮即冬瓜皮、茯苓皮、香橼皮、大腹皮、佛手除湿散满；木瓜、丝瓜络祛湿通络；吴茱萸、甘松、八月札、厚朴、木香、砂仁温中燥湿，理气止痛；半夏、生姜燥湿和胃；炙甘草调和诸药。此后又根据患者不同时期的不同症状调整，或偏于温中散寒，或偏于行气宽中。终使中阳得温，寒湿得除，气滞得行，其病自愈。

案 6　张某，男，46 岁，2002 年 12 月 12 日初诊。

患者于三月前因"急性胰腺炎"入住当地医院，住院时持续发热，腹痛剧烈，腹胀腹泻，病势危重。三月之内，体重骤降 15kg。现虽已出院，但自觉身体虚羸，无力坐起，他人扶架仍站立不稳，迈步时腿软无力，但欲躺卧，语声低微，其面色黧黑，形体羸弱，纳呆，心烦失眠，头晕眼黑，耳鸣阵作，腹中烧灼，口干欲凉饮，小便色黄，大便如常，日行一次。舌尖微红，苔薄，脉细弱。查 BP：90/60mmHg，B 超示：肝脾大；胆囊结石；胰腺炎恢复期。辨为余热未清，气阴两虚，治宜清热除烦，益气养阴。处竹叶石膏汤加味：生石膏 20g（先煎），沙参 10g，麦冬 10g，粳米 10g，半夏 10g，柴胡 10g，黄芩 10g，太子参 10g，砂仁 10g（后下），木香 10g（后下），白豆蔻 10g（后下），炙甘草 10g，六剂水煎服。

2002 年 12 月 26 日二诊，家属代诊。药进六剂已有饥饿感，但食欲不振。续服十二剂，腹中烧灼大减，惟觉腹部仍有热感，口苦，纳呆，溲赤灼热，大便如常，舌脉同前。宜导热下行。上方去太子参、砂仁，加玉竹 10g，栀子 10g，滑石 20g（包煎），六剂水煎服。

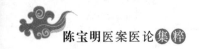

2003年1月28日三诊，家属代诊。患者因感冒住院，今日痊愈出院。因服上方效果显著，故索方六剂继服。

2003年2月11日四诊。服上药四剂后，肠鸣腹泻，停药症消。刻诊：腹中烧灼，口干欲饮基本消失，但感胃脘不适，嗳气，胁胀，纳差，神疲，寐差，二便如常，舌淡苔白，脉细弱。盖虚热虽除，但仍脾胃虚弱，肝失条达，治当健脾益气，疏肝和胃。处方：木香10g（后下），砂仁10g（后下），陈皮10g，太子参10g，茯苓10g，炒白术10g，炙甘草10g，香橼10g，佛手10g，半夏10g，焦三仙各10g，炙黄芪10g，当归10g，六剂水煎服。

2003年2月18日四诊。药后患者自觉精神转佳，食欲增，但食量少，虚烦不寐，舌淡红有裂纹，脉细弱。再进清补，处竹叶石膏汤加味：生石膏20g（先煎），沙参10g，麦冬10g，粳米10g，半夏10g，柴胡10g，黄芩10g，太子参10g，砂仁10g（后下），木香10g（后下），白豆蔻10g（后下），炙甘草10g，玉竹10g，六剂水煎服。嘱其饮食调养，起居有常，缓图全功。

按：对于热性病的治疗，因热病之后，必伤气阴。患者虚羸已极，乏力神疲，纳呆不食，脉弱，是为气伤；口干喜饮，失眠，脉细，是为阴伤。气阴两伤，清窍失养，而头晕，目眩，耳鸣俱现。另见腹中烧灼，渴喜凉饮，舌红，乃余热留恋未清之象。治当清热补虚并行，予竹叶石膏汤清热生津，益气和胃；加柴胡、黄芩，使邪热外透；栀子、滑石泻热由小便而出；木香、砂仁、白豆蔻，健脾利湿，利气和胃。诸药共用，腹热口渴诸症大减。此时，余热大部已清，本当中病即止，易药他图，然本案因前药建功，索方自服，素虚之体，不胜稍凉，故而腹泻肠鸣，速停药予健脾益气和胃之香砂六君子汤，先去半夏防其辛燥伤阴，待后缓补渐进，酌加芪、归、焦三仙，以双补气血，健脾开胃，缓图全功。

案7 刘某，女，67岁，2005年4月10日初诊。

小腹隐痛绵绵，时向股内侧放散，疼痛不因寒热而变化，每因快步走或干活加重。患者素来体健，并无大恙，偶感头晕，晨起手胀，纳食尚可，二便调和，舌淡苔白，脉弦细。辨为血虚肝郁，气血失调，治以养血柔肝，调畅气血。处当归芍药散加味：当归10g，生白芍20g，川芎10g，炒白术10g，泽泻10g，茯苓10g，川楝子10g，延胡索10g，六剂水煎服。

药后腹痛止，唯有腹股沟处仍有不适。效不更方，守方六剂，药进病瘥。

按：《灵枢·经脉》云："肝足厥阴之脉……循股阴，入毛中，环阴器，抵小腹。"本案患者小腹疼痛，牵扯阴股，乃肝之经脉不利也；其痛隐隐，绵绵不休，乃肝血不足，濡养失职所致。概肝者，体阴而用阳，肝主筋膜，血主濡之。今肝血不足，肝体失柔，腹中筋膜挛急，而发诸症；同时，诸窍失养，头晕时作矣；又木郁克土，脾失健运，水湿内停，流注肢节，故有手指肿胀。脉弦细乃血虚肝郁之证。治疗以当归芍药散，养血疏肝与健脾祛湿同用，酌加川楝子、延胡索疏肝解郁，以助肝用，全方肝脾兼治，气血兼调而收效。

案8　李某，男，43岁，1989年9月5日初诊。

患慢性乙型肝炎三年余，经中西药治疗，病情仍不稳定，反复加重。近半年来经常腹胀，入夜尤甚，难以入睡，常伴肢冷便溏，大便日四至五次，两胁及少腹引痛，腰膝困乏，舌淡苔白而水滑，脉沉弦不任重按。最近实验室检查：谷丙转氨酶（GPT）84U/L；总胆红素21μmol/L；乙肝五项：HBsAg（+）、抗HBe（+）、抗HBc（+）。辨为少阴阳虚、寒湿内阻证，治宜温阳散寒、健脾化湿。处附子汤加减：制附子10g（先煎），党参10g，茯苓10g，生白芍10g，苍白术各10g，干姜10g，柴胡10g，厚朴20g，大腹皮10g，陈皮10g，炙甘草10g，六剂水煎服。

1989年9月12日二诊。药尽六剂后，腹中始转温，腹胀明显减轻，两胁及少腹引痛亦有所缓解，大便虽溏，但次数减少，舌淡苔白，脉沉弦。继以上方加减：制附子10g（先煎），党参10g，茯苓10g，生白芍10g，炒白术10g，厚朴20g，大腹皮10g，柴胡10g，川楝子10g，炙甘草10g，六剂水煎服。

1989年9月19日三诊。服上药后，上述诸症若失，眠亦转佳，舌脉正常，唯食欲欠佳。复查肝功：谷丙转氨酶32U/L；总胆红素9μmol/L。后又用香砂六君子汤调理数剂而愈。

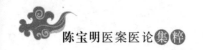

按：该患者因久病伤及阳气，阳虚水湿内阻则见腹胀、腹泻；阳虚失于温煦，则肢冷腰困；舌淡苔白水滑，脉沉无力均为阳虚寒湿内浸之象。故以附子汤加减治疗。方中用附子为主，益火之源，以消阴翳；邪之所凑，其气必虚，故用党参为辅，大补元气，以复其真阳；脾虚健运无权则生湿，肾虚无以化水则水泛，故用苍白术、茯苓健脾燥湿；阳根于阴，若徒以辛热补阳，又恐真阳飞越，故用芍药，和营敛阴，而收阳气归根于阴之功；另病见两胁少腹引痛，故方入柴胡、厚朴、陈皮、大腹皮疏肝行气消胀，以防木郁乘脾加重阳虚；炙甘草调和诸药。全方诸药共用温经助阳，散寒除湿，理气消胀而奏功。

案9　武某，男，52岁，2006年10月1日初诊。

小腹疼痛，病已多年，其痛绵绵，肠鸣辘辘，时作时休，昼轻夜重，近一月来加重，腹痛伴见腹胀，夜不能寐，大便稀溏日行一至二次，纳食尚可，精神尚可，西医诊断"慢性肠炎"，予抗生素治疗效果不佳，遂转诊中医治疗。刻诊：舌淡苔花剥而腻，脉沉。辨为中阳虚损，寒邪内生，治以温中祛寒，益气健脾，缓急止痛。处方：制附子10g（先煎），干姜10g，乌药20g，党参10g，炒白术10g，苍术10g，生白芍20g，炙甘草10g，黄连10g，六剂水煎服。

2006年10月8日二诊。腹痛未作，大便每日一行。唯觉胃脘嘈杂，舌脉同前，此乃散寒之剂辛热有加，当制其太过，于上方加蒲公英20g，继服六剂。

2006年10月15日三诊。诸症大减，嘈杂、腹痛尽失。昨日饮酒后大便复稀溏，舌转淡红苔白微腻，脉弱。概寒邪已去，当健脾燥湿、益气补虚为法。处方：制附子6g（先煎），干姜10g，党参10g，炒白术10g，苍术10g，炙甘草10g，茯苓20g，炒山药20g，莲子20g，六剂水煎服。

药进六剂，患者欣喜告曰，诸症尽失，病告痊愈。

按：腹痛一证，可见虚实寒热诸因。本案腹痛绵绵，昼轻夜重，乃中阳虚损，《素问·生气通天论》云："阳气者，一日而主外。平旦人气生，日中而阳气隆，日西而阳气已虚，气门乃闭。"中阳不足，阴寒内生，病程既久，虚寒自甚，故见脾虚不运，便溏、腹胀、脉沉诸症，一派阳虚寒生之象，然舌苔花剥而腻，乃痰浊未化，正气已伤也，故而治疗之时，温阳散寒之际当重益气健脾。一诊予以附子理中汤为主，直中病机治其本，乌药、生白芍行气散寒，缓急止痛，苍术燥湿健脾，共治其标。方中黄连一则坚阴止利，再则制附子、干姜之辛热太过，诸药和用，共奏其效，故药入痛止，寒邪有解，脾阳有升，然一派甘温之剂，虽佐黄连不足为掣。二诊患者腹痛虽止，便溏虽解，然胃脘嘈杂，乃寒热错杂之义也，治疗原方之中加入蒲公英，寒热平调之义。三诊之时，舌苔转白腻，脉弱，脾虚不运、湿邪内生之象，遂予以燥湿健脾为主，温阳散寒为辅，以四君子汤加山药、莲子、苍术燥湿健脾，仍加姜、附温中助阳，但减少其用量以缓其辛热之力。诸药合用，缓急有序，主次分明，尽收全功。

案10　魏某，男，2016 年 12 月就诊。

患者老年男性，大便不通半月余。曾做脾、胆切除术。诊时患者大便不通，四至五日一行，全腹胀满伴小便不利，咳嗽，痰多，色黄灰，望其舌红苔黄腻而厚，脉沉滑。脉症合参，辨为痰热壅肺，热结肠腑之证，治宜宣肺化痰，泄热攻下，处宣白承气汤加减：生石膏 30g（先煎），杏仁10g，瓜蒌 20g，生大黄 10g（后下），桔梗 10g，川贝母 6g，桑白皮10g，黄芩 10g，枳实 10g，厚朴 20g，五剂水煎服。

二诊时，患者自述服上药两剂后，二便已通畅，大便泻下海带样黑色坏秽物，遂继进上方五剂，腹胀痛、咳痰诸症消失，病告痊愈。

按：清·吴瑭《温病条辨·中焦篇》第 17 条曰："阳明温病，下之不通，其证有五……喘促不宁，痰涎壅滞，右寸实大，肺气不降者，宣白承气汤主之。"肺与大肠相表里，痰热阻肺，肺失宣降，则见腑气不通；腑气不通，亦可影响肺气肃降。肺失宣降，通调水道失职，故见小便不利。用宣白承气汤加减治疗，方中石膏，清泻肺热；大黄，泻热通便；杏仁，宣肺止咳；瓜蒌，润肺化痰；加桔梗、川贝母，宣肺祛痰；桑白皮、黄芩清泄肺热；枳实、厚朴，行气通腑。诸药同用，脏腑合治，使肺降腑通，其病告愈。

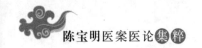
十三、下利（水肿性直肠炎，溃疡性结肠炎，慢性肠炎，痢疾）

案 1 李某，男，19 岁，2005 年 7 月 28 日初诊。

患者自幼形体消瘦，食欲不佳，体弱多病，近两年来大便溏薄，日行四至五次，完谷不化，食即如厕，体倦乏力，面色不华，查体：脐周压痛。舌淡苔白腻，脉弱，辨为脾虚夹湿证，治以健脾益气，渗湿止泄。处参苓白术散加味：党参 10g，茯苓 10g，炒白术 10g，苍术 10g，炒扁豆 10g，陈皮 10g，莲子 20g，炒山药 20g，炙甘草 10g，莲子 20g，炒薏苡仁 20g，桔梗 10g，炒白芍 20g，炙黄芪 15g，半夏 10g，石榴皮 20g，生姜 10g，六剂水煎服。

服上药后，大便日行一至二次，逐渐成形，故守此方共服三十余剂，患者面色红润，精神佳，沉疴尽除。

按：本案患者素体脾气虚弱，故见其面色无华，体瘦，纳呆，完谷不化，神疲乏力；脾不健运，水湿内停而致泄泻；舌淡苔白腻，脉虚弱，均为脾虚夹湿之症。故用参苓白术散加味治之。方中参、苓、术、草，健脾益气；山药、莲子，补脾固肠；炒扁豆、炒薏苡仁，本是理脾渗湿的药物，炒黄入药，就增加了健脾的功能；陈皮可理气温胃；桔梗不仅能引诸药上行，与山药合用还能防止辛温香燥之品，损伤肺阴；炙黄芪以助健脾益气之力；又因患者腹痛，故方入白芍缓急止痛。临证之时，常以本方加入苍术，取其燥湿之力以助白术健脾祛湿之功。全方诸药共用健脾益气，渗湿止泻以建功。患者病逾数年，不可谓不治，奈何取效皆微，惟此次尽收全功，究其原因，其一是抓住主症，切中病机。其二是坚持守方。本案患者，病由气虚湿困，治疗健脾胜湿，乃正治之法，然药入效渐，未见骤效，若非知己知彼，圆括机法，辨治准确，岂能守方如斯！药进三十余剂，终收全功。

案 2 李某，男，25 岁，2005 年 12 月 13 日初诊。

大便稀溏，每日四至五次，已历数年。患者形体消瘦，面色少华，精神、食欲尚佳，舌淡苔薄白，脉弱。辨为脾虚不运，水湿内盛，治以健脾益气，淡渗利湿。处参苓白术散加味：党参 10g，茯苓 10g，炒白术 10g，苍术 10g，炒山药 10g，炒薏苡仁 20g，砂仁 10g（后下），桔梗 10g，炒扁豆 10g，陈皮 10g，莲子 10g，炙甘草 10g，大枣 5 枚，六剂水煎服。

药尽六剂，便溏自止，大便成形，日行一次，遂自行停药。数月后邂逅追访，谓已症除肠安，无复发。

按：脾主运化，一者运化水谷精微以充养肢体，一者运化水湿邪气以驱邪外出。若脾不健运，或见气血生化不足之症，或见水湿内停之症。水湿内停，可溢于肌肤为水肿，可流注于肠道为泄泻。本例患者，证属脾虚水湿内停，故立法选方健脾益气，胜湿止泻，方用参苓白术散酌加苍术而收效。

案 3　赵某，女，57 岁，2005 年 5 月 12 日初诊。

大便溏薄，状如水样，尚有完谷不化，日行四至五次，每因进食油腻或生冷而作，即食即泻，三月来谨食慎谷，伴头晕乏力，心慌，入睡困难，口干口苦，纳食减少，舌淡边有齿痕，苔薄白，脉沉细弱。辨为脾胃虚弱，治以益气健脾，渗湿止泻。处方：苍白术各 10g，太子参 10g，茯苓 10g，炒扁豆 20g，莲子 20g，陈皮 10g，炒山药 20g，砂仁 10g（后下），炒薏苡仁 20g，桔梗 10g，半夏 10g，炙甘草 10g，生姜 10g，四剂水煎服。

2005 年 5 月 19 日二诊。药后大便每日三次，较前水质减少，唯口干欲饮，舌脉同前。概患者因久泻不止，复因久利伤阴，治疗遵前法之时，兼以养阴生津，顾护阴液。上方加天花粉 20g，百合 10g，乌药 10g，四剂水煎服。

2005 年 5 月 24 日三诊。药入显效，大便次数减为每日两次，仍不成形，口干减轻。刻诊：口干、肠鸣、脘痞、头晕、乏力，舌脉同前。效不更方，故以上方去百合、乌药，加生杜仲 10g，焦三仙各 10g，六剂水煎服。巩固疗效，缓收全功。

按：患者年近花甲，阳气始衰，阳虚则脾失温煦，运化失常。《景岳全书·泄泻》云："泄泻之本，无不由于脾胃。"脾虚失运，水湿内生，而湿邪困脾，又致失运，故脾虚与湿邪互为因果。本案便溏泄泻，纳呆乏力，均为脾虚湿盛之症，且久泄不止，一则伤阴，证见口干；一则气血生

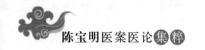

化不足，而有头晕、心慌、不寐诸症。四诊合参，综为脾虚湿盛之证，治以参苓白术散合六君子汤，补脾益气，健脾和胃，渗湿止泄，虚实并治，平和之中而收功。随证稍事增减，兼顾养阴生津、补肾益阴、醒脾开胃之品，乃中医治病之常法也。

案4　荆某，男，40岁，2001年9月11日初诊。

患者患直肠炎数月，日行大便五至七次，质稀不成形。曾在当地医院诊断为"水肿性直肠炎"，口服地衣芽孢杆菌活菌胶囊、乳酸菌素片后，症状减轻，仍时好时坏。经人介绍就诊于中医。刻诊：患者大便每日数次，质稀不成形，小腹隐痛怕凉，腰困乏力，舌淡暗，脉沉紧。辨为脾肾阳虚，寒湿内盛，治以温补脾肾，收涩止泻。方用附子理中汤合连理汤合赤石脂禹余粮汤加味：制附子10g（先煎），党参10g，苍白术各10g，干姜10g，茯苓10g，黄连10g，赤石脂10g（包煎），禹余粮20g（包煎），石榴皮20g，五剂水煎服。

2001年9月17日二诊。药后大便次数减少，仍不成形。心烦，时有失眠，当健脾利湿止泻。遂处方：参苓白术散加减。茯苓15g，太子参10g，苍白术各10g，炒扁豆10g，莲子10g，炒山药10g，炒薏苡仁10g，陈皮10g，柴胡10g，黄芩10g，五剂水煎服。

2001年9月23日三诊。药后患者大便已成形，日行二次，唯还有左侧少腹隐痛，全身怕冷。患者主要是脾肾阳虚，寒湿内盛为主。肾司二便的功能失司而致大便不成形，故在治疗方案上应以健脾利湿，温补脾肾为主。于是将连理汤与参苓白术散加味服用，服药二轮后，病瘥停药。并嘱患者忌食辛辣、生冷油腻之物。

按：该患者久病及肾，故见腰困乏力，阳虚故见畏寒腹冷；肾阳虚致脾阳不运，水湿内停而见腹泻不止，质稀次频；舌淡暗，脉沉紧均为脾肾阳虚，寒湿内盛之象。故治以附子理中丸温阳祛寒，益气健脾。合连理汤取其茯苓健脾渗湿之力；黄连燥湿之功，并以其苦寒之性制约附子之温热，以平调药性。又曰："甘、姜、参、术，可以补中宫元气之虚，而不足以固下焦脂膏之脱，此利在下焦，故不得以理中之剂收功矣，然大肠之不固，仍责在胃，关门之不闭，仍责在脾，二石皆土之精气所结，实胃而涩肠，急以治下焦之标者，实以培中宫之本也……"故方入赤石脂、禹余粮，收涩止泻，酌加石榴皮以增强二石之力。然此二石用以治其标，故中病即止，不可久用。因患者泄泻是由"脾虚湿盛"及"肾阳虚"而致，故临证治疗时以"温煦肾阳，健脾渗湿"为主，遂以附子理中汤合连理汤与参苓白术散，随证加减交替使用而取效。

案5　韩某，男，40岁，2001年9月11日初诊。

患者腹泻，每日三至五次，便稀水样，不成形，小腹怕凉，腰困乏力，舌淡，苔白，脉细弱。肠镜示：水肿性直结肠炎。腹泻近一年，在医院输液服西药效果不佳，经人介绍就诊于中医。患者为脾肾阳虚，脾为湿困，治以补脾利湿，温阳散寒。方用附子理中汤合连理汤合赤石脂禹余粮汤加味：制附子10g（先煎），党参10g，苍白术各10g，干姜10g，茯苓10g，黄连10g，赤石脂10g（包煎），禹余粮10g（包煎），石榴皮20g，五剂水煎服。

2001年9月18日二诊。服药后腹泻次数减少，但仍不成形，两耳憋胀，遂改用参苓白术散加味，以补脾利湿止泻。处方：茯苓15g，太子参15g，苍白术各10g，炒扁豆10g，陈皮10g，莲子10g，炒山药10g，炒薏苡仁15g，桔梗10g，炙甘草10g，柴胡10g，黄芩10g，五剂水煎服。

2001年9月25日三诊。服药后大便成形，日行两次，耳憋减轻，头涨闷，全身怕冷，左侧小腹隐痛，身酥软，舌偏红苔白，脉弦略滑，此为脾虚湿盛兼有肾阳虚，故上方加肉桂10g，干姜10g，五剂水煎服。

2001年10月23日告知，腹痛止，便成形，日行一至两次，饮食可，身已不怕冷，略有头疼耳鸣，无其他不适，嘱其忌吃油腻、辛辣，避免受凉。

按：水肿性结直肠炎所引起的腹泻，可按中医中泄泻进行治疗。泄泻是指排便次数增多，粪便稀薄，甚至泻出如水样便。其病因病机，历代文献记载甚详。如《素问·阴阳应象大论》曰："清气在下，则生飧泄……湿胜则濡泄。"《素问·至真要大论》："澄澈清冷，皆属于寒……暴注下迫，皆属于热。"说明寒热虚实，皆能引起泄泻。陈老师认为，本证的发生主要由于正气内虚，感受外邪，饮食不节或七情不和，损伤脾胃所致。

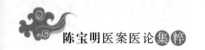

病变部位在脾胃、大小肠，主要由于脾胃功能障碍。此病案中，患者小腹怕凉，便稀似水样，且肛门无灼热及无黏液脓血，可知其属脾胃虚寒。在治疗方面，《医宗必读》提出治泄九法，即淡渗，升提，清凉，疏利，甘缓，酸收，燥脾，温肾，固涩。此患者在治疗过程中，以参苓白术散为主方，本方以四君子补气健脾为主，加入和胃理气渗湿之品，而标本兼顾。脾阳虚而致寒湿内盛，另"肾为胃之关，肾司二便"，脾肾阳虚，蒸腾气化功能下降则为水泄。故方入肉桂10g，干姜10g，以温补中下焦，祛阴寒之气而收效。

案6　李某，男，25岁，2005年12月7日初诊。

因感冒致咳嗽月余，经服润肺止咳中药而痊，之后大便次数频多，日行四至五次，质稀溏薄，迁延十余日不止，无脓血及里急后重，伴头晕乏力。食纳尚可，舌淡苔白，脉细弱。辨为外邪伤肺，肺气不足累及脾土，脾失健运，水湿下注之泄泻，治以健脾益气，渗湿止泻。处方参苓白术散加减：党参10g，茯苓10g，苍白术各10g，炒扁豆10g，陈皮10g，炒山药10g，莲子20g，生薏苡仁20g，桔梗10g，炙甘草10g，六剂水煎服。

2005年12月15日二诊。药进三剂有效，大便次数减少。刻诊：每日大便三至四次，午后腹胀，肠鸣辘辘，舌淡苔白，脉细弱。此乃气机不利，宜行气消满为主。处厚朴温中汤合六君子汤加减：厚朴10g，陈皮10g，茯苓20g，干姜6g，草豆蔻10g，木香10g（后下），炙甘草10g，党参10g，炒白术10g，莲子20g，半夏10g，生姜10g，六剂水煎服。

2005年12月23日三诊。药后其效不显。腹胀明显，食后为重，舌脉如前。处半夏厚朴汤加减，行气除满以治其标，处方：半夏10g，厚朴20g，茯苓20g，紫苏梗10g，生姜10g，香附10g，枳壳10g，桔梗10g，陈皮10g，六剂水煎服。

2006年1月3日四诊。药后不应。泄泻乃水湿下注所致，据脉症仍当责之脾失健运，然前予健脾益气、渗湿止泻的参苓白术散不显，概脾病日久，当防肝木相乘，治当调和肝脾、除湿消胀为法。处柴平煎加减：柴胡10g，黄芩10g，生姜10g，半夏10g，党参10g，炙甘草10g，苍术10g，炒白术10g，陈皮10g，厚朴10g，莲子20g，六剂水煎服。

药后效佳，腹胀大减，大便次数减，为日行二至三次，效不更方，继服六剂巩固疗效而愈。

按：五行学说有土生金，金克木，木克土之生克关系，可知肺气亏虚日久，子病及母，可见脾虚湿盛之证。一则脾喜燥恶湿，脾虚失健，水湿内停，下注肠道，故生泄泻；再则肝体阴用阳，主疏气机，土虚木克，肝脾不和，亦可见飧泄、腹胀。本案诊治之初，只及其一，未及其二，因而事倍功半。而四诊之时，用柴平煎加减以调和肝脾，行气消胀，益气祛湿之法治之，则泄泻自止矣。

案7 李某，男，17岁，2006年12月19日初诊。

无明显诱因腹泻月余，每日大便十余次，状如稀水，或有泡沫，腹痛即如厕，泻后痛止，无里急后重，但泻后肛门有轻微重坠感，患者甚至不敢离厕所稍远，严重影响其学习生活。发病以来，曾服"诺氟沙星、小檗碱"等疗效不佳，渐觉精神不振，食欲下降。查体：腹平软，右下腹压痛（+），反跳痛（-）。舌红苔白，脉细缓。辨为湿邪困脾，寒热交错，治以健脾益气，温中祛湿，清热利湿。处方：党参10g，苍术10g，白术10g，干姜10g，茯苓20g，黄连10g，炙黄芪20g，炒山药20g，石榴皮20g，炙甘草10g，六剂水煎服。

2006年12月24日二诊。药后效佳，腹泻次数大减，每日两次，已非稀水，但不成形，舌淡红苔薄白，脉细缓。法遵原旨，同时健脾开胃。上方加焦三仙各10g，六剂水煎服。

按：脾胃属土，同居中焦，脾主升，胃主降。中阳虚弱，脾运不当，则寒湿自生，升降失常，故泄泻腹痛；脾喜燥恶湿，湿邪困脾，虚则益虚，脾气不升，而肛门重坠；湿郁化热，湿热互结，下注肠道，亦致泄泻。全案脾胃虚弱为本，湿、热、寒邪为标，故治疗时以益气健脾为主，清热利湿、散寒祛湿为辅，寒热并用，辛苦同施，扶正而不留邪，祛邪而不伤正。使病因得除，则泻利自止矣。

案8 池某，男，63岁，1989年8月12日初诊。

大便脓血半年，间断出现，曾在某院行内窥镜，诊断为"非特异性溃

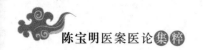

疡性结肠炎"，服西药治疗而不愈，故邀中医诊治。自述近因纳凉，大便次数增多，日行四至五次，且伴右下腹疼痛，无里急后重，但小腹冰冷，腰困乏力，身体消瘦，面色苍白，手足不温，脉见沉弦，两尺尤弱，舌淡苔白。此乃脾肾阳虚之证，治以温补脾肾。方用连理汤加减：制附子 10g（先煎），干姜 10g，党参 10g，炒白术 10g，炙甘草 6g，黄连 10g，六剂水煎服。

1989 年 8 月 18 日二诊。服上药六剂，大便次数明显减少，日行一至二次，仍有黏液，腹痛止，手足转温。原方继服六剂。

1989 年 8 月 24 日三诊。服药已，大便成形，日行一次，已无黏液及脓血，诸症顿消。嘱其用附子理中丸调理善后，十余日而愈。一年后随访，未再发。

按：所谓痢疾，包括西医的"细菌性痢疾""阿米巴痢疾"及"溃疡性结肠炎"等病。临床当辨证治疗。本例患者，大便脓血，兼见腹冷、手足不温，故辨为脾肾阳虚证，治疗用连理汤加减，即用理中汤以温脾阳；加附子温肾阳；用黄连，以其苦寒之性而坚阴止利。

案9 范某，男，21 岁，2005 年 9 月 26 日初诊。

昨日因食不洁之物，而致腹痛腹泻，大便日行五至六次，泻下脓血，赤白相兼，伴里急后重，肛门灼热。血常规，WBC：11.0×10^9/L，N%：76%。大便常规：镜下可见大量红细胞、脓细胞，少量巨噬细胞。西医诊断为"急性细菌性痢疾"。舌淡红苔白，脉弦滑。辨为湿热下利，治以清热、解毒、止痢。处芍药汤合白头翁汤加减：炒白芍 20g，黄连 10g，黄芩 10g，广木香 10g（后下），当归 10g，槟榔 10g，秦皮 10g，白头翁 20g，马齿苋 20g，炙甘草 10g，五剂水煎服。

2005 年 10 月 3 日二诊。服上药后，下痢腹痛即止，里急后重，肛门灼热诸症尽失。前日反复，又腹泻一次。舌红苔白，脉细弦。此余邪未尽，死灰复燃，予下方，五剂水煎服，以巩固疗效。处方：炒白芍 20g，黄芩 10g，黄连 10g，当归 10g，槟榔 10g，炙甘草 10g，肉桂 6g，白头翁 20g，马齿苋 20g，乌梅 15g，五剂水煎服，药尽病愈。

按：患者腹中疼痛，下痢赤白，里急后重，肛门灼热，舌红苔黄，脉滑，乃湿热疫毒之邪下注大肠，气机不畅，气血瘀滞所致。以芍药敛阴养血，安中止痛，为治痢之要药；黄芩、黄连，清热燥湿，厚肠止痢；木香、槟榔，行气导滞；当归，调血和血；更加白头翁、马齿苋，加强清热解毒治痢之力。诸药合用，清热燥湿，调畅气血，所谓："行血则便脓自愈，调气则后重自除。"药证相投，药进病止。二诊之时仅剩余邪，故原方之中，加入乌梅涩肠止泻，配肉桂以防寒凉之品冰伏。

案10　熊某，男，53岁，工人。

患者于昨日中午，因食不洁之饭菜，两小时后即感腹中疼痛，恶心呕吐，腹泻不止，便下脓团，且伴里急后重，身有微热。在当地县医院诊断为"食物中毒并发痢疾"。时值先生在当地讲学，故邀其为之诊治。刻下：身热下利，恶心呕吐，时时恶风，视其舌红苔薄黄欠津，脉见滑数。辨为协热下利，处葛根黄芩黄连汤。一昼夜连进两剂，药后微微汗出，热退身凉，腹痛亦减，但下利及里急后重等症未除，此乃热毒蕴结肠间，气血尚未调和，故处以芍药汤：生白芍15g，当归10g，黄连10g，黄芩10g，大黄6g，广木香6g（后下），槟榔6g，肉桂6g，炙甘草6g，乌梅10g。上药连进三剂，诸症顿减，其后又连服五剂而愈。

按：本案病起于饮食不洁，而致腹痛，恶心呕吐，大便脓血，伴里急后重，身有微热。舌红苔薄黄欠津，脉见滑数，此一派协热下利之象，初以葛根黄芩黄连汤，解表清热，药后身热退，腹痛减。然下利及里急后重未除，此乃热毒蕴结肠间，热壅气滞，气血失和之故。遂处以芍药汤清热解毒，调和气血。诸药合用，使湿热去，积滞除，气血复归调和，则下利脓血自止。

十四、胁痛（胆结石，慢性乙型肝炎）

案1　张某，女，40岁，2002年11月26日初诊。

患者于2002年10月，出现右胁疼痛、憋胀不适，痛掣背部。经当地医院B超检查示：胆结石、胆囊积液、肝外胆管轻度扩张。口服西药月余，效不佳，建议其手术治疗。患者不愿手术，遂求治于中医。自述右胁

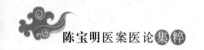

疼痛、憋胀不适，时时痛掣后背，生气后加重。神疲乏力，纳呆，二便正常，舌质淡白，脉弦涩。辨为肝郁气滞、血瘀之证，治以疏肝理气，活血散瘀。处方：柴胡10g，生白芍20g，枳实10g，炙甘草10g，川芎10g，香附10g，川楝子10g，延胡索10g，郁金10g，片姜黄10g，三棱8g，莪术12g，牡丹皮20g，丹参20g，金钱草20g，六剂水煎服，日一剂。

2002年12月2日，服上药六剂，症状均减轻，守方继服六剂。

2002年12月10日，服上药六剂，诸症皆除，续服六剂，以巩固疗效。

2002年12月26日，当地医院B超示"胆结石，胆囊积液消除"。

按：胆结石属中医胁痛范畴，本案主要表现为胁肋及背部胀痛，属肝郁气滞血瘀之证，用柴胡疏肝散疏肝理气。方中加川楝子、延胡索、片姜黄、郁金四味药，以增强疏肝行气止痛之功，此四味药应灵活运用，如胁痛伴胸背痛者，四味药合用；仅有胁痛者，只用川楝子、延胡索即可。三棱、莪术、牡丹皮、丹参，同入以活血化瘀。金钱草是治疗胆囊炎、胆结石的专药，该药与柴胡、枳实、丹参、郁金同用，可收消炎利胆、排石止痛之功。

案2　王某，男，22岁，2002年11月7日初诊。

患者患慢性乙型肝炎两年，缠绵不愈，化验乙肝三系为"大三阳"，服中药清热剂，病情比较平稳，唯氨基转移酶仍高于正常。最近患者出现右胁肝区胀痛，小腹憋胀不适，口苦咽干，小便色黄，大便不成形，日二次，周身恶寒，四肢怕冷，精神不振，饮食欠佳。经复查，GPT：128U/L；麝香草酚浊度试验（TTT）：10U；表面抗原（+），e抗原（+），核心抗体（+）。查患者舌苔白滑，脉弦缓。辨为肝胆郁热兼脾虚寒证，治疗应疏肝温脾，肝脾同治。拟以柴胡桂枝干姜汤加减：柴胡10g，黄芩10g，干姜10g，天花粉15g，生牡蛎20g（先煎），川楝子10g，延胡索10g，生白芍15g，炙黄芪10g，党参10g，炙甘草10g，三棱6g，莪术10g，六剂水煎早晚饭后服，忌食生冷辛辣及饮酒。

2002年11月13日复诊。服上药后，自觉右胁肝区胀痛诸症明显减轻，精神好转，未查肝功等。遂守方加减以巩固疗效，处方：柴胡10g，桂枝10g，干姜10g，天花粉20g，生牡蛎20g（先煎），生白芍20g，炙甘草20g，川楝子10g，延胡索10g，片姜黄10g，郁金10g，丹参20g，炙黄芪10g。又服二十余剂诸症除，于12月4日查肝功，GPT：57U/L，TTT：6U，转为"小三阳"，嘱患者继服上方月余以加强疗效。一年后随访，患者肝功已正常，身体无任何不适。

按：在慢性肝胆病疾患中，由于长期服用黄芩、茵陈等苦寒清利肝胆之药，往往导致脾气虚寒而肝脾同病。本案患者口苦咽干，小便黄，为少阳肝胆热郁；小腹憋胀，周身恶寒，四肢怕冷，大便溏薄，苔白滑，为太阴脾虚寒，且脉弦缓，弦属肝胆，缓为太阴，证属肝脾同病，故选用《伤寒论》柴胡桂枝干姜汤，清肝热，温中阳；另加川楝子、延胡索、丹参，以行气活血消胀痛；因体虚少加黄芪、党参。对于肝病，首先要辨明气分和血分，病在血分者，当养血调血，病在气分者当分其属寒属热，今人但知清肝泻肝，一见肝病，屡用清泻，实有偏治之嫌。

案3　冯某，女，50岁，2012年6月21日初诊。

患者自述两胁胀痛，引及后背部憋闷，伴呃逆，口苦，胃脘疼痛，脉细弦。患者苦疾日久，曾至医院做相关检查，确诊为"胆结石（泥沙型）、慢性非萎缩性胃炎"，连续服药输液半月余，疼痛不得缓解，遂就诊于中医。辨为肝气不舒，肝胃不和之证，治宜疏肝利胆，和胃止痛。处方小柴胡汤合平胃散：柴胡10g，黄芩10g，半夏10g，党参10g，炙甘草10g，川楝子10g，延胡索10g，片姜黄10g，郁金10g，陈皮10g，厚朴10g，苍术10g，金钱草20g，枳实10g，生白芍20g，制乳没各10g（另包），木香10g（后下），生姜10g，六剂水煎服。

2012年6月28日二诊。患者自述药后两胁及胃痛大为减轻，但于昨日出现胆囊处疼痛，查其舌红，苔厚腻，脉弦。仍守上方不变，加焦三仙各10g，继服六剂以巩固疗效。

2012年7月5日三诊。患者自述药后两胁已不疼痛，遂于昨日至医院检查，结果显示胆结石已全部排出。现只觉胃脘及腹部稍有疼痛，舌苔薄白，脉弦细。因其平素胃脘不适，喜温恶凉，当以桂枝加芍药汤和里缓急止痛。处方：桂枝10g，生白芍20g，炙甘草10g，大枣5枚，生姜10g，

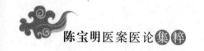

焦三仙各 10g，柴胡 10g，党参 10g，半夏 10g，陈皮 10g，九香虫 10g，制乳没各 10g（另包），六剂水煎服。后经随访，三诊服药后，诸症悉除，即告痊愈。

按：《伤寒论》第 101 条云："伤寒中风，有柴胡证，但见一证便是，不必悉具。"本患者虽无往来寒热，但有胁痛、口苦、呃逆等症，遂拟小柴胡汤为主方，以利少阳枢机而治其本，加止痛利胆排石药，以治其标。三诊则以桂枝加芍药汤除其腹痛，清代王子接《绛雪园古方选注》中谓："桂枝加芍药汤，此用阴和阳法也。其妙即以太阳之方，求治太阴之病，腹满时痛，阴道虚也。将芍药一味，倍加三两，佐以甘草，酸甘相辅，恰合太阴之主药。且倍加芍药，又能监桂枝深入阴分，升举其阳，辟太阳陷入太阴之邪，复有姜枣为之调和，则太阳之阳邪，不留滞于太阴矣。"临证抓主症，用主方，所以三诊即收全功。

案 4　王某，女，49 岁，1999 年 10 月初诊。

患者胁肋疼痛两月余。两月前因生闷气而致右胁疼痛，痛引后背。在某医院行肝胆 B 超检查，化验肝功能，均未见异常。曾服中药"舒肝和胃丸"及"逍遥丸"均不效。遂到中医处诊治。望其舌淡红苔薄白，脉弦，右胁疼痛，余无不适。《伤寒论》第 100 条曰："伤寒，阳脉涩，阴脉弦，法当腹中急痛，先与小建中汤；不差者，小柴胡汤主之。"遂处小建中汤：桂枝 10g，生白芍 20g，生姜 10g，炙甘草 6g，大枣 5 枚，饴糖 10g（烊化），六剂水煎服。

患者服上药六剂后，胁痛明显减轻。其后，又继服六剂，其病痊愈。随访至今病情未犯。

按：小建中汤，是桂枝汤倍用芍药加饴糖而成，具有温中健脾，缓急止痛之功。桂枝汤可调和营卫，调和脾胃；饴糖，味甘，温中补虚，又可缓肝之急；生白芍，养血柔肝，缓急止痛；炙甘草合芍药，酸甘化阴而益肝滋脾。在临床上，本方不但可以治疗脾虚腹中急痛，还可以治疗因肝胆气机不利而致的胁痛。正如《素问·脏气法时论》所云："肝苦急，急食甘以缓之。"即所谓扶土抑木之法也。

十五、臌胀（结核性腹膜炎，肝硬化腹水）

案 1　高某，女，54 岁，1987 年仲春就诊。

患者腹胀腹痛一年余，虽经中西药治疗，终未痊愈。其后因病情渐次加重，在本地医院检查，诊断为"结核性腹膜炎"，用"青霉素""链霉素""异烟肼"等药治疗，其效不佳。半月前做 B 超检查，提示已有腹水形成，故又加服"氢氯噻嗪"，经治月余，腹胀未减，腹水未消。故求治于中医。刻下，腹部及胸胁胀痛，查腹部膨隆，叩之有移动性浊音，全身倦怠乏力，形体消瘦，面色萎黄，小便短少。舌淡苔厚腻，脉沉弦有力，辨为气滞湿阻证，治以疏肝理气，利水消满。处以柴陷汤加减：柴胡10g，黄芩 10g，党参 6g，炙甘草 6g，半夏 12g，瓜蒌 60g，黄连 6g，生姜 10g，六剂水煎服。

一周后复诊，患者自述，服药当天夜间，小便量大增，连服六剂，腹部及两胁胀痛顿减，诸症明显好转，又处上方，连服十余剂，复查 B 超提示：腹水全部消失。后又以此方调治四十余剂而病愈。

按：本案属中医臌胀范畴。臌胀的病位主要在于肝脾，日久及肾。其病因为气滞血瘀，水湿内停。病性为本虚标实。本患者腹部及胸胁胀痛，脉沉弦有力，乃肝气郁滞之象；木郁则横逆犯脾，脾主运化，脾病则运化失司，水湿内停，而成臌胀。治以疏肝理气，行水消满，处柴陷汤，使上焦得通，津液得下，小便通利，腹水自消而病愈。此方确有利尿消肿之功。

案 2　段某，男，56 岁，煤矿工人，2000 年 9 月 5 日初诊。

患者于 2000 年 7 月因肝硬化腹水入住某医院，经西医治疗四十余天，病情未见明显好转，于 2000 年 9 月 5 日来门诊就诊中医。患者形体消瘦，精神萎靡，腹大胀满如鼓，小便短少，双下肢呈凹陷性水肿，牙龈不时少量出血，可见肝掌、蜘蛛痣，叩诊移动性浊音阳性。舌淡苔白腻，脉弦细，纳呆。肝功能示 GPT：74U/L，凝血酶原时间 60s，腹部 B 超示：脾大，门静脉扩张，腹水，肝脏回声欠均匀。辨为脾肾两虚，水湿内阻之

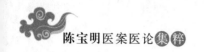
证，治宜补肾健脾，利水消胀。处茯苓导水汤加减：茯苓20g，泽泻15g，广木香10g（后下），木瓜12g，砂仁10g（后下），陈皮10g，苍术10g，炒白术10g，桑白皮10g，紫苏叶10g，大腹皮10g，槟榔10g，白茅根20g，滑石20g（包煎），茵陈20g（先煎），侧柏炭20g，血余炭20g，五剂水煎服。

2000年9月12日二诊。患者来告，服上药后，腹胀及双下肢水肿明显减轻，小便增加，牙龈出血止，嘱其守方继续治疗。以上方稍施加减，调治四个月余，腹胀腹水消除，诸症均减轻，复查肝功正常，后以香砂六君子汤加减调治月余而停药。

按：茯苓导水汤，出自清代吴谦《医宗金鉴》，由茯苓、泽泻、木香、木瓜、桑白皮、砂仁、槟榔、陈皮、白术、大腹皮、紫苏梗等药组成。先生临证加减用治肝硬化腹水属脾虚水停者常获佳效。本案患者病情日久，脾气亏虚，气机郁滞，水湿内阻，表现为形体消瘦，精神萎靡，纳呆，腹大如鼓胀满，双下肢呈凹陷性水肿；气滞水停，从而影响血液的运行，则见肝掌、蜘蛛痣。治以益气健脾，化湿导水，用茯苓导水汤加减治疗，腹水消失，诸症均减轻，后以香砂六君子汤培本调养。

案3 李某，男，45岁，工人。

患"慢性乙型肝炎"七年，一直用西药保肝药维持治疗，于两个月前出现腹部胀满，尤以夜间为甚，且伴纳呆食少，下肢浮肿，在当地医院做B超检查，提示：有少量腹水，诊断为"早期肝硬化"。服中药五十余剂，其腹满如故，肢肿如前，经人介绍邀余为之诊治。视其面色黧黑而无光泽，舌淡体胖、边有齿痕，苔白而水滑，腹胀，叩其有轻度腹水，自述怕冷，四肢经常发凉，脉沉细而滑，且伴下肢浮肿，腰困，大便稀溏。辨为脾肾阳虚，遂处实脾饮加减：制附子10g（先煎），干姜6g，草果5g，茯苓20g，大腹皮10g，炙甘草3g，白术10g，木瓜10g，木香6g（后下），川厚朴10g，生姜10g，冬瓜皮20g，香橼皮10g，六剂水煎服。

服上药后，小便量增多，且腹胀亦减轻，纳增欲食，唯下肢仍有轻度浮肿，舌脉如前，仍以上方加减，继服六剂。

服药后，下肢浮肿亦消，面色转白，诸症化解，后又以本方连服二十余剂，其病告愈。

按：本案乃脾肾阳虚，阳不化水，水气内停所致。脾肾阳虚，温煦功能失职，故见纳呆食少，怕冷，腰困，大便稀溏等症；阳不化气，水湿内停，气机不畅，故见腹部胀满，且伴下肢浮肿，舌淡体胖、边有齿痕，苔白而水滑，脉沉细而滑，腹水。处实脾饮加减治疗。方中制附子温肾阳，助气化，行阴水之停滞；干姜温脾阳，助运化，散寒水之互凝，二者合用，温补脾肾，扶阳抑阴。茯苓、白术，健脾燥湿，淡渗利水，使水湿从小便而利；木瓜，芳香醒脾，化湿利水；川厚朴、木香、草果、大腹皮，下气导滞，化湿行水，使气行则湿邪得化；生姜，益脾和中；炙甘草，调和诸药；加冬瓜皮、香橼皮，增强利水消肿之力。诸药合用，共奏温阳健脾、行气利水之功。

十六、黄疸（急性黄疸性肝炎，药物性肝炎）

案1 杨某，男，53岁，农民，怀仁人，1975年9月11日初诊。

患者一周前因周身乏困不适，当地医生以感冒论治，输液打针数日无效。不日，家人发现患者两目及周身皮肤发黄，故来中医门诊就诊。自述全身乏力不支，不思饮食，食后欲呕，口苦口干，大便干燥，数日一行，小便赤如茶色，舌红苔黄厚欠津，脉滑数有力。查其两目巩膜及皮肤黄染，化验肝功能：谷丙转氨酶250U/L，TTT 14U，血清总胆红素57μmol/L，HBsAg（－）。B超结果示：肝大于右肋下2.5cm。诊断为急性黄疸性肝炎。据以上脉症，辨为湿热发黄之阳黄证，拟以清热利湿退黄之法，方用茵陈蒿汤加减：茵陈50g（先煎），栀子10g，生大黄10g（后下），黄柏10g，板蓝根10g，半夏10g，炙甘草10g，生姜10g，六剂水煎服。

1975年9月17日二诊。自述服上药五剂后，大便已通，日行一次，恶心亦止，皮肤巩膜黄色始退，舌脉如前。上方去半夏、生姜，板蓝根加至20g，滑石20g（包煎），继服五剂。

1975年9月23日三诊。服上药后，诸症基本消除，唯感纳呆，全身乏力，化验肝功能：谷丙转氨酶40U/L，TTT 6U，血清总胆红素16μmol/L。于上方略加减，又进十余剂而痊愈。一月后又复查肝功能，各项指标均为

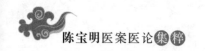

正常，肝胆 B 超亦无异常。

按：该患者本为急性黄疸性肝炎，但是初始以感冒误治，继则出现两目及全身发黄，遂按黄疸论治。黄疸，证分阳黄、阴黄。阳黄者，多属湿热，阴黄者，多属寒湿。本案辨证属湿热发黄之阳黄。综合分析，则以身热口干、大便不通等热证为主，治用茵陈蒿汤加黄柏、板蓝根等清热解毒泻火之品，以清热泻火，佐以利湿退黄而收效。

案 2　海某，男，17 岁，大同县西坪人，1988 年 9 月 16 日初诊。

患急性黄疸性肝炎两月余。两个月前，因食不洁之物，初始恶心呕吐，其后逐渐出现两目及全身发黄，遂到当地医院化验肝功能：GPT 260U/L；TTT 12U；麝香草酚絮状试验（TFT）（+++）；HBsAg（-），并收住院治疗，用西药保肝利胆治疗疗效欠佳，故邀先生为之诊治。当时颜面及全身黄如橘色，每于下午发热，体温 38.3℃左右，右胁胀痛，纳呆不食，恶心欲呕，口干口苦，小便赤如茶色，大便日一行，胃脘及两胁有压痛，但按之不硬，舌红苔黄厚，脉弦滑而数。辨为肝胆湿热证，治以小柴胡汤加减：柴胡12g，黄芩 10g，半夏 12g，生姜 10g，党参 6g，炙甘草 6g，茵陈 50g，栀子10g，黄柏 10g，滑石 20g（包煎），六剂水煎后去渣重煎内服。

1988 年 9 月 23 日复诊。服上药后，小便增多，身黄明显消退，苔薄白，脉略滑，复查肝功能，GPT < 40U/L；TTT 5U；TFT（-）；血清总胆红素 5μmol/L。唯纳食不馨，又以竹叶石膏汤调理数剂而痊愈。

按：本案患者为急性黄疸性肝炎，肝功能异常，属湿热蕴结肝胆的阳黄证。因伴见右胁胀痛，纳呆不食，恶心欲呕，口干口苦，胃脘及两胁有压痛，但按之不硬，遂处小柴胡汤加减，用小柴胡汤，调和肝脾；加茵陈，清热利胆以退黄；栀子，清利三焦湿热，可通三焦，利小便；黄柏，清热燥湿；滑石，清热利湿。临床所验，用本方与茵陈蒿汤随症加减使用常获佳效。

案 3　田某，男，28 岁，2006 年 2 月 24 日初诊。

患者于 2005 年 12 月，因患银屑病，在他处服用自制中成药（成分不详）引发药物中毒，在当地医院住院，确诊为"药物性肝炎"，予保肝治疗效果不明显。经人介绍，邀先生为其诊治。刻下患者全身皮肤重度黄染，黄色鲜明，两目黄如橘色，精神委顿，需由人搀扶行走，患者说话语声低微，少气无力，全身酥软，自述脘腹憋胀疼痛连及胁肋，时时呃逆欲呕，大便不通，约有一周未行，纳呆食少，小便色黄，舌红紫，苔根部黄厚，脉弦滑数。实验室检查，GPT：270U/L，谷草转氨酶（GOT）：224U/L，总胆红素（TBIL）：168μmol/L，结合胆红素（DBIL）：146.4μmol/L。辨证认为此属湿热郁滞肝胆，熏蒸肌肤之黄疸，治宜清热利湿退黄。处大柴胡汤化裁：柴胡10g，黄芩10g，半夏10g，枳实10g，厚朴10g，生白芍20g，生大黄6g（后下），茵陈30g（先煎），陈皮10g，木香10g（后下），砂仁10g（后下），炙甘草10g，生姜10g，大枣5枚，三剂水煎服。

2006年2月28日二诊。患者自述药进一剂，大便即通，脘腹憋胀疼痛大减，泻下大量腥臭秽浊之物，为黑色黏液状，黄疸随之大退。三剂药尽，精神转佳，不用他人扶。现腹部胀痛多在夜间，呃逆时作，舌红苔转薄，脉弦滑。效不更方，上方加旋覆花15g（包煎），代赭石15g（先煎），五剂水煎服。

2006年3月9日三诊。服上药后，呃逆止，精神转佳，皮肤巩膜轻度黄染，纳食增加，惟感小腹隐痛，胃脘部时有烧灼感，舌红少苔，脉滑数。2006年3月4日实验室检查，GPT：104U/L，GOT：54U/L，TBIL：42.4μmol/L，DBIL：118.8μmol/L，血清白蛋白/球蛋白（A/G）：2.1，葡萄糖（GLU）：6.6mmol/L。治法仍遵原旨，方药略行加减，处柴胡10g，黄芩10g，生大黄6g（先煎），枳实10g，半夏10g，生白芍20g，牡丹皮10g，栀子10g，茵陈30g（先煎），滑石20g（包煎），木香10g（后下），砂仁10g（后下），陈皮10g，生姜10g，大枣5枚，五剂水煎服。

2006年3月15日四诊。服上药后，小腹已不隐痛，胃脘部烧灼亦止，诸症较为平稳。又处上方，共进十六剂。于2006年4月1日化验复查，GPT：41U/L，TBIL：30.4μmol/L，DBIL：10.6μmol/L，总胆红素/结合胆红素（TB/DB）：19.8。腹痛呃逆均除，纳食如常，二便调和，仅巩膜轻度黄染。续予小柴胡汤合茵陈蒿汤加滑石（包煎）20g，共服二十剂，黄疸消，诸症失。实验室检查肝功能及各项指标均正常，其病告愈。

按：本例患者黄色鲜明，为湿热蕴结于肝胆，熏蒸肌肤所致。胆为足

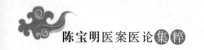

少阳之腑,邪在少阳,经气不利,故见胸胁苦满;伴见腹痛便结,呃逆连连,乃阳明热结,腑气不通,胃气不降。辨证属少阳阳明合病,治疗以大柴胡汤为主方,外和少阳,内泻阳明;又因湿热为患,故加茵陈蒿汤清热利湿。诸药合用,共奏清热利湿退黄之功。

十七、癥积(肝硬化,肝癌)

案 1 狄某,男,58 岁,干部,1999 年 3 月 11 日初诊。

患者右胁肋下针刺样疼痛,痛处固定不移,入夜尤甚,伴口干,全身乏力,手足心发热,胃脘不适。当地某医院诊断为"早期肝硬化"及"脾大"。就诊时化验肝功能:总胆红素 18.1μmol/L;白蛋白 29g/L;总蛋白 61g/L;白球比值倒置。经他人介绍于中医门诊就诊。刻下肝区刺痛,触之肝脏不大,脾大于左肋下约 2.5cm。舌紫暗,边尖有瘀点,脉弦细无力。辨为肝阴亏损,气滞血瘀之证,治以柔肝、散结、化瘀,方用柴胡鳖甲汤加减:柴胡 10g,鳖甲 20g(先煎),生牡蛎 20g(先煎),生白芍 20g,生地黄 10g,茜草 10g,红花 10g,土鳖虫 6g,牡丹皮 10g,丹参 20g,炙甘草 10g,六剂水煎服。

1999 年 3 月 18 日二诊。服上药后肝区疼痛虽有缓解,但是其余症状无进退。该患者病程日久,实难速效,应多服方能奏效,故守上方续服。

1999 年 3 月 25 日三诊。患者纳上药后诸症向好,嘱其继续守方。本患者连服上药五十余剂后,肝区疼痛消失,全身症状均有改善,触之脾脏恢复正常。肝功能化验:总胆红素 16μmol/L;白蛋白 49g/L;总蛋白 80g/L;A/G 为 1.5∶1。其后间断服药,以巩固疗效。同时嘱其要注意生活起居及饮食调养,并定期复查。

按:该患者由于长期气滞血瘀而致瘀血内停,痹阻脉络,故胁下疼痛如刺,入夜尤甚;瘀血停滞,积久不散,则渐成癥块;因病程日久,而耗损肝阴,见手足心热;舌紫暗、脉弦均为瘀血内阻之征。故治疗用柴胡鳖甲汤加减,以滋阴软坚,活血化瘀。方中柴胡为引经药,因其有劫肝阴之弊,故不可多用;鳖甲、牡蛎,软坚散结化瘀,鳖甲还有养阴清虚热之功;生白芍养阴柔肝;茜草、红花、土鳖虫、丹参,活血通络;甘草调和诸药。全方合用，共奏滋阴软坚，活血化瘀之功。

柴胡鳖甲汤，是刘渡舟先生自拟之方，具有滋阴软坚，活血化瘀之功。临床对于因肝硬化或肝癌等所引起的肝脾大、证属气滞血瘀阴虚内热者常常收效。

案 2　田某，女，56 岁，山西怀仁人，2002 年 2 月 3 日初诊。

患者因肝癌，胸腹憋闷，胁肋下胀痛，伴后背憋痛不适就诊。该患者数月前，因肝区疼痛于当地医院住院治疗，并做核磁共振诊断为"肝癌"，时已出现胸腹水，因治疗无效又转往北京某肿瘤医院，再次确诊为肝癌中晚期。因同时患糖尿病酮症酸中毒，医院拒绝了患者行手术治疗的要求，遂前来我处就诊。初诊：右胁肋及胸背胀满憋痛，全身消瘦，乏力不支，面色晦暗，语音低弱，四肢浮肿，舌红苔薄白，脉弦细弱。查体：右肋下压痛（＋），腹部叩诊有移动性浊音。处方：柴胡 10g，鳖甲 20g（先煎），生白芍 15g，枳壳 10g，川芎 10g，香附 10g，生薏苡仁 10g，半夏 10g，陈皮 10g，厚朴 10g，半枝莲 10g，白花蛇舌草 10g，片姜黄 10g，郁金 10g，炙甘草 10g，十剂水煎服。

2002 年 2 月 17 日二诊。服上药后胸痛减，但是右胁下仍有刺痛，且自觉手足心热，自汗盗汗，心悸心慌，大便干硬。处方：柴胡 10g，鳖甲 20g（先煎），生白芍 20g，煅龙牡各 30g（先煎），生地黄 10g，茜草 10g，红花 10g，土鳖虫 6g，生大黄 6g（后下），枳实 10g，川楝子 10g，延胡索 10g，片姜黄 10g，郁金 10g，半枝莲 15g，白花蛇舌草 15g，香附 10g，炙甘草 10g，六剂水煎服。

2002 年 2 月 24 日三诊。药后右胁下疼痛减轻，盗汗止，手足心热减，手足肿胀减，后背及腰部憋闷抽痛，大便干结，饮食睡眠好转。处方：柴胡 10g，鳖甲 20g（先煎），生白芍 20g，生牡蛎 30g（先煎），生地黄 10g，茜草 10g，红花 10g，土鳖虫 6g，生大黄 8g（后下），枳实 10g，川楝子 10g，延胡索 10g，片姜黄 10g，郁金 10g，半枝莲 20g，白花蛇舌草 20g，丹参 10g，香附 10g，枸杞子 10g，生杜仲 10g，青皮 10g，炙甘草 10g，七剂水煎服。

此后，以上方为基础随证加减，共服药六十余剂，诸症消失。复查

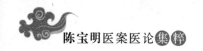

MRI 示：肝内占位性病变完全吸收，胆囊形态、大小信号正常，实质信号均匀，胸腹水已完全吸收。查乙肝五项均为阴性，谷丙转氨酶 23U。其后随访，至今健康。

按：该患者病至肝癌中晚期，正气衰惫，毒邪势微，疾病关键已不是毒邪，而是正虚（这里是指阴虚）和病理产物——瘀血肿块。因此，治疗的重点，以扶正和软坚活血为主，正如张仲景所云"观其脉证，知犯何逆，随证治之"，每次就诊时，根据患者病情而随证加减。首诊时患者主要以气滞血瘀为主，尤以气滞明显，故用药在养阴柔肝的基础上，加疏肝理气止痛之品；同时入半夏、陈皮、生薏苡仁，以健脾化湿；加半枝莲、白花蛇舌草，则取其抗肿瘤之功效；炙甘草调和诸药。复诊时患者阴虚之证突显，故以柴胡鳖甲汤，滋阴软坚，活血化瘀为主；加入川楝子、延胡索、片姜黄、郁金，疏肝理气止痛；入生大黄、枳实，以行气通便；入半枝莲、白花蛇舌草抗癌。其后不断根据病情而调整用药，屡屡收效，使疾病痊愈。本案虽为偶然之例，但在其治疗过程中，无不体现出中医辨证用药的灵活性。

肝病由气及血，继而及水，故在气分则痞，在血分则癥，病水则成臌。本案与上案虽同用柴胡鳖甲汤加减治疗，上案为肝硬化肝脾肿大，以气滞血瘀为主，未见水停；本案为肝癌，伴见水湿内停，故伴随症状不同，加减用药有别。

案3　赵某，男，45 岁，2003 年 1 月 18 日初诊。

患者于 2003 年 1 月 4 日，因胃出血入住本市某医院，1 月 14 日 CT 示：胰头占位性病变，考虑胰头癌；肝内胆管结石；肝右叶外侧低密度阴影，不除外转移。发病以来，纳呆不食，食后脘腹痞满，睡眠不佳，每晚仅睡三至四个小时。刻诊：面色黧黑，形体消瘦，精神委顿，两胁及胃脘部胀痛，且心下时时有气上顶，呃逆频作，腹中窜痛，二便调和。舌淡苔白，脉细弦。辨为肝郁脾虚，肝脾不和之证，治当扶土抑木，消积散结，处以柴平煎加味：柴胡 10g，黄芩 10g，半夏 10g，生姜 10g，党参 10g，炙甘草 10g，苍术 10g，陈皮 10g，厚朴花 10g，白花蛇舌草 20g，山慈菇 10g，半枝莲 20g，生牡蛎 20g（先煎），鳖甲 20g（先煎），川楝子 10g，延胡索 10g，六剂水煎服。

2003 年 2 月 11 日二诊。药后不应，仍感胃脘胀，呃逆，腹部窜痛，舌脉同前。四诊合参，仍辨为肝经郁滞，脾虚胃逆之证，治疗仍崇原旨，加强疏肝理气之力。处方：柴胡 10g，黄芩 10g，半夏 10g，生姜 10g，党参 10g，炙甘草 10g，川楝子 10g，延胡索 10g，片姜黄 10g，郁金 10g，枳实 10g，木香 10g（后下），生牡蛎 20g（先煎），鳖甲 20g（先煎），山慈菇 10g，半枝莲 20g，白花蛇舌草 20g，六剂水煎服。

2003 年 2 月 20 日三诊。服上药后小便量增多，脘胁胀痛消失，睡眠好转，每日可睡五至六个小时，精神、饮食均明显改善。于上方去川楝子、延胡索、片姜黄、郁金，加苍白术各 10g、陈皮 10g，继进六剂。

2003 年 2 月 27 日四诊。服上药后，患者精神、饮食俱佳，诸症尽失。又做腹部 CT 检查，除见胆囊结石之外，其余均为正常。又以香砂六君子汤调理数剂而愈。一年后又领他人就诊时，询问其病情一直稳定。

按：患者肝脏、胰脏俱病，腹中疼痛，形体消瘦，食欲不振，舌淡苔白，此乃脾虚不运之症；然腹痛部位不定，时时窜作，胃脘部有气上顶，胁肋胀痛，呃逆有声，则为肝经郁滞，气机不畅之象。故辨证从肝脾着手，治以扶土抑木为主，辅以消癥散结。一诊之后，其效甚微，详察病机，病虽属虚，然虚中夹实，似以气郁为重，故而去苍术、陈皮、厚朴，暂缓燥湿健脾，另加木香、枳实、生姜黄、郁金，增强行气解郁之力。故于第三诊时，脘胁胀痛消失，诸症俱减。此时，再加补脾燥湿之品，以图养护后天，扶助正气，标本兼治。

十八、胸痹（冠心病心绞痛，心律失常）

案1 刘某，男，49 岁，1989 年 6 月 12 日初诊。

患者两年前因突然心前区疼痛憋闷，住某医院。经查："心电图 ST 段下降"，确诊为"冠状动脉供血不足"，经治疗病情缓解后出院。其后每遇情志不遂，或劳累过度即发。经常服"丹参片""心宝"等药，未能控制。于 1989 年 6 月再次发作，请中医为之诊治，当时患者心前疼痛已止，但总觉胸前憋闷如有物阻，且乏力易倦，面色萎黄，舌淡苔白，脉沉弱不

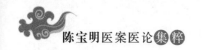

任重按。辨为气血两虚之证。处生脉饮合瓜蒌薤白白酒汤加减：西洋参10g，麦冬10g，五味子10g，全瓜蒌20g，薤白10g，桂枝10g，川芎10g，丹参10g，厚朴10g，石菖蒲12g，郁金10g，黄酒为引，五剂水煎服。

患者服上药五剂，胸前区豁然开朗，精神转佳，舌淡红，苔白，脉转有力。后又以上方加减，进数十余剂，其病告愈，至今未犯。

按：本案患者为冠心病，属中医胸痹范畴。因患者发病日久，心前区憋闷，临证又见倦怠乏力，面色萎黄，脉沉弱等气血亏虚明显之象，用生脉饮合瓜蒌薤白白酒汤加减治之而取效。生脉饮益气复脉，养阴生津；瓜蒌薤白白酒汤通阳散结，豁痰下气，加桂枝以助其温阳通络之力。又因气虚血运不畅，故以川芎、丹参，行气活血化瘀。患者多因情志不遂诱发，故方入厚朴、石菖蒲、郁金，行气解郁化痰。诸药共用，使气复血旺，脉络通畅而疼痛憋闷自止。

案2　李某，男，65岁，2001年10月16日初诊。

患者既往有冠心病史，曾多次住院治疗。一周前出现左前胸憋闷疼痛，查心电图示"冠状动脉供血不足"。口服西药未见有明显效果，遂就诊于中医。当时表现为胸部闷痛，气候变化时加重，全身怕冷，尤以后背部为甚，饮食一般，睡眠尚可，查心率：80次/min，BP：120/85mmHg，脉弦，间有停滞，舌体胖苔白水滑。辨为胸阳不足，阴寒内盛。遂处桂枝去芍药加附子汤：制附子10g（先煎），桂枝10g，炙甘草10g，大枣7枚，生姜10g，五剂水煎服。处方后，患者见药味甚少，表示疑惑不解，经反复叮咛，方疑惑地离去。

一周后，患者欣然来告，自述服上药第三剂时，胸憋胸闷豁然开朗，五剂药尽，诸症悉除，饮食倍增。效不更方。以上方加减，再进五剂，以善其后。

按：胸闷、胸痛，是胸痹的主要症状，本案患者胸憋闷而痛，兼见全身怕冷，乃胸阳不振，阴寒内盛所致。患者年过六旬，全身阳气皆处于衰退状态。心为阳中之太阳，位居上焦，"胸为阳位司天空"，为心肺之宫城，胸阳不足，阴乘阳位，则见胸满疼痛。处桂枝去芍药加附子汤，以振奋胸阳。方中因芍药酸寒，其性阴寒收敛，有碍胸阳的振奋，故去之不用；桂枝配炙甘草，辛甘化阳，以温通心阳；另加辛温大热之附子，以增温通之力，俾阳气始温，阴霾乃散，胸闷胸痛诸症尽除。本方用于阳虚阴盛之胸痹证，疗效甚佳。

案 3 王某，男，57 岁，2005 年 7 月 31 日初诊。

患"冠心病"一年余，频发性心前区绞痛，几乎一至二日发作一次，多发于夜间十二点至凌晨一点。发作时胸闷气短，恶寒汗出，口服"速效救心丸"可得缓解。近日，胸憋胸闷加重，同时伴咳嗽痰多，舌暗苔白，脉沉细。辨为胸阳不振之胸痹证，治以通阳消痹。处方：瓜蒌 30g，薤白 10g，桂枝 10g，枳实 10g，厚朴 20g，川芎 10g，丹参 20g，桔梗 10g，陈皮 10g，杏仁 10g，薄荷 10g（后下），煨姜 10g，炙甘草 10g，六剂水煎服。

2005 年 8 月 8 日二诊。药进六剂，胸胁痞闷大减，服药期间，胸前区仅发作过一次绞痛，且作时症状明显减轻，汗出亦减少。上方继服六剂，心绞痛未再发作，诸症尽失。

按：寒凝、痰浊、气滞、血瘀，均可使胸阳失运，心脉痹阻，而发生胸痹。本案患者见胸闷胸痛，伴咳嗽痰多，舌暗，乃胸阳不振，阴寒痰瘀痹阻血脉，用枳实薤白桂枝汤加味治疗，通阳宣痹，化痰开结，行气除满，活血通脉而取效。

案 4 同仁王某，年逾古稀。

患者 1987 年 5 月中旬，因生气后，感觉胸前憋闷，自按其脉见结代，遂到某院诊治。心电图诊断"Ⅱ度房室传导阻滞"。经住院治疗四十余天，并用西药及中药治疗罔效，无奈出院回家休养。七月下旬，邀陈先生为之诊治。切其脉见弦大而结代，面色少华，形体消瘦，并索其前服之方而视之，实为炙甘草汤之原方原量。患者诉，服此方二十余剂，毫无效果，先生思之良久，乃曰先师刘渡舟先生谓："此方温补滋腻，若不加理气行散之品，难以取效。"遂在原方基础上略加石菖蒲 12g，郁金 10g，秦艽 6g，三剂水煎服。

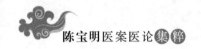

复诊时，自述服上方三剂，胸闷减，脉跳间歇亦减少，续进六剂，结代之脉尽除，胸闷亦消，其病告愈。逾两年后其病复发，胸部闷痛，脉见结代，继服此方则无效，又因患牙痛而煎服玉女煎，药后不但牙痛治愈，且结代脉亦瘥。

按：本案患者为房室传导阻滞，主要症状见胸部憋闷、脉结代，属中医胸痹范畴。《伤寒论》第177条云："伤寒，脉结代，心动悸，炙甘草汤主之。"然前医用炙甘草汤原方二十余剂而罔效，实因其温补滋腻，有碍气行，故先师嘱咐方中入石菖蒲、郁金、秦艽等药，以理气而防其滞腻，实乃经验之谈。诸药共用阴阳气血兼顾，以行其养心阴、通心阳、益心气、补心血之功。临床凡因气血阴阳不足而致心动悸、脉结代者，皆可用之，特别对脉结代一症，本方则为临床首选之方。患者两年后，因病机转为胃热阴虚之证，故用原方无效，而以玉女煎治之取效。由此案深悟到，为医治病，不可囿于一方一药，当因人因时因地制宜，此亦圆机活法焉。

案5 王某，男，58岁，2006年6月1日初诊。

患者久罹"心动过缓"，每分钟心率波动在四十至五十次之间。素感胸憋胸闷，气短乏力，动辄加重，甚至走路稍快，诸症亦可加重，严重影响生活工作。曾在多家医院诊治，口服"心宝"等药，疗效欠佳。近一周来，病情渐重，安静之时，尚觉胸憋胸闷，常欲以拳击胸，方觉舒适，气短欲得深吸气稍解，且伴畏寒肢冷，时值夏日，方着毛衫，精神委顿，乏力体倦，动辄自汗。舌淡体胖，舌苔白，根部腻，脉沉迟缓。刻诊，脉搏48次/min。辨为心阳虚证，治以温通心阳。处以麻黄附子细辛汤加味：麻黄6g，制附子10g（先煎），细辛3g，炙黄芪10g，小红参10g，肉桂10g，五剂水煎服。

2006年6月7日复诊。自述上药连进五剂，脉搏已增至72次/min，胸闷气短、倦怠乏力诸症大减，舌转淡红，苔白。嘱其上药继进五剂，以巩固疗效。

按：本案患者心动过缓，属中医胸痹范畴。患者素感胸憋胸闷，气短乏力，且伴畏寒肢冷，皆为心阳虚之证。用麻黄附子细辛汤，以通阳散寒为主，配以人参、黄芪，益气助阳，肉桂引火归原，诸药合用，温阳散寒，益气行血。麻黄附子细辛汤，为温经发散之剂，临床凡见阳虚而外感风寒者，用之最为适宜。另外，结合多年临床实践，应用本方治疗内伤杂证而属阳虚有寒者，亦可取效。本案关键在于属阳虚寒盛之证，遣方用药并不拘泥温阳一法，温阳之际，不忘益气，因气属阳，气能生血，亦能行血，气充则血旺，血脉充盈，脉来应时也。用麻黄不在解表，而是佐附子，以宣通心阳，如此加减变通，变温阳解表为温通心阳，妙在用麻黄、细辛之量少而取其宣通之用焉。

案6　麦某，女，44岁。

因突发心胸憋闷，气短心慌入院。心电图提示：下壁心肌供血不足。住院后给予硝酸甘油并极化液静脉滴注，中药瓜蒌薤白半夏汤加味，治疗一周无效。停西药改服归脾汤十余剂，仍时发心胸憋闷，每日数次，多于活动及饭间发作，伴气短乏力。多项心功能检查提示：心肌缺血并室性早搏。西医诊断为"冠心病不稳定型心绞痛"。舌淡红，苔薄白，脉沉细弱，寸脉尤甚，处升陷汤合生脉散加味：黄芪20g，知母12g，升麻5g，柴胡5g，桔梗5g，太子参10g，麦冬10g，五味子15g，生龙牡各30g，三剂水煎服。

服三剂后，气短症状明显好转，胸闷发作次数减少。再投五剂，心电图复查，心肌供血情况好转，仍偶发室性早搏。原方加炙甘草、泽泻各15g，两周后胸闷症状消失，仅活动后仍有气短乏力之感，复查心电图：窦性心律，大致正常心电图。原方继服三周后，病情平稳出院，出院后多次复查心电图正常。

按：本患者时发心胸憋闷，气短心慌，舌淡红苔薄白，脉沉细弱，两寸尤弱，乃气阴两虚之候，胸中大气下陷，心脉失养。前医惑于胸闷一症而投用瓜蒌薤白半夏汤以化痰活血，宽胸开痹，已犯"虚虚"之戒。后见心慌气短、乏力、脉细弱等而投用归脾汤补益心脾，益气养血，虽勉强对症，终无升举之药，故皆不效。升陷汤生脉散合方，益气举陷，养阴复脉，既补脉之体，并复脉之用，故取得满意疗效。

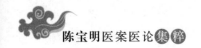

案7　马某，男，61岁。

因胸闷、心慌、气短五年，加重伴双下肢浮肿二十天入院。心电图提示：窦性心律、心肌缺血、左心室肥厚。上消化道造影提示：轻度胃下垂。上腹部膨隆，剑突下有轻微压痛，舌紫暗，苔薄腻，脉象细缓。西医诊断为"冠心病，心功能不全"。处升陷汤合生脉散、防己黄芪汤加减：黄芪30g，知母10g，山茱萸10g，柴胡5g，升麻5g，桔梗5g，太子参10g，麦冬10g，五味子10g，防己15g，白术12g，云茯苓12g，枳壳9g，红花9g，每日一剂。用药四剂后胸闷消失，双下肢浮肿减轻，活动时仍气短汗出。原方再进十剂，诸症消失。继用益气健脾之剂巩固疗效，两周后病情平稳出院。复查心电图：心肌缺血情况好转。拍胸片与原片比较，心界不大。

按：患者见胸闷心慌气短，双下肢浮肿，上腹部膨隆，剑突下轻微压痛，舌紫暗，苔薄腻，脉象细缓，乃大气下陷，气阴两虚之证。气虚不能行血，血瘀水湿内停，用升陷汤合生脉散，益气养阴，升阳举陷；防己黄芪汤，益气利水；枳壳、红花，调气活血，也有利于水肿消除。药味多而不乱，故取速效。

案8　刘某，女，56岁。

因持续性胸痛憋闷半小时就诊。心电图提示：急性下壁心肌缺血，西医诊断为"冠心病，急性心肌梗死"。住院后给予积极抢救，西药对症处理，一周后胸痛憋闷时有发作，每日三至五次。但疼痛程度减轻，以憋闷为主，气短不能平卧，时咳，唇紫，舌质紫暗，苔薄腻，脉象细微。西医会诊认为有心衰存在，建议暂服中药治疗，并密切观察病情变化，遂拟升陷汤、瓜蒌薤白半夏汤加减化裁：黄芪30g，知母9g，薤白9g，升麻6g，柴胡6g，桔梗6g，瓜蒌15g，清半夏12g，桃仁10g，红花10g，丹参18g，桑白皮12g，川贝母5g。每日一剂。用药二剂后，胸闷发作次数减少，能平卧，气短咳嗽，口唇发绀均减，服五剂后，胸闷症状消失，仍有气短乏力之感，原方加减，治疗两个月后出院。复查心电图完全正常。随访两年，身体情况良好。

按：患者心胸憋闷，气短不能平卧，时咳嗽，唇紫舌暗，苔薄腻，脉象细数，虽有痰阻血瘀之标，更有大气下陷、宗气亏虚之本，因宗气虚陷，行呼吸贯心脉无权，故成痰蔽清阳，瘀阻血脉的胸痹重证。方用升陷汤、瓜蒌薤白半夏汤加减化裁，既可益气升陷，又能活血化瘀，标本兼顾，故药仅两剂，即见疗效。原方加减，服用近两个月，心电图完全恢复正常。

十九、悬饮（结核性胸膜炎伴胸腔积液）

冷某，女，35 岁，已婚，1999 年 10 月 5 日初诊。

患者于一周前因胸痛、呼吸困难、发热等入住当地某医院，经胸部 X 线检查，诊断为"结核性胸膜炎伴胸腔积液"。予抗结核药物（药物名不详）治疗后，发热退，胸痛稍减，但胸腔积液不消，故其两胁下仍疼痛，呼吸活动时加重。伴纳呆，痰多，心下痞闷，舌淡红苔白，脉滑。辨为肝气郁结，气滞水停证，治以疏肝解郁，理气化痰止痛。方用柴胡疏肝散加减：柴胡 10g，枳实 10g，川芎 10g，香附 10g，赤芍 10g，炙甘草 6g，制乳没各 10g，茯苓 12g，半夏 10g，生姜 10g，橘红 12g，瓜蒌 20g，川楝子 10g，延胡索 10g，片姜黄 10g，郁金 10g，六剂水煎服。

1999 年 10 月 12 日二诊。服上药后，两胁下疼痛减轻，余症同前。效不更方，继服上药六剂。

1999 年 10 月 19 日三诊。服上药后，咳痰减少，胸胁疼痛消失，饮食、精神明显好转。

其后又以上方加减化裁，约服二十余剂后，胸部 X 线复查，胸腔积液消失，胁痛止，痰少纳增，其病告愈。

按：结核性胸膜炎伴胸腔积液类似于中医"悬饮"，《金匮要略》云："饮后水流在胁下，咳唾引痛，谓之悬饮。"《灵枢·五邪》曰："邪在肝，则两胁中痛。"本案患者经西医抗结核治疗后未好转，见胸胁疼痛，纳呆，痰多，心下痞闷，舌淡红苔白，脉滑等症，治以柴胡疏肝散加减，疏肝理气，化痰活血止痛，共进三十余剂而愈。可见临证时，不仅要辨病，更重要的是辨证，只有辨证准确，方可获得佳效。

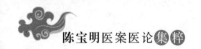

二十、心悸（风湿性心脏病，室性早搏，甲状腺功能亢进，药物过敏）

案1　王某，男，36岁，2001年6月7日初诊。

心悸两月余。患者自诉于两月前突发心悸，于当地医院就诊，查心电图示：异位心律，心房扑动，西医诊断为风湿性心脏病：①二尖瓣关闭不全；②主动脉瓣关闭不全；③心脏扩大；④心功能Ⅲ级。经西药治疗，疗效不显。刻诊：精神极差，心悸，气短，饭后呕吐频作，入水即吐，双下肢浮肿，口唇发紫，肝大胁下三指，舌淡苔白滑，脉弦滑。辨为心脾阳虚，水气凌心，夹胃气上逆之证，治当振奋心阳，行气利水，兼和胃降逆。处苓桂术甘汤合小柴胡汤加减：茯苓10g，桂枝10g，炒白术10g，炙甘草10g，柴胡10g，黄芩10g，半夏10g，生姜10g，党参6g，三剂水煎服。

2001年6月11日二诊。服药后呕吐止，精神好转，心悸气短亦有所减轻，下肢仍浮肿，脉结代，舌淡苔白，脉弦。予上方加减：茯苓20g，桂枝10g，炒白术10g，炙甘草10g，太子参10g，五味子10g，麦冬10g，三剂水煎服。

2001年6月14日三诊。服上药后，心悸气短明显减轻，小便量增多，下肢仍浮肿，脉仍见结代，舌淡苔白，脉弦。处生脉饮合桂枝甘草汤：太子参10g，五味子10g，麦冬10g，桂枝10g，炙甘草10g，三剂水煎服。

2001年6月18日四诊。服上药后，精神好转，已不觉心悸气短，脉仍见结代，舌淡红苔薄白，脉略弦。随后又以上方调理数剂，病情一直平稳。

按：《伤寒论》第67条："伤寒若吐、若下后，心下逆满，气上冲胸，起则头眩，脉沉紧，发汗则动经，身为振振摇者，茯苓桂枝白术甘草汤主之。"可见本方具有温阳健脾，平冲降逆的作用。本案患者因心脾阳虚，水气凌心，故见心悸、气短，治用茯苓桂枝白术甘草汤而取效。又因初始呕吐频作，此乃水饮犯胃，胃气上逆所致，另加小柴胡汤，和胃止呕。其后多以生脉饮合桂枝甘草汤治疗，以温通心阳，益气养阴，故使病情一直平稳。

案2 张某，女，60岁，2019年12月17日初诊。

患者心下悸动，气上冲咽三月余。自述心下悸动，自觉有气自心下上冲至咽，发作时心烦躁扰，周身汗出，痛苦不堪。在本市某医院做胃镜、腹部B超、全身CT检查，结果均无异常，诊断为神经症。故求治于中医。舌淡苔白，脉弦。辨为脾虚水停，水气冲逆之水气病，治以温阳利水，平冲降逆。处方：茯苓10g，桂枝10g，炒白术10g，炙甘草10g，煅龙牡各30g（先煎），浮小麦30g，大枣5枚，百合10g，生地黄10g，姜半夏10g，生姜10g，枳实10g，三剂水煎服。

2019年12月21日二诊。患者自述，服上药后，气逆心悸心烦诸症明显缓解，睡眠转佳。遂处方：茯苓20g，桂枝15g，炒白术20g，炙甘草10g，煅龙牡各20g（先煎），浮小麦30g，大枣5枚，百合10g，姜半夏10g，生姜10g，枳实10g，朱砂0.3g（冲服），六剂水煎服。

2020年1月18日三诊。心下悸动未再发作，情绪平稳，惟近日纳呆。处方：茯苓20g，桂枝10g，炒白术20g，炙甘草10g，木香10g（后下），砂仁10g（后下），枳实10g，厚朴20g，姜半夏10g，生姜10g，香附10g，乌药20g，白豆蔻10g（后下），继服六剂而病瘥。

按：本案患者，主要表现在心下逆满，气上冲咽，此为心脾阳虚而致水气上冲的证候。茯苓桂枝白术甘草汤，是苓桂剂群的代表方，善治水气上冲等证。方中茯苓、白术健脾利水。桂枝、甘草补心阳之虚，且桂枝善于降冲逆之气。配百合地黄汤以滋心肺之阴而不令其过亢，合小半夏汤助消水饮。诸药共用奏温阳健脾，平冲降逆之效。上述两案患者，前者为风湿性心脏病，后者为神经症，虽然两种病证不同，但因其心脾阳虚，水气上冲的病机相同，故均以茯苓桂枝白术甘草汤加减而获效，此为异病同治之理。

案3 刘某，女，71岁，2003年12月11日初诊。

心悸一年余。患者一年前出现阵发性心悸，西医诊断为"室性早搏"，长期服用西药不效，求治于中医。刻诊：阵发性心悸，随之心慌胸闷，心烦不安，莫可名状，心悸数分钟后，自行缓解，移时复作。常伴体

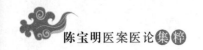

倦乏力，腹部胀满，纳食不馨，大便溏薄，日行一至二次。查：血压150/80mmHg，舌淡红苔薄白，脉结代。辨为心气阴两虚，心失所养，治以滋阴益气，养血安神。处生脉饮合天王补心丹加减：西洋参10g（另煎），麦冬10g，五味子10g，炙甘草10g，当归10g，生地黄10g，茯苓15g，莲子20g，炒山药10g，生龙牡各20g（先煎），珍珠母20g（先煎），远志10g，朱砂0.4g（冲），五剂水煎服。

2003年12月16日二诊。服上药后，心悸心慌明显减轻，心烦体乏诸症亦有所缓解，舌淡红苔薄白，脉偶有结代。上方加减继服五剂。处方：西洋参10g（另煎），麦冬10g，五味子10g，炙甘草10g，当归10g，生地黄10g，茯苓15g，莲子20g，炒山药10g，珍珠母20g（先煎），远志10g，木香10g（后下）。

2003年12月22日三诊。服上药后，心悸心慌诸症若失，仍体倦乏力，腹部胀满，纳呆不食，大便溏薄，脉未见结代。治以健脾行气，处香砂六君子汤加味：西洋参10g（另煎），炒白术10g，茯苓10g，炙甘草10g，陈皮10g，半夏10g，木香10g（后下），砂仁10g（后下），焦三仙各10g，生姜10g，六剂水煎服。

2003年12月29日四诊。服上药后，纳增，精神转好，大便正常，日行一次，舌淡红，苔薄白，脉缓。又处上方调理数剂而愈。

按：《灵枢·本神》曰："心藏脉，脉舍神。"患者年迈体弱，气阴不足，心失所养，故见心悸心慌、体倦乏力、舌淡红、脉结代。开始治予益气、养血、安神，心动悸、脉结代诸症，应之而效；其后又见纳呆不食、腹满便溏等脾胃气虚之症，治以健脾益气，其功告成！

案4 仝某，女，38岁，2006年2月24日初诊。

心悸一年余。患者一年前因心慌、汗出、乏力、突眼，就诊于西医，诊断为"甲状腺功能亢进"。服西药后心慌、汗出基本消失，病情稳定。2006年1月，自行停服西药后，使病情反复。刻诊：心悸心慌，烦躁易怒，失眠多梦，手足心烦热，四肢乏困至极。患者形体消瘦，突眼征明显，舌尖红，苔薄黄，脉弦细。辨为肝郁化火，阴血亏虚，治以疏肝解郁，清热泻火，养心安神。处方丹栀逍遥散加味：柴胡10g，黄芩10g，当归 10g，茯神 20g，炒枣仁 20g，远志 10g，枳实 10g，牡丹皮 10g，栀子 10g，薄荷 10g（后下），炙甘草 10g，煨姜 10g，六剂水煎服。

2006 年 3 月 2 日二诊。药进六剂，心悸、心慌、睡眠好转，目胀减轻。仍烦躁，寐差，舌尖红，苔薄黄，脉弦细。正值行经，于上方加大黄 4g，六剂水煎服。

2006 年 3 月 8 日三诊。服上药后，睡眠转佳，心慌汗出明显好转，偶有耳鸣，口干不欲饮水。舌淡红，苔薄，脉弦细。此时，症状减轻，病情稳定，当标本兼顾。处丹栀逍遥散合消瘰丸加减：柴胡 10g，黄芩 10g，牡丹皮 10g，栀子 10g，生白芍 10g，玄参 10g，浙贝母 10g，夏枯草 20g，远志 10g，茯神 10g，炒枣仁 10g，生大黄 3g，朱砂 0.3g（冲），生甘草 10g，煨姜 10g，六剂水煎服。

2006 年 3 月 15 日四诊。服上药后，精神好转，心慌汗出止，情绪稳定，目胀大减，舌脉同前。于上方加陈皮 10g，连服二十余剂，诸症尽失，自行停药。三个月后追访，病情稳定无反复。

按："瘿"之为病，或因肝气郁结，或因阴虚痰凝。本例患者心烦易怒、目胀、脉弦、舌红苔黄，乃因气郁化火所致；火邪伤阴，心失所养，故见心悸失眠，烦热多汗，脉细等症；肝旺乘脾，又见乏困不堪等脾虚之象。症状多而杂乱，临证之际，当剥茧抽丝，善抓主症，先解郁泻火，养血安神以治其标，后消瘰散结缓图其本，如是则环环紧扣，其病自安。

案 5　吴某，男，30 岁，2005 年 12 月 29 日初诊。

心悸不安十余天。二十天前，因感冒静脉滴注西药（不详）后过敏，时全身浮肿，继之皮色瘀紫暗红，化验尿常规未见异常，调养一周浮肿渐解。其后自觉心悸不安，不能自禁，惶惶不可终日，常叉手自冒心，心悸尚觉缓解。每晚睡眠不足三小时，腰膝酸软，乏力汗出，时有胸闷胸憋，大便干，日行一次，舌尖红，苔白，脉弦缓。辨为阴血亏虚，心失所养，治以养血宁心，镇静安神。处方：炒酸枣仁 20g，山茱萸 10g，生地黄 10g，柏子仁 10g，茯神 20g，当归 10g，木香 10g（后下），砂仁 10g（后下），陈皮 10g，远志 10g，珍珠母 20g（先煎），煅龙牡各 20g（先煎），朱砂 0.5g（冲），炙甘草 10g，六剂水煎服。

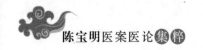

2006年1月5日二诊。服药后，睡眠明显改善，每晚可睡五至六小时，心慌心悸、胸闷气短诸症，亦有所减轻。近日食欲不振，舌胖质淡红，苔白，脉细弱。于上方加枳壳10g，白豆蔻10g（后下），继服六剂。

2006年1月12日三诊。服药后，心慌心悸止，睡眠好，每晚可睡八小时之久，纳大增，仍有少量自汗。现以腰困为苦，伴双膝酸软，舌尖微红，苔白，脉沉细。处六味地黄合交泰丸加味：生地黄10g，熟地黄10g，生山药10g，山茱萸10g，茯苓10g，泽泻10g，牡丹皮10g，黄连10g，肉桂6g，桑椹10g，枸杞子10g，炒酸枣仁20g，木香10g（后下），砂仁10g（后下），十剂水煎服。

2006年1月22日四诊。进上药后，诸症尽除而病愈。

按：患者因药物过敏，正气大伤。出现心慌心悸，虚烦失眠，自汗乏力，腰膝酸软，此乃水不济火，虚火上浮，神无所依之象。然诸症之中，当以心慌心悸为最，治疗首当养阴宁心，镇静安神。方中主以生地黄、山茱萸滋阴益肾；炒酸枣仁、柏子仁、茯神、远志、当归养血宁心；珍珠母、煅龙牡、朱砂镇静安神；木香、砂仁、陈皮宽中行气。俾血虚得缓，再用六味地黄汤，以图补肾养阴，方使"阴平阳秘，精神乃治"也。

案6 李某，女，64岁，2005年12月9日初诊。

心悸一周。患者一周前，生气后复受惊吓，而致全身颤动不已，继而心悸怔忡，胆怯易惊，每每心中烦乱，思绪纷杂，不由自主。伴腰困膝软，五心烦热，失眠健忘，口干口苦。查：血压170/90mmHg，舌红，苔薄白，脉细弱。辨为气郁化火，痰热扰心，治以清热化痰，镇惊安神，处柴胡加龙骨牡蛎汤：柴胡10g，黄芩10g，生龙牡各20g（先煎），桂枝10g，半夏10g，生铁落30g（先煎），茯苓10g，茯神10g，珍珠母20g（先煎），炒酸枣仁20g，莲子心5g，朱砂0.5g（冲），生姜10g，五剂水煎服。

2005年12月16日二诊。服上药后，诸症略减。刻下四肢倦怠，酸软无力。胸背憋痛，五心烦热，心烦益甚，烦作时身热汗出，少时自解，移时复作。咽干不欲饮，大便日行2~3次。查：血压150/70mmHg，舌红苔白，脉弦细。治宜疏肝解郁，重镇安神。处方：柴胡10g，黄芩10g，煅龙牡各30g（先煎），茯神20g，珍珠母20g（先煎），牡丹皮20g，炒酸枣仁20g，远志10g，香附10g，朱砂0.5g（冲），炙甘草10g，木香10g（后下），当归10g，栀子10g，煨姜10g，陈皮10g，生铁落30g（先煎），六剂水煎服。

2005年12月25日三诊。药后效佳，诸症大减。现症：胆怯易惊，胸背憋胀，精神好转，食纳尚可。舌红，苔薄，脉弦细。治以清热除烦，养血安神为主，处酸枣仁汤加味：炒枣仁20g，川芎10g，知母10g，茯神20g，炙甘草10g，当归10g，柴胡10g，牡丹皮10g，珍珠母20g（先煎），生铁落30g（先煎），朱砂0.5g（冲），煅龙牡各20g（先煎），陈皮10g，水煎服六剂。药尽症除，其病痊愈。

按：柴胡加龙骨牡蛎汤，是《伤寒论》柴胡剂群方之一，其主要功用是通阳泄热，重镇安神。在《伤寒论》中用治少阳邪气弥漫，胸满烦惊谵语等症。本案例患者，是因惊吓之后，气血逆乱而见心悸怔忡、胆怯易惊，故用本方清热化痰，镇惊安神。其后用酸枣仁汤，以治胆怯易惊之症。先生在临床常用本方治疗癫、狂、痫等，神志病证而取效，惟方中铅丹有毒，多以生铁落代之。

二十一、心烦

案1　连某，男，76岁，2019年9月3日初诊。

诉心烦半年余。患者自述心中烦闷，有无可奈何之状，伴失眠、胸闷、痰黄，刻下：舌红苔黄腻，脉弦滑。此为心肾不交、阴虚火旺兼痰火扰心之证，治宜滋阴清火，交通心肾，化痰解郁。处方：黄芩10g，黄连10g，生白芍10g，炙甘草10g，阿胶10g（冲服），鸡子黄2枚，牡丹皮10g，枳实10g，栀子10g，焦三仙各10g，川芎10g，苍术10g，香附10g，炒莱菔子10g，厚朴20g，煨姜10g，六剂水煎服。

2019年9月10日二诊。患者仍感烦躁不宁，眠差，大便不通，舌红苔黄腻，脉弦滑。遂处方：生大黄6g（后下），黄连10g，黄芩10g，茯苓10g，姜半夏10g，陈皮10g，炙甘草10g，生姜10g，竹茹10g，枳实10g，焦三仙各10g，牡丹皮10g，生栀子10g（打碎），六剂水煎服。

2019年10月8日三诊。患者六剂药尽，心烦顿消，睡眠质量较以往

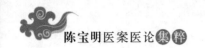

显著改善，可睡 5 ~ 6 小时。大便干燥不通，舌红苔黄脉弦。处方：麻仁 30g，杏仁 10g，生地黄 10g，玄参 10g，麦冬 10g，生大黄 10g（后下），黄连 10g，黄芩 10g，枳实 10g，四剂水煎服。

2019 年 11 月 5 日四诊。患者服上药后，大便已通，仍口干，口苦，痰黄，舌质紫。此为痰火扰心。遂处：黄芩 10g，黄连 10g，生白芍 10g，炙甘草 10g，阿胶 10g（冲服），鸡子黄 2 枚，炒酸枣仁 20g（打碎），柏子仁 10g，炙远志 10g，栀子 10g（打碎），茯神 20g，生大黄 10 克（后下），朱砂 0.5g（冲服），半夏 10g，陈皮 10g，生姜 10g，六剂水煎服。

2019 年 11 月 12 日五诊。患者心烦止，失眠亦改善，仍头昏，舌红苔黄。遂处方：黄芩 10g，黄连 10g，生白芍 10g，炙甘草 10g，阿胶 10g（冲服），炒酸枣仁 20g（打碎），柏子仁 10g，炙远志 10g，栀子 10g（打碎），茯神 20g，生大黄 6g（后下），姜半夏 10g，秫米 10g，陈皮 10g，生姜 10g，生地黄 10g，牡丹皮 10g，合欢皮 10g，首乌藤 10g，六剂水煎服。

2019 年 11 月 26 日六诊。患者心烦失眠愈，大便通，舌红苔黄，脉弦。为巩固疗效遂处方：生大黄 6g（后下），黄连 10g，黄芩 10g，茯神 20g，姜半夏 10g，橘红 10g，炙甘草 10g，生姜 10g，竹茹 10g，枳实 10g，焦三仙各 10g，木香 10g（后下），砂仁 10g（后下）。四剂水煎服。服上药十余剂，诸症痊愈。

按：本病患者属于痰火扰心兼心肾不交，阴虚火旺之心烦不寐证。《伤寒论》第 303 条："少阴病，得之二三日以上，心中烦，不得卧，黄连阿胶汤主之。"生理情况下，肾水上济于心，以滋心阴，则心阳不亢。心火下交于肾，以温肾阳，则肾水不寒。如此使心肾相交，水火既济，阴平而阳秘。少阴阴虚，肾水不能上济于心，心火无水以制而上亢，则心烦而不得卧，治以黄连阿胶汤，泻南补北，滋阴泻火，使心肾相交，水火既济，其病则愈。芩连温胆汤主治痰火扰心之虚烦不寐，配合使用则痰火除、心肾交，诸症自愈。

案 2 李某，男，40 岁，1995 年 10 月 20 日初诊。

心烦半年余。患者半年前曾患甲型肝炎，在西医院住院治疗两月余出院。近半年来出现心烦、不寐，伴头昏，身倦，气短，骨蒸劳热，口苦，口干，动辄汗出，纳差，体重明显下降。初以为肝病复发，复查肝功能、乙肝五项等检查，结果全部正常，西医诊为"神经衰弱"，半年来四处求诊，经多种中西药治疗无效，经人介绍，求诊于中医。刻诊：患者心烦，不寐，神疲肢倦，时汗出，胸闷，气短，口苦，呃逆，纳差。舌尖红苔薄白，脉弦数。辨为热病之后，余热未清，气阴两伤证，治以养阴清热、益气和胃。处方：竹叶石膏汤加味。竹叶 10g，生石膏 18g，麦冬 10g，半夏 10g，党参 10g，粳米 10g，炙甘草 6g，生地黄 10g，牡丹皮 10g，五剂水煎服。

1995 年 10 月 26 日二诊。服上药后，心烦渐消。睡眠增加，呃逆减，食纳增。遂以上方加减，连服十余剂而病愈。

按：甲型肝炎乃急性热病，治愈之后，大热虽去，余热未清，津液受损，故见身体虚弱消瘦、神疲肢倦诸症；虚热内扰，故见心烦、不寐；阳不固阴，故时时汗出；虚热扰胃，故见呃逆、口干、纳差；余热伤阴，故骨蒸劳热。方中以石膏、竹叶清热除烦；党参、麦冬益气养阴生津；半夏和胃降逆；炙甘草、粳米，佐党参益气养胃和中；加牡丹皮、生地黄，以清血中之伏热。全方共用，使热祛烦除，眠睡转佳，气津两复，胃气得调，诸症皆愈。

案 3　周某，女，58 岁，2000 年 12 月 16 日初诊。

心烦不寐三年余，近半年病情加重，不易入睡，睡则易醒，且胆怯害怕，颜面阵阵潮热，手足心发热，全身酸软乏力，面色不华，精神萎靡，舌红脉细弦。辨为心肾不交，水火不济之证，治宜清心火，滋肾阴，重镇安神。处黄连阿胶汤加减：黄连 10g，黄芩 10g，生白芍 10g，阿胶 10g（烊化），鸡子黄 2 枚（冲服），炙甘草 10g，茯神 20g，炒酸枣仁 20g，煅龙牡各 20g（先煎），磁石 30g（先煎），朱砂 0.6g（冲服），五剂水煎服。

2000 年 12 月 23 日二诊。服上药后，心烦失眠、颜面潮热均减轻，但仍全身酸软，手足心烧，胆怯害怕，舌红，脉细。治宜养血安神，清热除烦。处方：炒酸枣仁 30g，川芎 10g，茯神 20g，知母 10g，炙甘草 10g，龙齿 30g（先煎），煅龙牡各 20g（先煎），生铁落 30g（先煎），黄芩 10g，牡丹皮 10g，生大黄 3g，朱砂 0.5g（冲），五剂水煎服。

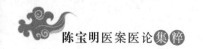

2000年12月29日三诊。服上药后，心烦失眠尽除，胆怯害怕，颜面潮热止，舌转淡红，脉略细。嘱其服天王补心丹，以善其后。

按：心烦一症，其病因颇为复杂，论其病因，有因寒因热因虚因实之不同。上述两例患者，前者属余热未清，气阴两伤之证，后者属心肾不交，水火不济，胆气不足之证。故其治疗前者用竹叶石膏汤，后者用黄连阿胶汤合酸枣仁汤，此亦异曲而同工也。

案4　杨某，女，50岁，2020年1月11日初诊。

心烦易怒半年。患者自述口干口苦，心烦易怒，易出汗，两胁胀痛，腹胀大便稀溏，舌质淡红，舌苔白，脉弦细而弱。辨为肝郁脾虚血弱证，治宜疏肝解郁，健脾养血。处丹栀逍遥散加减：牡丹皮10g，栀子10g，当归15g，生白芍20g，茯苓10g，柴胡10g，炙甘草10g，炒白术10g，薄荷10g（后下），煨姜10g，浮小麦30g，大枣5枚，玫瑰花10g，六剂水煎服。

2020年1月18日二诊。患者自述服药后症状减轻。效不更方，继处上方六剂而愈。

按：本病患者，属肝郁化热，兼血虚脾弱之证。肝藏血，性喜条达而主疏泄，体阴用阳。若七情郁结，肝失条达，或阴血暗耗，或生化之源不足，肝体失养，皆可使肝气横逆，而见两胁胀痛等症，肝病及脾，故见腹部胀满，大便稀溏。处以丹栀逍遥散加减，解郁健脾，使肝气得以条达。方中用当归甘辛苦温，养血和血；白芍酸苦微寒，养血敛阴，柔肝缓急；白术、茯苓健脾祛湿，使运化有权，气血有源。炙甘草益气补中，缓肝之急，为佐药。加入薄荷少许，疏散郁遏之气，透达肝经郁热；煨姜温胃和中；当归、芍药与柴胡同用，补肝体而助肝用，血和则肝和，血充则肝柔。诸药合用，使肝郁得疏，血虚得养，脾弱得复，气血兼顾，肝脾同治。

二十二、不寐

案1　郭某，男，58岁，2000年4月15日初诊。

不寐一月余。患者于一月前体检时，检查结核菌素试验阳性，因担心害怕而致失眠，并伴心烦，急躁，口干，面部潮红、汗出，双下肢厥冷酸软乏力，舌红苔薄白，脉细数。辨为心肾不交证，治以泻心火补肾阴，处黄连阿胶汤加减：黄连10g，黄芩10g，生白芍10g，阿胶10g（烊化），鸡子黄2枚（冲服），茯神20g，炒酸枣仁20g，远志10g，生铁落30g（先煎），龙齿30g（先煎），朱砂0.3g（冲），煅龙骨30g（先煎），煅牡蛎30g（先煎），五剂水煎服。

2000年4月22日二诊。服上药后，睡眠稍有好转，口干，面红潮热汗出等症均明显减轻，舌略红苔薄白，脉细而不数。效不更方，继服上方六剂。

2000年4月28日三诊。服上药后，睡眠正常，潮热汗出止，精神好转，舌淡红苔薄白，脉略细，其病告愈。

按：《医效秘传·不得眠》云："夜以阴为主，阴气盛则目闭而安卧，若阴虚为阳所胜，则终夜烦扰而不眠也。"该患者因肾水亏虚，不能上济心火而致心火亢盛，火热扰心，故不寐也；心为火脏，肾为水脏，心火下归于肾，和肾阳共同温煦肾阴，使肾水不寒；肾水上济于心，和心阴共同滋润心阳，使心火不亢；如此则水火既济，心肾相交，阴阳调和。本案患者，证属肾水亏于下，心火炎于上，故心烦不寐，潮热汗出。治用黄连阿胶汤，滋肾水、泻心火，所谓泻南补北之法。方中用黄连、黄芩以泻火；阿胶补肾阴；鸡子黄以养阴泻心；芍药佐阿胶于补阴之中敛阴气；茯神、酸枣仁、远志养血安神；生铁落、龙齿、朱砂、煅龙牡，重镇安神。全方合用，水升火降，心肾交合，不寐自愈。

对失眠的诊治，按其不同证分为五类：一为阴虚火旺，心肾不交证，治以滋阴降火，清心安神，方用黄连阿胶汤；二为痰热内扰证，治以清热、化痰、安神，方用芩连温胆汤；三为心脾两虚证，治以补益心脾，养血安神，方用归脾汤；四为心胆气虚证，治以益气镇惊，安神定志，方用酸枣仁汤合安神定志丸；五为脾胃不和证，治以消食和胃，方用泻心汤合半夏秫米汤。

案2　尉某，女，35岁，2005年12月6日初诊。

失眠多年，时轻时重，严重时，每晚睡眠不足三小时，且半睡半醒，

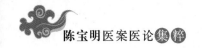

次日神疲乏力，且伴心慌心悸，精神委顿，头晕眼黑，双下肢逆冷，月经先期，量多色黑，经期延长至十天左右。二便调和，舌尖微红，苔薄白，脉细弱。辨为气血两虚，心失所养，治以益气养血，安神定惊。处归脾汤加味：西洋参10g，炙黄芪20g，炒白术10g，生地黄10g，当归10g，龙眼肉10g，炒酸枣仁20g，茯神15g，远志10g，麻仁20g，木香10g（后下），砂仁10g（后下），珍珠母20g（先煎），朱砂0.4g（冲），炙甘草10g，生姜10g，大枣5枚，五剂水煎服。

2005年12月13日二诊。药后有效，可入睡一宿，但寐不安，多梦，心慌，腰困足冷，舌质略暗苔薄白，脉沉细。上方西洋参易为太子参10g，去珍珠母、生地黄、麻仁，加川楝子10g，延胡索10g，六剂水煎服。

2005年12月20日三诊。药后睡眠转佳，偶有反复，伴心悸心慌，舌转淡红，苔薄白，脉较前有力，稍显细弱。上方继服八剂，眠安梦除，精神好转，头晕减轻。患者因工作繁忙，故嘱其服成药"养血归脾丸"调理善后。

按：《景岳全书·不寐》指出："劳倦思虑太过者，必致血液耗亡，神魂无主，所以不寐。"本案患者，因思虑过度，暗耗阴血，阴血亏虚，心失所养，神不守舍，而成不寐。气虚不足以摄血，故月经先期，量多延期；血属阴，日久伤阴，阴虚不足以制火，虚热内生而手足心烦热。故以归脾汤为主，气血双补兼以安神，标本同治。案中手足逆冷是以气虚不运、血虚不养而觉四末冷。然药后气充血旺，其症自除。

案3　马某，女，34岁，2005年8月23日初诊。

失眠多梦一年余，每晚最多可睡三小时，且似睡似醒，多梦，心慌易惊，伴头晕目眩，脱发，体倦乏力，月经提前，量多色红，舌淡苔薄，脉沉细弦。辨为气血两虚，心失所养之证，治以补益气血，养心安神。拟归脾汤加减：当归10g，小红参10g，炒白术10g，炙黄芪15g，炙甘草10g，茯神20g，炒酸枣仁10g，木香10g（后下），龙眼肉10g，远志10g，海螵蛸20g，大枣5枚，生姜10g，升麻6g，阿胶10g（烊化冲服），六剂水煎服。

2005年9月8日二诊。药后睡眠好转，但因近日感冒停药十余日，刻诊：眠差，心烦，口干，舌淡红苔薄白，脉细。处方：当归10g，生地黄10g，西洋参10g，炙甘草10g，龙眼肉10g，茯神20g，远志10g，炒酸枣仁20g，木香10g（后下），砂仁10g（后下），柴胡10g，黄芩10g，栀子10g，水煎服六剂。药尽眠安，精神转佳，心慌心烦失，脱发止而告愈。

按："气为血帅，血为气母"，今心悸易惊，失眠多梦，乃神无所依，心无所养。气虚摄纳无权而月经提前量多；气随血脱，每致倦意更甚；阴血亏虚，清窍失养，故而头晕目眩，脱发。治疗用归脾汤加减，以益气养血，气升血旺，则心有所主，神有所安。然六剂药尽，患者口干心烦，证见热象，概因补药温燥有余，故易小红参为西洋参，去黄芪、升麻升阳之势，加生地黄、黄芩、栀子清热凉血之力，双补气血而瘥。

案4　张某，女，35岁，2006年3月14日初诊。

失眠半年余，每晚仅睡三至四小时，且入睡困难，似梦似醒，被动思维，伴头晕头昏，目涩酸困，心烦口苦，腰困腰痛，月经量多，舌淡红，有裂纹，苔薄白，脉细。辨为肾阴不足，心阳上亢之证。治以滋肾益阴，潜阳安神。处方：山茱萸20g，炒酸枣仁20g，茯神20g，桑椹子10g，枸杞子10g，柏子仁10g，远志10g，合欢皮10g，首乌藤10g，煅龙骨20g（先煎），煅牡蛎20g（先煎），珍珠母20g（先煎），磁石20g（先煎），怀牛膝10g，生白芍20g，朱砂0.6g（冲），六剂水煎服。

2006年3月21日二诊。药后不知，唯腰困好转，每晚仍睡三至四小时，心烦，胆怯易惊，目涩口干，喜凉饮，纳差，舌胖质淡苔薄黄，脉细弦。此心肾不交证，治当泻心火，滋肾阴，交通心肾，镇静安神。治以黄连阿胶汤加减：黄芩10g，黄连10g，阿胶10g（烊化），生白芍10g，炒酸枣仁20g，茯神20g，远志10g，合欢皮10g，肉桂6g，朱砂0.6g（冲），鸡子黄1枚（冲服），六剂水煎服。

2006年3月28日三诊。药后被动思维有减，但每晚仍睡三至四小时，头昏乏力，心慌心悸，胆怯易惊，心烦易躁，目涩口干，舌淡红苔薄黄，脉弦细。肝血不足，虚热上扰，治以清热除烦，养血安神。治以酸枣仁汤

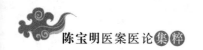

加味。处方：炒酸枣仁20g，柏子仁10g，合欢皮10g，远志10g，茯神20g，川芎10g，山茱萸10g，知母10g，珍珠母20g（先煎），煅龙骨20g（先煎），煅牡蛎20g（先煎），朱砂0.6g（冲），六剂水煎服。

2006年4月4日四诊。睡眠好转，每晚可睡六小时左右，且一觉至天亮，心慌心悸已安，但觉心烦，头昏重胀热，腰困，舌微红，苔薄，脉弦细。查：血压150/96mmHg，此乃肝肾不足，虚阳上越，治疗当遵前法，另加平肝潜阳。处方：炒酸枣仁20g，柏子仁10g，山茱萸10g，茯神20g，远志10g，川芎10g，知母10g，合欢皮10g，煅龙骨30g（先煎），珍珠母20g（先煎），牡丹皮10g，钩藤10g（后下），怀牛膝10g，生白芍20g，朱砂0.6g（冲），炙甘草10g，水六剂煎服。

按：《景岳全书·不寐》曰："不寐证虽病有不一，然惟知邪正二字则尽之矣。盖寐本乎阴，神其主也，神安则寐，神不安则不寐。其所以不安者，一由邪气之扰，一由营气之不足耳。有邪者多实证，无邪者皆虚证。"本案四诊合参，知为虚也。肾阴不足，不能上奉于心，水不济火，心阳独亢，热扰神明，神志不宁，故而不寐。阴血亏虚，心失所养，胆怯易惊，失眠健忘。治疗以滋阴清热，安神宁心为法，先后予黄连阿胶汤、酸枣仁汤加减化裁，随症取舍，使水火既济，阴阳平衡，气血调和，则心血得养，神自能安矣。

案5 张某，女，40岁，2003年4月1日初诊。

自诉失眠多梦一月余。患者近来出现失眠、梦多易醒，伴心慌、头闷、健忘、腰困，月经提前，晨起两眼胞肿胀，身倦怠，饮食尚可，大小便正常，舌淡苔薄白，脉细缓，血压90/60mmHg，经查心电图正常。辨为心脾两虚证，拟归脾汤加减：炙黄芪10g，党参10g，炒白术10g，当归10g，茯神20g，远志10g，炙甘草10g，炒酸枣仁20g，木香10g（后下），龙眼肉10g，生姜10g，大枣5枚，山茱萸10g，枸杞子10g，六剂水煎早晚饭后服，忌食生冷辛辣油腻之品。

2003年4月7日二诊。服上药后，睡眠明显改善，精神好转，心慌偶发一次，余症除。上方加生白芍10g，砂仁10g（后下），六剂水煎服。

2003年4月13日三诊。服上药后，睡眠转好，精神转佳，余症悉除，其病告愈。

按：心主血脉而藏神；脾统血，为气血化生之源。心脾亏虚，血不养心，神不守舍，故见失眠多梦、心悸、健忘。气血亏虚，不能上奉于脑，清阳不升，则头闷、身倦怠、眼肿胀，月经提前为脾气虚，不能摄血之证，故选归脾汤益气补血，健脾养心，而使病愈。

二十三、多寐（嗜睡）

曾治一患者，男，36岁，某部队干部。嗜睡半年余，且日渐加重，每日精神不振，头沉闷胀，有时在办公时，便伏案酣睡，严重影响工作。切其脉沉微，尤以尺脉软弱无力，舌见淡白苔薄白。《伤寒论》第281条云："少阴之为病，脉微细，但欲寐也。"故从兴阳入手，处麻黄附子细辛汤：麻黄6g，附子10g（先煎），细辛3g。服上药三剂，自觉头脑清醒，周身轻快，舌脉如前。后又以上方连服九剂，其病告愈。

按：麻黄附子细辛汤，为温经发散之剂，临床凡见阳虚而外感风寒者，用之最为适宜。另外，本方还可用于一些内科杂证而属阳虚有寒者，亦可获得良效。本案患者以少阴阳虚为主，故见嗜睡，精神不振，脉沉微，尤以尺脉软虚弱无力，故辨微少阴心肾之阳虚，处麻黄附子细辛汤而取效。

二十四、百合病（神经症）

乔某之妻，32岁。产后二年，经常失眠，曾服"天王补心丹""朱砂安神丸"等药不效，近月余，病情日渐加重，常常整夜不眠，偶尔合目，噩梦连连。遂就诊于中医。症见心烦急躁，神志恍惚不安，口苦咽干，手心烦热，小便短赤，舌红苔薄而黄，脉弱无力，始以酸枣仁汤予之，服六剂毫无效果，又改用黄连阿胶汤，服数剂后亦然无效。思之良久而不得其解，故请教于邻居王老先生。王老听完病情，叹之曰：读书十载，遇病无方，悲哉！叹哉！此乃百合病也，何不用百合汤类方？先生恍然大悟，茅塞顿开，遂改用百合地黄汤加味：百合20g，生地黄12g，滑石10g（包煎），六剂水煎服。

服上药后，心烦顿消，且增睡意，每晚能睡三至四小时，神情亦稍安

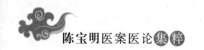

定，又连服十二剂，眠转常，诸症若失。

按：百合地黄汤，在《金匮要略》中治疗百合病。百合病是一种心肺阴虚内热的疾病。多发生于热病之后，多因余热未尽，耗损阴液或因情志不遂，郁而化火，消铄阴液所致。临床表现，阴血不足，可见精神恍惚不定，阴虚内热，可见口苦、小便赤、脉微数等症。本案患者所见之症，正合于百合病，故用百合地黄汤加味治疗而取效。

二十五、头痛（神经性头痛）

案1　刘某，女，43岁，教师，1978年5月10日来诊。

诉颠顶疼痛两年余。每日午后病情加重，发作时，头目眩晕，恶心呕吐，甚则四肢逆冷不温。西医诊为"神经性头痛"，服用脑宁、丹参片等药均无效。故就诊于中医，查血压110/80mmHg，舌淡苔白而水滑，脉见沉弦。辨为厥阴肝寒犯胃证，治当温肝散寒，降逆止痛。处吴茱萸汤方：吴茱萸10g，红参6g，生姜30g，大枣7枚，六剂水煎服。

上药共服六剂，头痛诸症若失。一年后随访，头痛痊愈而未见复发。

按：《伤寒论》厥阴篇第378条曰："干呕，吐涎沫，头痛者，吴茱萸汤主之。"厥阴虚寒，浊阴上逆。肝寒犯胃，胃失和降，其气上逆则呕，胃阳不布，随浊气上逆而呕吐涎沫；寒邪循经上冲颠顶，则见头顶疼痛，故用吴茱萸汤温肝降逆，泄浊通阳。方中吴茱萸既可祛寒降逆，又能疏肝温胃；虚寒之症以温为主，温中寓补，取红参以益气健脾，温中补虚；生姜辛温散寒，温胃降逆，与吴茱萸同用有相得益彰之妙；大枣甘补，既可协助温中补虚，又能甘缓调和诸药。全方共用，使肝寒得温，胃逆得降，头痛诸症得除而愈。

案2　曹某，男，34岁，2000年11月5日初诊。

两侧头痛十余年。患者十年前因患两侧头痛，屡经中西医治疗不愈。近年头痛愈渐加重，严重时恶心欲呕，伴心烦失眠，头晕耳鸣，平素有嗜酒习惯。望其舌质红苔薄黄，脉弦滑。查血压146/96mmHg。辨为肝阳上亢之证，治以平肝息风潜阳，处自拟柴芍通络汤：柴胡10g，生白芍

10g，黄芩 10g，牡丹皮 10g，生地黄 10g，川芎 10g，地龙 10g，蜈蚣 1 条（研末冲），丹参 10g，炙甘草 10g，另加菊花 10g，蔓荆子 10g，生龙牡各 20g（先煎），五剂水煎服。

2000 年 11 月 12 日二诊。服上药后，头痛明显减轻，睡眠亦有改善，舌脉如前。继服上药五剂，其病告愈。

按：该患者病逾十余年，久病入络化瘀，瘀热阻于脉络，故其疼痛久久不愈。据其病机特点，辨为肝阳上亢之证，治用自拟柴芍通络汤而愈。方中以柴胡为引经之品；生地黄、牡丹皮凉血；生白芍养血柔肝；川芎、地龙、蜈蚣通络息风止痛；黄芩清热凉血；蔓荆子、菊花以清热息风；生龙牡平肝潜阳。诸药合用，共奏平肝潜阳，通络息风之功。经多年临床应用，本方治疗偏头痛、年久不愈者，每每取效。

案 3　郭某，女，17 岁，学生，2021 年 4 月 18 日初诊。

偏头痛半年。患者右侧偏头痛半年，每到下午头疼加重，严重时抱头痛哭，伴头部发热、憋胀、心烦。诉平日胃脘部憋闷不适，纳差，时有呃逆。舌尖红，苔薄黄，脉滑。辨为肝气上逆证，治以疏肝和胃降逆，处以柴芍通络汤加减：柴胡 10g，黄芩 10g，半夏 10g，生姜 10g，炙甘草 10g，生白芍 20g，川芎 10g，白芷 10g，防风 10g，牡丹皮 10g，生地黄 10g，五剂水煎服。

2021 年 4 月 24 日二诊。服上药后，偏头痛、心烦症状明显减轻，胃部略感不适，晨起胃胀、恶心。上方去生地黄、牡丹皮，加陈皮 10g，木香 10g（后下），五剂水煎服。

2021 年 4 月 30 日三诊。患者欣喜来告，头痛、心烦、呃逆等症已除，胃脘部疼痛亦缓解。上方继服五剂，其病告愈。

按：王叔和《脉经》云："厥阴与少阳气逆，则头目痛。"患者每日下午头疼加重，规律发病，伴发热、头部憋胀、心烦、呃逆。《伤寒论》第 96 条曰："伤寒五六日，中风，往来寒热，胸胁苦满，嘿嘿不欲饮食，心烦喜呕……小柴胡汤主之。"故以小柴胡汤和解少阳，疏肝和胃降逆；重用白芍柔肝缓急止痛，川芎活血通络，防风、白芷祛风止痛，患者舌尖红，苔薄黄，加牡丹皮、生地黄清血中伏热。因有胃部胀闷，故不用参、

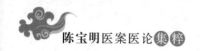

枣，二诊因晨起胃胀、恶心，去生地黄、牡丹皮，加陈皮、木香理气燥湿。全方共用，标本兼治，取效甚速。

案4　王某，女，34岁，1998年3月7日初诊。

偏头痛十多年，加重两年。头痛发作时有搏动感，痛如锥刺，近两年逐渐加重，伴头晕，心烦，易怒，两胁胀痛，多梦，眠差。每因生气或思虑后头痛加剧。西医诊为"神经性头痛"，予"谷维素，麦角胺咖啡因，盐酸氟桂利嗪胶囊"等西药，初服时可以缓解，渐至无效。几年来虽多方求治，但效果不佳，经人介绍，来我处就诊。刻诊：患者面现戚容，以手扣头，时叹息呃逆。近半年来，头痛发作渐频，发则剧痛，坐卧不安。久致前额有物肿如鸽卵。舌质暗红，苔薄白，脉沉弦。辨为木郁化风，久病入络，气血痹阻之证，治以疏肝解郁，活血通络。处柴芍通络汤加味：柴胡10g，生白芍20g，黄芩10g，牡丹皮10g，生地黄10g，地龙10g，蜈蚣1条，丹参10g，川芎10g，炙甘草6g，另加蔓荆子10g，生龙牡各20g（先煎），藁本10g，荆芥6g，防风10g，白芷10g（后下）。五剂水煎服。

1998年3月13日二诊。患者服上药后，自觉头痛减轻，心烦已除，睡眠增加。遂上方续服，连续服药十二剂后，头痛未再发作。一日，患者欣喜来告，其前额之肿物，亦自行消散。至此，病始告愈。随访一年未见复发。

按：此案患者病头痛多年不愈，渐至前额有物渐生，状如鸽卵。此即明代王肯堂《证治准绳·诸痛门》言之"头痛而起核者"之"雷头风"也。因头为诸阳之会，位居最高，乃清空之所。凡五脏六腑之精血、清阳之气，皆上注于头。故六淫之外袭，上犯颠顶，阻抑清阳；或内伤诸病，致气血逆乱，瘀阻脉络，使脑失所养，均可发生头痛。总之，头痛之病因多端，然不外内伤、外感。新病多为外感，久病多为内伤。其治疗，当审其病因，辨其表里。盖新病头痛者，不离乎外风，"伤于风者，上先受之"。而内伤头痛者，多责之于肝，因风阳上扰，肝阳夹痰浊上蒙清窍所至。其久病者，气滞血瘀，络脉不通。该患者病起于精神怫郁，久则郁而化风，风阳上亢，发为头痛。多年不愈，久病入络，脉络不通，气血凝滞，故前额有物渐长，状如鸽卵。详察病因而治之，始获良效。方中以柴胡疏肝理气解郁，川芎、丹参、地龙、蜈蚣活血化瘀、通经活络，又可平息内风，蜈蚣又能通络。白芍养血柔肝，又助柴胡解郁，合甘草缓急止痛，因而用量加倍。黄芩助柴胡，清肝利胆除烦，合牡丹皮清血中之伏热，制藁本之辛温，扶阴抑阳。藁本、蔓荆子，疏风止痛、清利头目。荆芥、防风、白芷，祛风解表止痛，防风又能解痉止痛。加龙骨、牡蛎，平肝潜阳、镇静安神。全方共用，同奏其功。

案5　陈某，女，33岁，2001年7月12日初诊。

自诉头痛一月余。患者因患"脑囊虫病"而住院治疗，经用西药"阿苯达唑"治疗一疗程，皮下囊虫结节消失，但颅内压增高，病见头痛如劈，视物模糊，眼冒金花，恶心欲呕，试做腰椎穿刺，压力为170mmH$_2$O。静脉滴注"甘露醇"等药，一周后头痛诸症缓解，停药又复出现，故求治于中医。自述口渴欲饮，饮之则吐，舌淡苔滑，脉沉弦，询其小便短少，辨为水逆证。治以化气行水，处方五苓散：茯苓30g，猪苓20g，泽泻20g，白术10g，桂枝10g，五剂水煎服。

2001年7月18日二诊。连服上药五剂，头痛、呕恶明显减轻，小便增多，效不易方，继服二十余剂，上述诸症消失，随访至今未见复发。

按：《伤寒论》第74条曰："中风发热，六七日不解而烦，有表里证，渴欲饮水，水入则吐者，名曰水逆，五苓散主之。"水逆证是蓄水的重证。因水蓄于下，气化不利，影响胃失和降，所饮之水，拒不受纳，则上逆而吐，究其病因，非火、非痰、非食、非郁，是因水邪上逆而致，故称之为"水逆"。该患者就诊时因膀胱蓄水，小便不利，下窍不通，水邪上逆，犯于清窍而见头痛；胃失和降故而恶心呕吐，治以五苓散。方中猪苓甘淡，主利水道，能化决渎之气；茯苓淡渗，通利小便，是利水除湿之要药；泽泻甘寒，利水渗湿，最善泄水道，专能通行小便，透达三焦，为利水之第一佳品；白术甘温，补脾燥湿利水，助脾气以转输，使水津四布；桂枝辛温通阳，化气利水，又可外散表邪。五药共用，以通阳化气行水而使小便利，诸症自除。该患者临证时以头痛为主症，但处方中未有一味止痛之品，而以化气行水之剂取效，实因其头痛乃水邪上逆而致，故而处以五苓散化气行水，不治头痛而头痛自止，彰显出中医学之整体观念及辨证

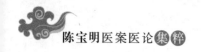

求因治本之特点。

案6 李某，男，46岁，2005年4月19日初诊。

诉头痛头昏半年余。患者头痛头昏，双颞为甚，伴心烦易怒，口苦口干，失眠健忘，腰膝酸软，精神委顿，舌红苔白，脉细数。辨为心肝火旺，肾水不足。治以清热泻火，滋阴养血。处以黄连阿胶汤：黄芩10g，黄连10g，生白芍10g，阿胶10g（烊化），鸡子黄2枚（冲服），牡丹皮20g，栀子10g，茯神20g，炒酸枣仁20g，朱砂0.6g（冲服），煅龙牡各20g（先煎），珍珠母20g（先煎），六剂水煎服。

2005年4月26日二诊。药进六剂，头痛、失眠十去七八，精神转佳，唯时有心烦目瞑，舌红苔薄，脉细数。效不更方，原方加菊花10g、枸杞子10g，续进十剂，头痛止，眠转佳，其病告愈。

按：四诊合参，该病由阴血不足引起。因肾阴亏虚，阴不潜阳，水不涵木，肝阳上亢，而有头痛昏重，心烦口苦；水不制火，水火失济，心火独亢，心肾不交而见失眠多梦；舌红脉细数，均为阴虚火旺之象。案中表现邪热较盛，故以黄连阿胶汤加减化裁，滋阴养血息风与清热泻火安神同施，合牡丹皮、栀子清热；珍珠母、朱砂安神；炒酸枣仁养心，诸药同用，使肝火平，亢阳制，水火既济，其效益佳。

案7 苏某，女，20岁，学生，2007年5月19日初诊。

诉头痛一年余，前额为主，绵绵而痛，晨起稍轻，午后渐重，初起时发时止，近两月来发作频繁，严重影响学习。来诊之时，患者面色少华，自述心慌不能自持，行走活动之后尤剧，口干心烦，神疲易倦，失眠健忘，纳食尚可，二便调。查：眼睑结膜苍白。血压92/64mmHg，舌边有齿痕，质微红，苔薄，脉濡细。辨为气血两虚，诸窍失养，治以益气养血。处归脾汤加味：炙黄芪20g，太子参10g，炒白术10g，当归10g，炙甘草10g，茯神10g，远志10g，炒酸枣仁10g，木香10g（后下），龙眼肉10g，牡丹皮10g，栀子10g，生姜10g，大枣5枚，五剂水煎服。

药入二剂，头痛若失，五剂药尽，心慌大减，睡眠好转，面色红润，血压100/70mmHg，舌脉同前。效不更方，再入五剂，以资巩固。

按："头为诸阳之会"，前额属阳明所过，阳明乃多气多血之经。患者为学生，思虑过度，久而劳心伤脾，气血两亏，脑窍失养，故作头痛，因虚而痛，则有活动后加重之特点。气血不足，心失所养，见心慌、不寐、神疲、健忘诸症；患病既久，学而不能尽其力，必然心情焦虑、情志不畅，气郁化火，故有口干、心烦火热伤津之象。治以归脾汤补益心脾，益气养血为法，易党参为太子参，乃因党参温燥，恐有伤阴之弊，另加牡丹皮、栀子，清肝泄热除烦。诸药合用，使气血旺盛，脑髓得养而头痛自止矣。

案8　季某，女，40岁，2006年10月17日初诊。

诉头痛多年，作无定时，或为头部热痛，或作颞、顶跳痛，伴面色如醉，心中烦热，口干口苦，颈项强急。追问病史，患者有"高血压"病史一年余，血压不稳，常波动在150～170/100～120mmHg之间，口服西药"尼莫地平"降压效果不理想，血压仍居高不下，头颅CT未见异常。刻诊：血压160/105mmHg，舌红苔薄白，脉弦尺沉。辨为肝阳上亢，治以滋水涵木，平肝潜阳。处方：生地黄10g，生白芍20g，钩藤20g（后下），菊花10g，葛根10g，怀牛膝10g，生龙牡各20g（先煎），珍珠母20g（先煎），紫贝齿20g（先煎），夏枯草20g，牡丹皮10g，栀子10g，六剂水煎服。

2006年10月24日二诊。药进六剂，头痛大减，壮热得缓，诸症渐轻。血压130/92mmHg，舌脉同前。效不更方，处原方六剂，而收全功。

按：肝肾阴亏，阴不制阳，水不涵木，肝阳上亢。肝为风木之脏，木性升发而喜条达，肝阳上升太过，血随气逆，并走于上，扰于清窍则见头痛胀热、面色如醉、烦热口干、舌红脉弦诸症；肝肾阴亏，津不上承，经脉失养，而见颈项强急。其虚实夹杂，标实本虚。治疗亦当急则治标，故以大队重镇潜阳之品遏制肝阳，钩藤、夏枯草、菊花、牡丹皮、栀子，清泻肝热、平肝息风；配生地黄、生白芍、葛根，滋水涵木以顾其本。如是标本兼顾，虚实同治而效。

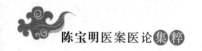

案9　吴某，女，33岁，2006年9月1日初诊。

两侧头痛两年，时发时止，每于午后痛作，伴心烦、口干，耳鸣，纳呆，情绪不佳时，头痛加剧，其人急躁，二便调和，舌红苔白，脉弦数。辨为肝胆郁热证，治以清肝泻胆，散风透热。处方：柴胡10g，生白芍20g，牡丹皮10g，川芎10g，黄芩10g，龙胆草10g，蜈蚣1条（研末冲），菊花10g，栀子10g，白芷10g（后下），藁本10g，蔓荆子10g，石菖蒲10g，远志10g，炙甘草10g，五剂水煎服。

五剂药尽，头痛尽消。两月后因生气头痛又作，再予上方六剂，诸症悉除，其病霍然而愈。

按：头痛一证，临床多以经络分型，虚实论治。本例头痛以颞、额为主，且作于午后阳盛之时，憋闷涨痛，生气后加重，乃实证也。《灵枢·经脉》云："胆足少阳之脉，起于目锐眦，上抵头角。""肝足厥阴之脉……连目系，上出额，与督脉合于巅。"故肝胆实火上炎，其症头痛头涨，口干耳鸣，舌红脉弦数；肝主情志，今有郁火，可见心烦易躁；病已多年，木旺已久，乃克脾土，运化无力，故而纳呆、苔白。治予龙胆草、黄芩、栀子、牡丹皮、菊花，清肝泻火散风为主，治其本；白芍量重力宏，养血柔筋，以顾肝之体，使祛邪而不伤正；柴胡疏泄肝胆气机，以畅肝之用，并引诸药归经；石菖蒲、远志化痰开窍；川芎、白芷、藁本、蔓荆子散风透热，予邪出路；蜈蚣祛风止痉，以缓图其标。诸药合用，标本兼治，清泻并行，药中肯綮。

案10　刘某，女，35岁，2005年9月15日初诊。

自诉头痛两月余，伴头晕，头面部涨热，面部泛起红疹，手足心烦热，心烦口苦，月经提前，色红量可。血压110/84mmHg，舌尖红，苔白，脉弦。辨为肝胆郁热，治以泻热通络，解郁止痛。处方：柴胡10g，黄芩10g，生白芍20g，川芎10g，菊花10g，金银花10g，连翘10g，蜈蚣1条（研末冲），地龙10g，生甘草10g，白芷10g（后下），水煎服六剂。

2005年9月27日二诊。药后头痛减轻，但头皮仍有烧灼感，全头涨痛，舌红，苔白，脉弦小数，此风热上犯，前方加蔓荆子10g，藁本

10g，继服六剂，药尽病瘥。

按：头为诸阳之会，手足三阳经脉，均循于头面，故头痛当责阳经。本案头痛面热，心烦口苦，舌红脉弦，一派热象，乃因肝胆经郁热，经脉不利，治疗予金银花、连翘、菊花，宣散在表之风热，发越在里之郁热；柴胡透达少阳半表之邪，且能疏畅经气郁滞；黄芩清泄少阳胆腑之热；柴芩相配，外透内清，和解少阳；蜈蚣、地龙通络止痛；生白芍缓急止痛；川芎行血中之气，祛血中之风；白芷疏风解表。二诊之时，头痛虽减，涨热明显，脉弦小数，乃风热之邪犯上，加藁本、蔓荆子，加重疏风散邪之力，诸药尽入三阳经脉，则使风热疏散，阳郁得解，"阴平阳秘，精神乃治"矣。

二十六、眩晕（贫血，梅尼埃病，高血压，高脂血症）

案1 高某，女，30岁，2003年11月20日就诊。

眩晕两月余。患者于两个月前，因流产出现头目眩晕，在医院查各项化验正常，心电图正常。经西药治疗效果不佳，故来就诊中医。患者自述头目眩晕，遇劳后加重，严重时如坐舟车，睡眠不佳，常伴恶心，纳呆不食，周身乏力，面色苍白，唇色浅淡，舌淡苔白，脉细弱。辨为气血两虚证，处归脾汤加减：炙黄芪20g，太子参10g，炒白术10g，当归10g，炙甘草10g，茯神10g，远志10g，酸枣仁20g，木香10g（后下），龙眼肉10g，柴胡10g，升麻6g，阿胶10g（烊化），生姜10g，大枣5枚，六剂水煎饭后服，忌食生冷辛辣油腻等食物。

2003年11月26日二诊。服上药后，头晕明显减轻，精神好转，又处上方，连服十二剂，患者头晕消失，饮食增加，精神转佳。其病告愈。

按：患者因流产后，耗伤气血，以致气血两虚。气虚则清阳不升，血虚则清窍失养，故见头目眩晕，且遇劳加重。血不养心，则眠差健忘、面色苍白、口唇色淡、舌淡苔白、脉细弱均为气血两虚之象。选用归脾汤益气健脾，补血养心安神。少加柴胡、升麻，升清降浊，寓补中益气之意。

案2 张某，男，57岁，2003年6月12日初诊。

眩晕半年余。患者素有嗜酒之癖，近半年余，经常头晕，尤其在头左

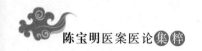

右回顾时，晕明显加重，且经常伴有颈项强痛、恶心欲呕。西医诊断为"椎基底动脉供血不足"，建议服中药治疗。望其舌淡苔白腻，脉见弦紧，辨为太阳经输不利、兼中焦湿热之证，治以葛根汤加减：葛根 24g，桂枝 10g，麻黄 4g，炙甘草 6g，白芍 10g，大枣 7 枚，生姜 10g，葛花 12g，炒薏苡仁 20g，六剂水煎服。

2003 年 6 月 19 日二诊。上药服六剂，头晕好转，舌苔薄白。连服十二剂，头晕诸症若失。

按：葛根汤乃《伤寒论》之方，有解肌舒筋之用，原方用治太阳伤寒之经脉不利证。本方适用范围很广，不只限于太阳伤寒，凡见项背部筋肉拘急紧张，或头目眩晕者，皆可使用，效果甚佳。本案患者，证属太阳经输不利，兼中焦湿热，故取葛根汤加葛花、薏苡仁治之。方中葛根升津液、濡筋脉，缓解颈项拘急；麻黄、桂枝疏通太阳经脉；芍药、甘草生津养液，缓急止痛；生姜、大枣调和脾胃，鼓舞脾胃生发之气；葛花、薏苡仁健脾除湿。诸药合用，既舒太阳之经脉，又除中焦之湿热，故而收效。

案 3　刘某，男，36 岁，2006 年 3 月 21 日初诊。

患者自诉头晕四年，西医诊断"梅尼埃病"。近半年来病情加重，每隔十天发作一次。发作时有气自心下上逆，头目眩晕，自觉天旋地转，胸憋胸闷，恶心呕吐，周身汗出，心烦躁扰，手足厥冷，舌淡苔腻，脉弦滑有力。辨为心脾阳虚，水气上逆，治以温阳降逆。处苓桂术甘汤：茯苓 20g，桂枝 12g，白术 10g，炙甘草 6g，泽泻 16g，六剂水煎服。

2006 年 3 月 28 日二诊。服上药六剂，头晕减轻，舌淡苔薄白，脉弦滑。上方加煅龙牡各 20g，连服二十余剂，眩晕止，手足转温，诸症尽除，其病痊愈，随访两年未发。

按：苓桂术甘汤为《伤寒论》之方。此方善治痰饮，功在温阳化饮，健脾利湿。其所治痰饮，乃中阳素虚，脾失健运，气化不利，水湿内停所致。盖脾主中州，职司气化，为气机升降之枢纽，若脾阳不足，健运失职，则湿滞而为痰为饮。而痰饮随气升降，无处不到，停于胸胁，则见胸胁支满；阻滞中焦，清阳不升，则见头晕目眩；上凌心肺，则致心烦心悸气喘；舌苔腻，脉弦滑，皆为痰饮内停之征。仲景云："病痰饮者，当以温药和之。"故治当温阳化饮，健脾利水。方中重用甘淡之茯苓以健脾利水，渗湿化饮，既能消除已聚之痰饮，又能补脾宁心；桂枝温阳化气，平冲降逆，苓、桂相合，温阳化气，利水平冲；白术健脾燥湿，苓、术相须，健脾祛湿，体现了治生痰之源当以温药和之之意；桂、术同用，温阳健脾；炙甘草，一则合桂枝，辛甘化阳，以助温补中阳之力，再则合白术益气健脾，崇土以利制水，三则调和诸药；方入泽泻加强其利水祛湿之力。

案4　刘某，女，54岁，2006年2月21日初诊。

突发头目眩晕四天。患者四天前，突然感到头目剧烈眩晕，当时自觉有气上逆于头部，感到天旋地转，如坐舟车，伴恶心呕吐，头痛耳鸣。遂就诊于本市某医院，诊断为"梅尼埃病"。经西药治疗后，虽然诸症有所缓解，但仍未得痊愈。现头顶部昏蒙，眩晕耳鸣时作，心悸难寐，咽中有痰，时有恶心，食纳尚可，小便如常，大便2～3日一行。查血压130/80mmHg，舌淡红，边有齿痕，苔水滑，脉滑。辨为心脾两虚，水气上逆之证，治以温阳利水，平冲降逆。处苓桂术甘汤加味：茯苓20g，桂枝10g，炒白术10g，泽泻10g，半夏10g，生龙牡各20g（先煎），旋覆花15g（包煎），代赭石15g（先煎），朱砂0.3g（冲服），炙甘草10g，生姜10g，六剂水煎服。

2006年2月28日二诊。药后眩晕减轻，心悸好转，已能安然入睡。但仍感胸脘痞闷，恶心口苦，舌微红，苔水滑，脉滑。查血压120/80mmHg。效不更方，上方加连翘10g，竹茹10g。十二剂水煎服。

2006年3月14日三诊。眩晕已消，恶心，睡眠均好。惟胃脘痞满，吞酸嘈杂，时有气攻冲上逆，逆则欲嗳，嗳气不畅，口干太息，咽中有痰，舌淡红，苔水滑，脉弦滑。此番上逆之水气渐平，治当调和肝脾，温化痰饮为要。处柴平煎合白术泽泻汤：柴胡10g，黄芩10g，半夏10g，党参10g，苍术10g，炒白术10g，厚朴20g，陈皮10g，百合10g，乌药10g，吴茱萸10g，黄连6g，泽泻20g，青皮10g，陈皮10g，炙甘草10g，生姜10g，六剂水煎服。

药进六剂，胃脘痞闷，嘈杂吞酸俱止，嗳气太息尽失，头晕未作，其

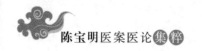

病告愈。

按：心脾阳虚，温化失司，水气上逆，阴乘阳位，可见眩晕头痛，胃气上逆而恶心呕吐，心失所养，则心悸易惊，失眠难寐。先予苓桂术甘汤为主温阳化气，利水降逆，水逆渐平，眩晕随之渐除。然逆势虽平，水饮未见尽消，肝木相乘，肝脾不和，尽现肝失疏泄之太息、嗳气、胸憋、脉弦诸症；脾虚失运，升降失常，寒热痞阻中焦，而见脘痞、嘈杂、吞酸、脉滑等症。水饮未化，仍有水气上逆之势，故继以调和肝脾，温化水饮为治疗大法。予柴平煎为主，酌加白术泽泻汤化裁，抓主证，用主方，治随方立，方随证变而取效。

案5　霍某，男，68岁，2007年5月19日初诊。

头目眩晕半年。患者近半年来，经常头晕目眩，且伴恶心，呕吐，几乎每隔二至三天即大发作一次，发作严重时，自觉天旋地转，呕吐不止，西医诊断为梅尼埃病，曾服用"苯巴比妥"，中药"清眩丸"等罔效，且发作日渐频繁严重。刻诊：面部虚浮不华，舌淡嫩，苔黏腻，两眼珠不停震颤，切其脉见弦滑。又询其病情，自述心下部经常胀满，心中惴惴欲吐，心烦失眠。某院做胃镜检查，诊断为浅表性胃炎，按压腹部柔软不硬。据其脉症，辨为中焦气虚，痰浊上乘之证。处方：旋覆花12g（布包），代赭石12g（布包），大枣5枚，白术10g，泽泻20g，党参6g，炙甘草6g，半夏12g，煅龙牡各20g（先煎），生姜10g，六剂水煎服。

2007年5月26日二诊。服上药六剂，患者恶心止，头晕明显减轻，唯心烦睡眠仍差。舌淡苔白而不腻，脉弦，于上方去白术，泽泻，加秫米10g，炒酸枣仁20g。继服十二剂，头晕，目眩已止，心烦除，且每日能睡眠五至六小时，近半月来头晕、呕吐未发作。后又以健脾和胃之品，调理数月而愈，随访至今未见复发。

按：梅尼埃病，属于中医的眩晕病，当根据患者病因病机的不同而辨证施治。案三、案四两例，患者均有心脾阳虚，痰饮内停之征，治疗均以苓桂术甘汤为主，不同的是后者尚伴有木郁乘土之症，因此，其后以柴平煎合白术泽泻汤化裁治之。而本案患者，因心下停有水气而致心下胀满，心中欲吐，乃因中焦气虚，肝气乘胃，而致胃气上逆，故用旋覆花代赭石汤加味治之。方中旋覆花逐痰水除胁满,降胃兼以平肝,又辅以代赭石、半夏和胃降逆,更伍以党参、甘草、大枣、生姜,以补助胃气之虚;白术、泽泻,加强健脾祛湿之力,因患者心烦失眠,故投以煅龙牡,宁心安神而收效。因患者以心下痞满为主症,故善后也以调理脾胃为主,而使其痞愈。

案6　郭某,女,46岁,2001年1月1日初诊。

主诉头晕半月余。患者高血压、高脂血症病史两年余,近日头晕头痛,颜面潮红,心烦失眠,耳鸣,周身乏力,头身沉重,胃脘胀满,嗳气,舌红苔白腻,脉细弦。查:血压150/100mmHg,甘油三酯4.26mmol/L(<1.71mmol/L),胆固醇7.76mmol/L(<5.6mmol/L)。辨为肝经热盛,热极动风,兼有湿热之证,治当先平肝息风,滋阴潜阳。处方:羚羊角粉0.5g(冲),钩藤20g(后下),生地黄10g,茯神15g,生白芍15g,菊花10g,桑叶10g,葛根10g,煅龙牡各20g(先煎),瓜蒌20g,丹参10g,怀牛膝10g,五剂水煎服。

2001年1月9日二诊。服上药头晕、头痛、颜面潮红、心烦失眠、耳鸣诸症减轻,余症同前,血压130/90mmHg。肝风平息,内存湿热,治当清利湿热,宣畅气机。处方:炒薏苡仁20g,杏仁10g,白豆蔻10g(后下),厚朴10g,半夏10g,通草6g,滑石20g(包煎),生山楂10g,葛根10g,生铁落30g(先煎),夏枯草20g,生山药10g,五剂水煎服。

2001年1月15日三诊。头晕身沉重减轻,精神好转,继服前方五剂。

2001年1月20日四诊。化验血脂,均降为正常。血压平稳,诸症基本消失。循法继续调治数剂而愈。

按:本案患者,所见头目眩晕,头痛,颜面潮红,心烦失眠耳鸣,脉弦等症,皆因肝阴亏损,肝阳上亢所致,故以羚角钩藤汤加味治之。方中以羚羊角、钩藤清热凉肝、息风止痉;桑叶、菊花协助主药以清热息风;风火相煽,最易耗伤阴液,故用白芍、生地黄,养阴增液以柔肝养筋;邪热亢盛,易灼津为痰,故用瓜蒌,清热化痰;热扰心神,又以茯神,以宁心安神;全方平肝息风,滋阴潜阳,达到标本兼治的目的。又患者头身沉重,周身乏力,苔白腻,为湿热之症,胃脘胀满、嗳气,为气机不畅所

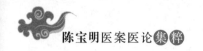

致，故后以三仁汤加味，清热利湿，又能宣畅上、中、下三焦气机，使湿邪有出路。

案7　徐某，男，67岁，2000年3月20日初诊。

诉眩晕二十余日。查血压120/70mmHg，查脑血流图，提示有轻度脑动脉供血不足。曾服"丹参片""清眩丸"及中药汤剂，均无明显效果，故邀中医为之诊治。刻诊：面色苍白，形体消瘦，自述头晕严重时伴有干哕，且心悸，胃脘痞满，腹中常自闻"辘辘"作响之声，望其舌淡苔白滑边有齿痕，脉沉弦。视患者前服之方，尽为平肝息风之品。其证当属饮停心下，遂处方：姜半夏12g，生姜12g（捣汁兑服），茯苓24g。仅服三剂头晕恶心明显好转，连服九剂，诸症消，病乃痊愈。

按：该患者所致之头晕。乃因心下停饮，水饮上逆，扰于清窍所致，是以前方用平肝息风之品无效。遂处以小半夏加茯苓汤，化饮降逆止呕而取效。

案8　郭某，女，45岁，2001年12月16日初诊。

头晕呕吐、吐涎沫半年。患者眩晕发作时，天旋地转，如坐舟车，伴手足厥冷，心烦，血压90/62mmHg，胃脘部怕凉，脉沉细。西医输液治疗，未见好转，经人介绍就诊于中医。辨为中焦虚寒，水气上逆之证，处苓桂术甘汤合吴茱萸汤加减：茯苓20g，桂枝10g，炒白术10g，炙甘草10g，吴茱萸10g，小红参10g，半夏10g，荜澄茄10g，泽泻10g，生姜10g，六剂水煎服。

2001年12月23日二诊。服药后眩晕止，饮食增加，精神转好，效不更方，继用上方六剂。

2001年12月30日三诊。服药期间略有反复，头部稍觉眩晕，胃脘部灼热，微疼，但症状较前为轻，食可，口苦，未吐涎沫，舌红，脉沉弦。血压101/70mmHg。于上方再加陈皮10g，厚朴12g，再进六剂。

2002年1月6日四诊。近日生气后而致纳呆，服药期间眩晕未发作，手足冷减轻，未吐涎沫，心慌减，眠可，无其他不适，为巩固疗效，上方再进六剂而停药。

按：本案患者因中焦脾胃阳虚，寒浊水饮上逆，而致头晕，口吐涎沫、恶心不止。又因阴寒内盛，而致手足逆冷、胃脘部怕凉，故以苓桂术甘汤合吴茱萸汤，温化水饮、降逆止呕而收效。

案9　韩某，女，72岁，2008年10月16日初诊。

头目眩晕四月余。患者"高血压"病史三十余年，近来头目眩晕加重，伴有全身寒战、短气、心悸等，甚则有欲扑倒在地之状。周旋于大同市几家医院，查心电图、心脏彩超、头颅CT等均无异常。头晕发作时，血压迅速升高至180/98mmHg，采用中西医治疗未效，病情却有逐渐加重之势，经人介绍就诊于中医。患者形体肥胖，精神疲惫，面容憔悴，需人搀扶方可行走。自述近半年来，眩晕反复发作，每天发作2～5次，且经常全身怕冷恶寒，时时犹如冷水洒身之状，冷气从后背窜及四肢，伴腰膝酸软，短气蹲卧。查血压：180/95mmHg。舌体胖，苔白，脉弦滑。辨为肾阳亏虚，水饮上泛之证。治以温肾助阳，平冲降逆。处肾气丸加减：生地黄20g，山茱萸10g，生山药10g，茯苓10g，炒白术10g，泽泻10g，肉桂10g，附子10g（先煎），煅龙牡各20g（先煎），怀牛膝10g，五剂水煎服。

2008年10月21日二诊。服上药后眩晕次数明显减少，一天发作二至三次，心悸、畏寒及腰膝酸软亦减轻。但仍有乏力、短气、汗出、神疲、纳少、便干，查血压：154/90mmHg。治以健脾温肾，镇摄浮阳。处方：茯苓10g，桂枝10g，炒白术10g，炙甘草10g，附子10g（先煎），煅龙牡各20g（先煎），怀牛膝10g，火麻仁30g，枳实10g，五剂水煎服。

2008年10月25日三诊。服上药后，眩晕顿减，一天发作1～2次，心悸亦轻，精神转佳，仅有后背冷甚，食后腹胀。用16日方加木香10g（后下）、陈皮10g。以温肾化饮，健脾除胀，五剂水煎服。

2008年11月1日四诊。患者欣喜告之，近日心悸、头晕大减，偶尔发作一次，全身怕冷之状，基本消失。腹胀减，纳增，血压基本恢复平稳，在135～140/85～90mmHg。予苓桂术甘汤加制附子10g（先煎）、煅龙牡各20g（先煎）、怀牛膝10g。再服五剂，以资巩固。嘱其用西药降压维持，随访头晕至今未犯。

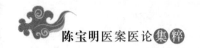

按：眩晕，是高血压中常见的临床症状，中医因囿于"肝无补法"之旧说，不加辨证，一味地用清肝、泻肝、镇肝之法，故而影响其疗效。本例患者，年老肾亏，病程已久，且突出的症状是全身怕冷畏寒，因此辨为脾肾阳虚，水邪上逆之证。患者出现头晕、心悸等症，是由于脾肾阳虚，水饮上逆所致。古有"无虚不作眩"之说，因此本病的根本在于阳虚，由于肾阳虚衰，火不暖土，不能温化水饮所致。水不化津而上逆，水饮凌心射肺则心悸、短气。上干清阳，阴乘阳位，则头目眩晕。《素问·生气通天论》云："阳气者，精则养神，柔则养筋。"脾肾阳虚，则神疲乏力。阳虚不能温养经脉肌肉，反受水寒之邪浸润，则全身怕冷，甚则有欲扑倒在地之状。腰为肾之府，肾阳虚，则腰膝酸软，阳虚不能固摄津液，则见汗出。阳虚膀胱气化不利，则小便不利。《金匮要略》云："夫短气有微饮，当从小便去之，苓桂术甘汤主之，肾气丸亦主之。"制水在肾，运水在脾。治当温肾暖脾，平冲降逆。治以八味肾气汤，温肾助阳、化气利水。用苓桂术甘汤，温脾运水，平冲降逆，二者交替服用，相得益彰。在二方中加怀牛膝以补肝肾，引上浮之阳回府。煅龙牡镇肝潜阳，以治其标。纳差加陈皮、木香以理气健脾燥湿，大便干结，加火麻仁以润肠通便。因此，临证当审症求因、治疗应抓其主症而用主方，方可得心应手，药到病除。

案10 李某，女，68岁，2019年12月10日初诊。

眩晕项强两月余。患者近日感冒愈后，而见眩晕，项强汗出，心烦，身体酥软乏力。刻下头晕项强，几欲倒地，伴头身重困。舌质淡红，舌苔白，脉浮。此为风邪在经，经输不利所致。治宜调和营卫，升津舒经。遂处桂枝加葛根汤加味：桂枝10g，生白芍10g，炙甘草10g，生姜10g，大枣5枚，葛根20g，炒白术20g，泽泻20g，四剂水煎服。

2019年12月17日二诊。患者自述服上药后，眩晕症状减轻，头身重困亦除，余症如前。处方：桂枝10g，生白芍10g，炙甘草10g，生姜10g，大枣5枚，葛根20g，石菖蒲10g，远志10g，焦三仙各10g。六剂水煎服。

2020年4月28日，患者家人电告，患者诸症皆除，并以致谢。

按:《伤寒论》第 14 条:"太阳病,项背强几几,反汗出恶风者,桂枝加葛根汤主之。"论述了太阳中风,经输不利的证治。风邪在经,经输不利,津液不能上濡,所以眩晕,项背拘急,故以桂枝加葛根汤调和营卫,升津舒经。合泽泻汤治其"苦冒眩"之症,二诊患者好转故去之。加石菖蒲、远志,开窍化痰;焦三仙开胃消食,防病于未然。

二十七、瘛疭(产后抽搐,下肢不宁综合征)

案 1 王某,女,28 岁,1989 年 6 月 20 日初诊。

双手抽动不止一月余。患者一月前,行人工流产,其后两手不时挛急、抽动不止。开始每天抽三至五次,不以为意。近十多天来,两手抽动日渐加重,每隔二十至三十分钟,便抽动一次。故来我院就诊。化验血红蛋白 14g/dL,血钙正常。自述除双手抽动外,全身经常怕冷,腰困,舌淡苔薄,脉紧。中医辨为血不养筋,肝风内动之证,治当养血濡筋。用芍药甘草附子汤加减,处方:生白芍 60g,炙甘草 10g,制附子 10g,黑木耳 10g,莴苣子 10g,钩藤 20g(后下),五剂水煎服。

1989 年 6 月 26 日二诊。服上药后,身体怕冷有所好转,其余症状无明显变化,舌脉如前。上方再服 5 剂。

1989 年 7 月 2 日三诊。服上药五剂后,双手抽动明显减轻,且畏寒亦除。上方继服十余剂而愈。

按:《素问·至真要大论》云:"诸风掉眩,皆属于肝。"患者因行人工流产而致血虚。肝藏血,主筋,血虚而筋脉失养,则肝风内动,故见两手挛急抽动不已;血属阴,气属阳,血虚既久,必致阳虚或阴虚。今患者出现怕冷,阳气已虚。治疗用芍药甘草附子汤,以芍药甘草相配,酸甘化阴以养血;附子甘草相伍,辛甘化阳以复阳;另加黑木耳、莴苣子,助芍药以养阴;加钩藤以息风,共奏养血温阳息风之功。

案 2 靳某,女,53 岁。2020 年 12 月 22 日初诊。

双下肢抽跳两月余。患者自述两月前因生气后,睡眠中突然双下肢抽跳,每夜四到五次,每次发作都会从睡眠中清醒,严重影响睡眠,多处求

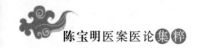

治，服用中西药物症状不解。平时伴有双下肢发凉。舌淡白，有齿痕，脉细，辨为阴血不足，虚风内动，兼阳虚证。治则：滋阴潜阳，柔肝息风，兼以温阳。方选阿胶鸡子黄汤合甘麦大枣汤加减：阿胶10g（烊化），白芍20g，石决明10g（先煎），钩藤20g（后下），生地黄10g，炙甘草10g，煅龙骨20g（先煎），煅牡蛎20g（先煎），络石藤20g，茯神20g，鸡子黄2枚（冲服），浮小麦20g，桂枝10g，川牛膝10g，柴胡6g。四剂水煎服。

2020年12月26日二诊。患者自述，上方服用一剂后，夜间下肢抽跳基本消失。但自觉咽部稍有气逆上冲，有恶心之感，遂以上方酌加生姜，四剂水煎服。

2020年12月30日三诊。服上药后，诸症全无。考虑患者此症由生气引起，为巩固疗效，稍加疏肝理气之品以善后。处方：生地黄10g，生白芍20g，天冬10g，钩藤20g（后下），石决明10g（先煎），煅龙骨20g（先煎），煅牡蛎20g（先煎），桂枝10g，炙甘草10g，怀牛膝10g，阿胶10g（冲服），茯神20g，珍珠母10g，柴胡10g（另包，醋拌），香附10g。六剂水煎服。药后诸症未发，其病告愈。

按：下肢不宁综合征，中医认为多与阴血不足，肝之筋脉失养有关，多属内风证。《素问·上古天真论》有云："女子……七七任脉虚，太冲脉衰少，天癸竭，地道不通，故形坏而无子也。"患者年过七七，阴血不足，筋脉失其荣养，则筋脉拘挛收缩；加之肝气不舒，引动内风，遂导致下肢抽跳。上方用阿胶鸡子黄汤以滋阴潜阳，柔肝息风；加以甘麦大枣汤养心安神，和中缓急。全方标本兼治，故而仅服四剂，其病痊愈。

二十八、中风（脑梗死，吉兰 - 巴雷综合征，面肌痉挛）

案1 周某，男，73岁，1989年2月17日下午初诊。

患者昏迷不醒四天。家人代述："高血压"病史已有数年，血压忽高忽低，经常波动在170～200/95～110mmHg之间。平时经常感到头目眩晕，腰困耳鸣，肢体麻木。半月前，晨起时左侧肢体麻木、活动不灵，头目眩晕，不能行走，口角轻度右偏，言语謇涩，逐渐神识不清，人事不省，病势日重，当地医院诊断为"脑血栓形成"，用大量"维脑路通""丹参注射液""甘露醇"等药，疗效不显。其子女围坐身边，手足无措，惊恐万分，邀中医为之诊治。握其两手冰冷至肘，视其头额部汗出如珠，呼吸急促，终日昏睡，神识不清。用物撬口，望其舌象，舌质红绛，舌苔黄厚燥裂而起芒刺，脉沉伏不起。辨为阴虚亡阳之证，治以温阳益气生津，回阳固脱开窍。处四逆加人参汤：制附子10g（先煎），红参10g（另煎兑服），干姜10g，炙甘草6g，一剂水煎顿服。另用安宫牛黄丸一丸，温开水送服。

1989年2月18日清晨，家人急促叩门，欣然告曰，服药当天子夜，神识渐知，翌日凌晨，神识完全清醒，全家人欣喜。复诊时，但见神识完全清醒，且能与之交谈，握其两手已转温，额汗亦止，脉已不沉，厚苔始退。又以温阳养阴之品，调理数剂而愈。

按：中风一证，变化最速，闭、脱二证，尤当急辨。本案老翁，年逾七旬，正气已虚，发病之前常感头目眩晕、肢体麻木，即有阴虚阳亢动风之兆，及至病发，神识昏糊，四末厥逆，冷汗淋淋，六脉沉弱，一派脱阳之证，此乃阴阳离决之恶候也。《素问·生气通天论》云："凡阴阳之要，阳密乃固。"张仲景《伤寒论》第323条亦云："少阴病，脉沉者，急温之，宜四逆汤。"故以四逆汤，急温回阳，固脱救逆；另加人参，益气生津救阴。然则神识不清，舌红苔黄燥起芒刺，为邪热闭阻心窍，故予安宫牛黄丸，清热开闭。此案中风之闭证、脱证并见，治疗一开一固，标本兼顾，共奏回阳救逆、开窍醒神之功，故能起死回生焉！

案2　史某，男，35岁，2010年9月初诊。

双下肢麻木两月。患者常年在山东济南打工，2010年仲夏，因天气炎热，夜晚吹电风扇不停，翌日早晨醒后，出现双下肢麻木不仁，且不能独立行走。打120就诊于当地医院，经检查诊断为"吉兰-巴雷综合征"，遂住院治疗，经用西药治疗一月后，病情缓解，能独自下地行走，但双下肢仍感麻木不仁。出院回家后，一直行动不稳，双下肢怕冷。遂就诊于中医。望其面色不华，舌淡红苔薄白，脉沉细而涩。辨为气虚血滞，营卫不和证，治宜益气行血，调和营卫。处黄芪桂枝五物汤加味：黄芪30g，桂

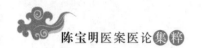

枝 15g，白芍 15g，生姜 10g，大枣 7 枚，桃仁 10g，红花 10g，鸡血藤 10g，川牛膝 10g，六剂水煎服。

二诊时，患者自述服上药后，双下肢怕冷症状减轻，但仍麻木不仁，守方继服十剂。

三诊时，患者双下肢怕冷症状基本消失，肢体麻木减轻，守方继服十剂。

服药后，双下肢麻木大减，皮肤知觉逐渐恢复，守原方继服两个月后，下肢知觉恢复，能正常走路，其病告愈。

按：黄芪桂枝五物汤，在张仲景《金匮要略》中，主治"血痹阴阳俱微……外证身体不仁，如风痹状"者，乃"尊荣人骨弱肌肤盛，重因疲劳汗出，卧不时动摇。加被微风，遂得之"。本案患者因常年劳累，身体较为疲惫，正值炎夏，汗出又多，加之风邪入侵血脉，血络失畅，肌肤失于濡养，而致双下肢麻木，活动失灵。用黄芪桂枝五物汤，补气行血，通阳和营；加桃仁、红花、鸡血藤，活血通络；川牛膝引药下行。诸药合用，共奏益气通阳、活血通络、调和营卫之功。

案 3　乔某，女，60 岁，已婚，2000 年 3 月 4 日初诊。

患者左半身麻木、发冷六年余，劳累后加重，某医院诊断"轻度脑血栓"。伴周身乏力，腰困，手足心发热，胃脘部不适，舌质红苔白，脉弱。血压：120/70mmHg。辨为气虚血滞，脉络瘀阻证。气虚不能运血，气血瘀滞，脉络痹阻，筋脉肌肉失养，故身体发冷、麻木，舌质红为营血不足，脉象弱为气虚之象。治以益气养血，活血通经。处补阳还五汤加减：炙黄芪 30g，川芎 10g，赤芍 10g，当归 10g，地龙 10g，桃仁 10g，红花 10g，桂枝 10g，炙甘草 10g，五剂水煎服。

2000 年 3 月 11 日二诊。服上药后，左半身麻木、发冷减轻。于上方加减：炙黄芪 20g，川芎 10g，赤芍 10g，当归 10g，地龙 10g，桃仁 10g，红花 10g，桂枝 10g，炙甘草 10g，六剂水煎服。

2000 年 3 月 18 日三诊。服上药后，左半身麻木明显减轻，肢体已转温，舌脉如前，于上方继服六剂后，诸症消失，其病告愈。

按：补阳还五汤，主治中风后遗症，如半身不遂、口眼㖞斜等。此处用治左半身肌肤麻木不仁，病虽不同，辨证相同，同用一方，此异病同治之意也。方中重用黄芪以大补脾胃之气，使气旺以促血行，祛瘀而不伤正，故为君药；当归活血，有祛瘀不伤血之妙，故为臣药；川芎、赤芍、桃仁、红花，助当归活血祛瘀；地龙、桂枝，通经活络，甘草调和诸药，且与桂枝相配，有辛甘化阳，温通经脉之用。诸药合用，使气血运行，瘀祛而脉络通，诸症自愈。

案4　白某，男，31岁，2006年1月3日初诊。

半年前，因患"面神经麻痹"而行针灸治疗，现已基本痊愈，但总感左侧口角及眼角，阵作抽搐，数秒钟后，自行缓解，移时又作。西医诊断为"面肌痉挛"，予口服"谷维素""复合维生素B""银杏叶"等药不效。刻下可见：面型基本对称，左眼闭合不紧，抽搐时作时止，舌红苔白，脉细弦。辨证为风痰阻络，治以祛风化痰，息风止痉。处方：白附子10g，白僵蚕10g，蜈蚣1条（研末），天麻10g，防风10g，生白芍20g，木瓜10g，地龙10g，丹参20g，炙甘草10g，六剂水煎服。

2006年1月10日二诊。药后其效不显。追问其病史，患者常感五心烦热，舌质红苔白，脉沉细滑。此乃素体阴虚火旺，治当兼以滋阴养血柔筋。处方：白附子10g，白僵蚕10g，蜈蚣1条（研末），地龙10g，丹参20g，防风10g，生白芍20g，木瓜15g，莴苣子10g，黑木耳10g，天麻10g，钩藤20g（后下），生地黄10g，炙甘草10g，六剂水煎服。

2006年1月16日三诊。药后效佳，面肌抽搐已止，舌红苔薄，脉沉细。效不更方，继进六剂，其病痊愈。

按：本案患者，乃因气血亏虚，风中经络所致。面部抽搐，此症一则因风中脉络，气血不畅，濡养失常；一则因阴虚血亏，虚风内动。外风引动内风，故初治但治外风，未奏寸功，再诊以祛风通络与滋阴养血并重，内外兼顾，故取速效。

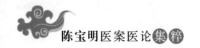

二十九、厥证（胆道蛔虫病）

案 1 某女，29 岁，20 世纪 60 年代末，陈宝明先生于故里行医时诊治。

患者自述上腹部阵发性疼痛，持续两年之久，曾在当地医院诊断为"胆道蛔虫病"，并被多次建议手术治疗。患者因经济困难而拖延至今。近来腹部剧痛一周，呈阵发性加重，疼痛发作时，身体蜷曲不伸，大声呼号，汗出如洗，手足冰冷，痛苦不堪，同时伴有恶心呕吐。疼痛剧烈时，肌内注射"阿托品"，虽能缓解一时，但终不得其愈，故求治于中医。望其舌淡苔薄白，脉弦有力，故辨为"蛔厥"证。处乌梅丸加减：乌梅12g，细辛 3g，干姜 10g，黄连 6g，当归 10g，制附子 10g（先煎），蜀椒10g，桂枝 10g，党参 6g，黄柏 10g，川楝子 10g，延胡索 10g。

患者服上药三剂，疼痛减轻，三天未见大发作，其后连服上方九剂，腹痛止，诸症消，其病告愈。半月后，告其服"枸橼酸哌嗪"，驱出蛔虫二十余条。一年后随访，其病未发。

按：《伤寒论》第 337 条："凡厥者，阴阳气不相顺接，便为厥。厥者，手足逆冷者是也。"厥证于临床，其因种种，有因于寒，有因于热，有因于虚，有因于实。但是，无论何种原因，总是缘于气机逆乱，阴阳之气不相顺接，临床表现手足四肢冰冷，治疗当针对病因辨证论治。本例患者是因蛔虫致厥，故名蛔厥，特点为当蛔虫上扰，发生疼痛、吐逆之时，则出现手足冰冷。乌梅丸作为常用之方，临床不但可用治厥阴病之寒热错杂症，亦可治疗上热下寒，寒热错杂的蛔厥证。本方寒温并用，攻补兼施，且酸苦甘辛，五味俱全，故有安蛔、伏蛔、降蛔、杀蛔之功，用治蛔厥有极好疗效。

案 2 曾某，女，46 岁，2000 年 4 月初诊。

患者一年半前，因"胆道蛔虫病"，在当地医院行手术治疗，术后半年，又感觉到右侧胁肋部，阵发性钻顶样疼痛，其痛势如同术前，开始未加重视，后来病情越来越重，患者自以为旧病复发，故住医院检查，经 B

超、CT 检查，均未见异常，亦未发现蛔虫，只好用解痉止痛药临时治疗。经人介绍遂至先生处就诊，患者自述疼痛发作时，全身蜷卧，伴大汗淋漓，四肢厥冷，恶心欲吐，望其神态呈痛苦病容，舌淡苔白，脉弦。辨为"蛔厥"之证。处乌梅丸加味：乌梅 12g，细辛 3g，干姜 10g，黄连 6g，当归 10g，制附子 10g（先煎），蜀椒 10g，桂枝 10g，党参 6g，黄柏 10g，川楝子 10g，延胡索 10g。

患者服上药六剂后，诸症减轻，守原方共服二十余剂，诸症消失，其病告愈。

按：蛔厥证的发生，常为蛔虫上窜，钻入胆道而形成，主要表现为右上腹部呈钻顶样剧烈绞痛，伴呕吐，常见呕吐胆汁或蛔虫，肢冷汗出。本案患者为术后复发，经检查体内虽未发现蛔虫，但根据其脉症，亦辨为蛔厥证，处乌梅丸加味治疗而获效。

三十、郁证（慢性咽炎，神经症）

案1　朱某，女，43岁。

患者于半月前，因家事口角，其后胸胁满痛，不思饮食，头目眩晕，耳鸣。自服"舒肝和胃丸"后，胸胁满痛，头晕等症稍减，但咽中堵塞，日渐加重，自觉如梗一物，吐之不出，吞之不下，咯少量白色黏痰而不利。心情十分郁闷。在耳鼻喉科检查数次，均未见任何异常，诊断为"咽喉神经症"。经人推荐找中医为之诊治。望其舌淡苔白腻，脉沉弦。结合病史，辨为气机郁阻，痰气凝结之梅核气，治以疏肝解郁，行气化痰。方用半夏厚朴汤：半夏 12g，厚朴 12g，茯苓 12g，紫苏梗 10g，生姜 10g，六剂水煎服。

服上药后，痰虽减少，但咽中堵塞之感无明显效果，舌脉同前。于上方加瓜蒌仁 20g，川贝母粉 6g（冲），陈皮 10g。

上药服六剂，咽喉堵塞症状明显减轻，近日饮食增，舌淡红，苔薄白，脉略弦。后以此方继服四剂，诸症尽除，其病告愈。

按："梅核气"是以咽中似有梅核阻塞、咯之不出、吞之不下、时发时止为主症的一种常见病。张仲景《金匮要略》云："妇人咽中如有炙

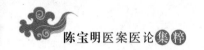

脔。"本病多由情志不遂，肝气郁结，气滞痰凝，痰气搏结于咽喉所致。本案患者咽中自觉如梗一物，吐之不出，吞之不下，伴胸胁满痛，不思饮食，头目眩晕等症，皆为肝郁气滞痰阻所致。处半夏厚朴汤，开结解郁化痰顺气。临床所验，使用此方时，略加些咸寒化痰之品，其效更佳。

案2　孟某，女，34岁，怀仁县人，2001年5月20日初诊。

患者自述咽部如有异物梗阻三月余，吞之不下，吐之不出。西医诊断为"慢性咽炎"。曾口服"西瓜霜含片""金嗓子"等药，虽然症状有所缓解，但咽部仍有不适感。遂前来求诊中医。经询问，患者每于生气后，咽部异物感加重，并伴咽干，胸胁胀满，善太息等症状。望其咽峡部轻度充血，扁桃体不大，舌质偏红，苔黄腻欠津，脉细弦。辨为肝气郁结，化火灼津证，治宜疏肝理气，清热利咽。遂处自拟柴胡解郁汤加减：柴胡10g（醋制），香附10g（醋制），茯苓12g，半夏10g，川厚朴12g，紫苏梗10g，桔梗10g，山豆根10g，射干10g，板蓝根20g，炙甘草10g，郁金10g，煨姜10g，五剂水煎服。

2001年5月27日二诊。服上药后，自觉咽部异物感明显减轻，后在原方基础上略行加减，共服十五剂，诸症尽除。

按：柴胡解郁汤，是先生自拟之方，为治疗梅核气之经验方，方中以柴胡、香附、郁金，疏肝理气解郁；以半夏、茯苓、川厚朴、紫苏梗、煨姜，理气化痰散结；以板蓝根、山豆根、射干，清热解毒利咽；桔梗有宣肺升提之用，为手太阴肺经之引经药，咽喉系肺胃之门户，借其升扬之力，以引药力至病所，且配甘草调和诸药。诸药合用，共奏疏肝理气，清热利咽之功。临床凡辨为肝气郁结，化火灼津证，用之多验。

案3　李某，女，19岁，2002年10月3日初诊。

患者咽喉干、疼痛近半年，自觉咽中如有物阻，吞吐不出。半年前开始觉咽部不适，如有物阻，咯吐不出，吞咽不下，曾服西药（不详），效不明显，时好时坏，近日症状明显加重，且咽部发干，疼痛不适，大便干，数日一行，小便正常，饮食睡眠如常。辨为痰热互结之"梅核气"，治以清热利咽，化痰散结。处方：金银花20g，连翘10g，黄芩10g，生大黄 8g（后下），玄参 10g，麦冬 10g，射干 10g，板蓝根 20g，山豆根 10g，金果榄 10g，木蝴蝶 10g，桔梗 10g，生甘草 10g，厚朴 10g，半夏 10g，橘红 10g，紫苏梗 10g，六剂水煎服。

2002 年 10 月 10 日二诊。服上药咽部疼痛缓解，咽干消失，但咽喉部仍有异物感。处柴胡解郁汤加减：柴胡 10g（醋制），香附 10g（醋制），郁金 10g，麦冬 10g，桔梗 10g，陈皮 10g，厚朴 10g，茯苓 12g，紫苏梗 10g，半夏 10g，香橼 10g，佛手 10g，生姜 10g，生甘草 10g，代赭石 10g（先煎），旋覆花 10g（包煎），金果榄 15g，六剂水煎服。

2002 年 10 月 17 日三诊。服上药六剂，诸症减轻，后又服上方六剂而愈。

按：本案与案二两者均是慢性咽炎，但本案患者见痰热互结之象，故一诊中所用诸药以清热利咽、化痰散结为主，二、三诊中其热已除，故处验方加减治疗而愈。

以上三案均属"梅核气"，但是病因病机不同，故处方用药各异，可见治疗本病一定要辨证求因。

案4　郝某，女，48 岁，2005 年 10 月 6 日初诊。

患者一周前因琐事与他人口角，其后自觉全身窜痛，痛无定处，痛作时不能活动，其后自行缓解。伴脘腹痞闷、嗳气。饮食如常，二便调和，舌质红，苔白腻，脉弦。辨为肝郁气滞之证，治以行气解郁。方用柴胡桂枝汤加味：柴胡 10g，黄芩 10g，半夏 10g，煨姜 10g，党参 10g，炙甘草 10g，桂枝 10g，生白芍 20g，大枣 5 枚，川楝子 10g，延胡索 10g，片姜黄 10g，郁金 10g，六剂水煎服。

2005 年 10 月 27 日二诊。药后诸症减轻，但仍未痊愈，窜痛时作，舌红苔白腻，脉弦。处以柴胡疏肝散加味：柴胡 10g，生白芍 20g，川芎 10g，香附 10g，炙甘草 10g，枳壳 10g，川楝子 10g，延胡索 10g，片姜黄 10g，郁金 10g，煨姜 10g，桂枝 10g，六剂水煎服。

2005 年 11 月 17 日三诊。服药六剂，全身窜痛及脘痞嗳气诸症顿除。停药半月后，又见全身窜痛，口苦口干，舌质红苔白腻，脉弦。此乃肝气郁结，久而成瘀化热，治当前方加三棱 10g，莪术 10g，薄荷 10g（后

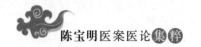

下），继服六剂，药尽病愈。

按：《素问·阴阳应象大论》曰"怒伤肝"。本例患者，暴怒之后，肝失条达，气机不畅，故见全身窜痛；同时，肝旺横逆，肝胃不和，脘痞嗳气。证属肝胆经气不利，肝胃失和，治以和解气机，调和肝胃。因病起于肝郁气滞，故加大疏肝理气。然药进效微，概经气不利，气血运行迟滞，濡养不周，故二诊之时重在疏肝理气，更配桂枝，取其辛温性走，以增通络之功。然全身窜痛之势未减，且口干口苦，舌红脉弦，顿悟"气有余便是火"（元代朱丹溪《格致余论》），同时，气滞则血瘀，瘀血而痛，治予原方之中辅以薄荷，取"火郁发之"之意，酌加三棱、莪术，活血以通瘀滞。药证相投，立收全效。临床上对于肝郁气滞引起的气郁、气窜、气痛等症，用本方加减治疗常获佳效。

三十一、气窜痛

1991年春，曾治一妇，年近不惑。自述咽中有异物感三月余。西医诊断为"咽神经症"，屡经中西药治疗而不效。开始以"梅核气"而投服半夏厚朴汤、麦门冬汤及会厌逐瘀汤而无效。详询其病情，患者每在生气后，病情加重，除自觉咽喉堵塞外，常感两胁苦满心烦急躁，且周身窜痛，在其痛处以手拍打，遂即嗝声连连，不能自控。先生恍然大悟，此乃先师刘公所云之肝气窜矣，故处柴胡桂枝汤原方。服三剂咽憋及周身疼痛明显减轻，又服六剂，诸症尽除而愈。

按：柴胡桂枝汤，即小柴胡汤与桂枝汤合方而成。在《伤寒论》中，用治太阳表邪不解，兼见微呕，心下支结等少阳之半表半里证。但是，柴胡桂枝汤，既能调和营卫，调和气血，又能和解表里，疏泄肝胆。于临床不论外感或内伤，均可使用。本案患者生气后，咽中有异物感加重，且伴两胁苦满、心烦急躁等症，实乃肝失疏泄，气机不畅所致。肝喜条达而恶抑郁，气机不畅，"不通则痛"（《素问·举痛论》），故见周身窜痛；同时，肝气横逆不解，故以手拍打窜痛之处，而见嗝声连连不止。治应疏肝理气，用柴胡桂枝汤疏解在表之肝气而取效。

三十二、血证（鼻衄，紫癜，阵发性睡眠性血尿）

案1

1989年仲夏的一个傍晚，一位学生慌促叩门，告曰：近一周来鼻腔间断出血不止，并在附近医院行"电烙"和服药治疗，出血未止，其效不佳。自述近三年来，每至夏日就发此病，入秋后缓解，望其颜面潮红，身体强壮，两目赤丝缕缕，大便数日未行，舌红苔黄厚而欠津，脉象洪大滑数。辨为血热火盛证，治以凉血泻火。遂处：生大黄10g，黄芩10g，黄连10g，白茅根10g，怀牛膝10g。三剂水煎服。

第四天患者来告，服上药一剂，大便通，鼻腔出血明显减少，三剂尽，出血止，诸症悉除，舌转淡红苔薄白，脉亦平缓。随后又处凉血泻火之剂，调服数剂而告愈，随访至今未犯。

按：鼻衄一症，病因繁多，其中因火热所致者最为常见。该患者正值盛夏，所见脉症，一派阳盛火热之象，故其治当凉血泻火，方用大黄黄连泻心汤。本方是由大黄、黄连、黄芩三味药组成。方中大黄清热通便，泻下焦之火；黄连、黄芩治心肺之热，以泻上、中二焦之火，三药共奏清热泻火之功。

本方始见于《伤寒论》和《金匮要略》，因其煎服方法不同，所治病证各异。在《伤寒论》中，用治热郁中焦之火痞证，如《伤寒论》太阳篇第154条："心下痞，按之濡，其脉关上浮者，大黄黄连泻心汤主之。"在《金匮要略》中，是用治吐血衄血证，如《金匮要略·惊悸吐衄下血胸满瘀血病脉证治》篇云："心气不足，吐血、衄血，泻心汤主之。"本医案取《金匮要略》之煎服方法，以治其衄血。

对于本方的解释，清代唐容川颇有见地，他谓："心为君火，化生血液，是血即火之魄，火即血之魂，火升故血升，火降即血降也。"还指出："血生于火，火主于心，则知泻心即泻火，泻火即是止血。"并在《血证论》止血门中，立此方为群方之首。大黄黄连泻心汤，诸药性味苦寒而入心，最善清泻心火。因此，临床凡见因火热所致的各种出血证，诸如吐血、咯血、衄血、便血及妇女崩漏等，使用本方急煎顿服，取诸药之味厚

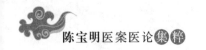

力雄，以清血中之邪热，其效甚佳。

案2　曹某，女，43岁，2002年9月17日初诊。

患者牙龈出血三月余。医院诊断为"血小板减少性紫癜"，经西药治疗，紫癜缓解，但仍见牙龈出血，伴神疲乏力，偶有心慌，饮食不佳，眠差，舌淡苔薄白，脉细弱。近日查血小板 $91×10^9/L$。中医辨为气血亏虚，气不摄血证。予归脾汤加减：炙黄芪15g，炒白术10g，党参10g，炙甘草10g，木香10g（后下），阿胶10g（烊化），龙眼肉10g，茯神10g，炒酸枣仁10g，三七6g（冲服），大枣5枚，六剂水煎服。

2002年9月23日二诊。服上药后，患者精神好转，但是牙龈仍见出血，上方加侧柏炭20g，血余炭10g，六剂水煎饭后服。

2002年9月29日三诊。服上药后牙龈出血止，精神明显好转，且已停服西药，查血小板 $130×10^9/L$，嘱患者继服上药十余剂以巩固疗效。其后随访，患者病情稳定。

按：本案患者牙龈出血日久，且伴神疲乏力，偶有心慌，饮食不佳，眠差，舌淡苔薄白，脉细弱，一派气血亏虚，脾不统血之象。明代王肯堂《女科证治准绳》云："脾为生化之原，心统诸经之血。"清代尤在泾《金匮翼》云："脾统血，脾虚则不能摄血，脾化血，脾虚则不能运化，是皆血无所主，因而脱陷妄行。"可见血之生化在脾，血之统摄亦在脾。脾气虚弱，不但因生血无源而见血虚，亦因脾不统血而见出血。故以归脾汤健脾养心，益气摄血。俾脾气健旺，即可生血统血，使血虚得补，出血自止。本方临床应用较为广泛，常用以治疗因心脾两虚而见的各种出血证。

案3　马某，男，17岁，大同市西坪人，2005年4月6日初诊。

患者于二十日前，双下肢发现出血点，经县医院确诊为"过敏性紫癜"，并收住院治疗。其间给予"维生素C""维生素K""酚磺乙胺"及激素治疗，连用十余日，其效不佳，出血日趋严重，有此起彼伏之势，故求治于中医。刻下，患者下肢出血点甚多，色泽淡红，按之不退，望其面色㿠白，少气懒言，乏力易倦，舌淡苔薄白，脉细数不任重按，辨为气虚出血证，治当益气摄血。处补中益气汤加减：炙黄芪20g，炒白术10g，太子参 10g，陈皮 10g，升麻 6g，柴胡 10g，当归 10g，炙甘草 6g，阿胶珠 10g（冲服），棕榈炭 10g，侧柏炭 10g，六剂水煎服。

2005 年 4 月 13 日二诊。患者服上药后，肢体出血点明显减少，精神亦好转，舌脉如前，又处上方加减：炙黄芪 10g，炒白术 10g，太子参 10g，陈皮 10g，升麻 6g，柴胡 10g，当归 10g，炙甘草 6g，阿胶珠 10g（冲服），继服六剂。

2005 年 4 月 20 日三诊。患者服上药后，下肢已无出血点，面增红润，精神转佳，舌淡红苔薄白，脉略细。又以上方调理十数剂而愈。

按：中医认为气血同源，根源在脾。气能生血，血能养气，气虚与血虚常同时出现；气能摄血，血能载气，气虚统血无权，失血愈多。本案患者，以气虚为主，治以补气摄血，方用补中益气汤加减而取效。

案 4　梁某，女，24 岁，2005 年 10 月 10 日初诊。

患者血尿三年。九岁时曾患"再生障碍性贫血"，现已治愈。三年前，因睡眠时出现尿血，当地医院诊断为"阵发性睡眠性血红蛋白尿症"。现症：尿深褐如酱油色，身体羸弱，面色淡白，精神尚可，时时腰困，头目眩晕。舌淡苔白，脉细弱。实验室检查：尿隐血（+++），血常规血红蛋白：5g/dL。辨为心脾两虚，肝肾不足证，治以益气养血，滋补肝肾。处以归脾汤加减：黄芪 15g，炒白术 10g，西洋参 6g（另煎），当归 10g，炙甘草 10g，茯苓 15g，龙眼肉 10g，阿胶 10g（烊化），山茱萸 10g，桑椹 10g，枸杞子 10g，陈皮 10g，木香 10g（后下），大小蓟各 10g，蒲黄 20g（包煎），六剂水煎服。

2005 年 10 月 17 日二诊。服上药后，尿色较前好转，诸症有所减轻，气血两虚，宜图缓补，故予下药制成丸剂久服。处方：炙黄芪 200g，炒白术 100g，西洋参 100g，龙眼肉 100g，茯苓 100g，阿胶 100g（烊化），木香 100g（后下），砂仁 100g（后下），陈皮 100g，何首乌 100g，桑椹 100g，枸杞子 100g，炙甘草 100g，大小蓟各 100g。上药共研细末，以蜜为丸，每丸 10g。每日服三次，每次服一丸，饭后白开水送服。

2005 年 12 月 16 日三诊。服上药两月余，精神明显好转，面色红润光泽，身体转佳，头晕，心悸诸症尽失，小便转清，化验尿常规（−），血常

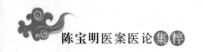

规血红蛋白：11g/dL。舌淡红，苔薄，脉稍弱，惟行经时稍感腰困，其病告愈。

按：患者长期血尿，伴身体羸弱，面色淡白，时时腰困，头目眩晕，舌淡苔白，脉细弱，诸般见证，为脾不统血，肾虚不固之证。经云"气为血帅""血为气母"，《难经·二十二难》曰"血主濡之"。血虚则心悸，多梦易惊，面色淡白，头晕眼黑，脉细；气虚，一则生血无力，二则统血无权，致血离常道，妄行脉外，如是血虚益虚，气随血脱，气虚日甚。治疗当强气血生化之源，方为治本之法，处以归脾汤为主，补益心脾，益气摄血，以治病求本。一诊时加大小蓟、生蒲黄，收敛止血，乃"急则治标"之义；俾出血止，再图缓补。案中补益气血之时，始终兼顾补肾益精，乃因精血同源，精血互生焉。

案5 曾治一男性患者，73岁。

患者肉眼血尿一年余，曾在当地医院检查，血红蛋白：8g/dL，偏低。经用止血药治疗，未见明显效果，遂就诊于中医。刻诊：患者身体消瘦，面色无华，胃纳差，但语声洪亮，舌质淡苔白，脉虚无力。结合全身症状，脉证合参，辨为脾气下陷，脾不统血之证，治宜益气升提。处补中益气汤：炙黄芪20g，党参15g，当归10g，陈皮6g，炙甘草6g，升麻9g，柴胡10g，炒白术10g，六剂水煎服。

二诊时，患者自述服上药后，食欲转佳，仍见肉眼血尿，上方黄芪用量加至30g，继进六剂。

三诊时，患者自述服上药后，肉眼血尿减轻，予上方继进六剂。

四诊时，患者肉眼血尿消失，检查血红蛋白正常，嘱其减黄芪用量至20g，继用十余剂，以巩固疗效。

按：本案患者，虽重病日久，但是说话语声洪亮，其精神状态甚佳，看似实证。然结合全身症状，仔细辨证，乃属气血亏虚，气虚不能固摄血液而致尿血。用补中益气汤治疗，方中未用止血之品，而尿血自止。

三十三、汗证（自主神经功能紊乱）

案1　1990年春，曾治一男性患者郝某，32岁。

患者自述近两年来经常汗出不止，尤以手足为甚，为此痛苦非常。视其双手心，汗出津津。询问其病情，自述经常心烦失眠，望其舌尖边红，少苔，脉略弦数。故辨为心火内盛之证。处方：生大黄10g，黄连10g，黄芩10g，莲子心3g，竹叶10g，六剂水煎服。

上药服六剂，汗出明显减少，继服六剂，汗出止，而心烦失眠诸症除，其病告愈。

按：汗出一症，今人多以虚证论治，又常以自汗、盗汗分其阴阳。验之临床，因阳虚汗出者有之，因热盛而汗出者亦有之。在热证中，以心火内盛最为多见，因心为阳中之阳脏而属火，汗为心之液，心火内盛，迫津外泄，则使汗出不止。故在临床，凡由心火内盛而汗出者，使用大黄黄连泻心汤，其效如桴鼓。

案2　患者，男，46岁，1984年5月17日初诊。

患者汗出多年，入夜尤甚，每日晨起后被褥湿透，平素内衣潮湿，苦不堪言。西医诊为"自主神经功能紊乱"。曾服用"牡蛎散"等中药，均无明显效果。故来中医门诊就诊，自述近来除汗出外，背部有明显恶风怕冷之感，且常罹感冒而不愈。握其双手冰冷而不温，脉迟缓无力，观其舌淡苔白滑。询其小便频数清长。故辨为阳虚漏汗之证，治以温阳固表，调和营卫。方用桂枝加附子汤：制附子10g（先煎），桂枝10g，生白芍10g，炙甘草6g，生姜10g，大枣7枚，三剂水煎服。

1984年5月30日二诊。患者服上药后，汗出明显减少，四肢及背部恶寒减轻，自以为有效，而连服十余剂，其后自汗等症止。

按：桂枝加附子汤，即桂枝汤原方加附子而成，用桂枝汤调和营卫气血，加附子扶阳固表、温经散寒。《伤寒论》主治太阳病误汗后，汗出遂漏不止，恶风，小便难，四肢微急，难以屈伸者。临床因误汗而致汗出不止，用此方每获良效。若汗出过多，必伤其阳气，故该患者见背部恶风怕

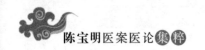

冷，两手冰冷不温；卫阳不足，肌表不固，阴不内藏，津液外渗，故汗出不止。正如《素问·阴阳应象大论》所云："阴在内，阳之守也；阳在外，阴之使也。"治用桂枝加附子汤，使卫阳实而汗自止。

案3 岳某，男，83岁，2020年3月31日就诊。

患者汗出三年。每到夜间，汗出淋漓，湿透衣被，进而心烦躁扰。不得卧寐，痛苦非常。伴神疲乏力，纳差，小便不利，多处求药无效。望其舌淡红少苔，脉沉缓。辨为阳虚漏汗证，治以固阳止汗，调和营卫。处桂枝加附子汤合牡蛎散：桂枝10g，生白芍10g，炙甘草6g，大枣5枚，生姜10g，制附子6g（先煎），炙黄芪30g，炒白术10g，浮小麦30g，麻黄根20g，煅龙牡各30g（先煎），益智仁20g，六剂水煎服。

药后复诊，自诉仍汗出淋漓不止，情绪十分焦虑，先生思之良久，虑其始为阴虚热扰，虚火迫津外出，其汗出日久，久则阴损及阳，津脱气耗，故遵张景岳《景岳全书·新方八略引》"善补阳者必于阴中求阳，则阳得阴助而生化无穷"之意，处肾气丸加减：生地黄24g，山茱萸12g，生山药12g，牡丹皮10g，泽泻10g，茯苓10g，制附子10g（先煎），肉桂10g，煅龙牡各30g（先煎），浮小麦30g，益智仁20g，炙黄芪30g，怀牛膝10g，六剂水煎服。

一周后复诊，家人执一锦旗，欣然来告，服药后汗止卧安，诸症皆除。遂守前方六剂，以资巩固。

按：中医认为，汗证是以汗液外泄失常为主症的一类病证。《素问·阴阳别论》指出："阳加于阴谓之汗。"论汗证之病机，总属阴阳失调，营卫失和，腠理不固。现代临床，将汗证分为自汗和盗汗，自汗者，多为气虚阳虚，阳不外守，故见汗出；盗汗者，常为阴虚，虚火迫津外溢，故使汗出。本患者，病程日久，阴损及阳，阴阳两虚。初诊独治其阳，则助阳损阴，故病不除，转投肾气丸，滋补肾阴，助阳化气，于阴中求阳，其病则愈。

案4 张某，男，20岁，2006年3月28日初诊。

患者盗汗半年，近两月来日渐加重，伴见腰脊酸痛，五心烦热，耳鸣目眩，失眠健忘，纳呆乏力，口干喜饮，畏寒怕冷，舌红少苔，脉沉细。辨为阴虚火旺之证，治以滋阴补肾。处方：生地黄20g，山茱萸10g，生山药10g，茯苓10g，牡丹皮10g，泽泻10g，地骨皮10g，银柴胡10g，桑椹10g，枸杞子10g，制附子10g（先煎），生白芍10g，六剂水煎服。

2006年4月4日二诊。药后汗出诸症好转，舌脉如前，效不更方，上方继服六剂。

2006年4月11日三诊。服上药尽，盗汗止，腰痛除，神佳寐可，诸症俱除，其病告瘥。

按：本案患者，一派肾阴亏虚之象。肾主骨生髓，开窍于耳，腰为肾之府。肾阴不足，精亏髓少，骨失所养，精不上承，髓海空虚，故有腰膝酸软，耳鸣目眩，健忘不寐。阴虚生热，虚火上炎，则见五心烦热，盗汗，口干喜饮，舌红少苔，脉细诸症。然患者尚有畏寒怕冷，乃阴损及阳，肾阳亦虚之兆。治疗以六味地黄汤，滋阴清热、益肾填精，加制附子，不但有阳中求阴之义，同时又可补阳实卫，以强其止汗，颇有妙用；另加生白芍，取其养阴敛汗，又可缓解腰背疼痛。

案5　贾某，女，46岁，2005年3月6日初诊。

患者汗出频多，每每汗出周身，如水流漓，尤以夜间为重。常伴心悸惊惕，失眠多梦，五心烦热，舌红苔薄白，脉细数。辨为阴虚有热，气虚不固之证，治以滋阴清热，益气固表。方用当归六黄汤加减：当归10g，生地黄10g，黄芩10g，黄连10g，黄柏10g，炙黄芪10g，浮小麦30g，煅牡蛎20g（先煎），麻黄根10g，制附子6g（先煎），六剂水煎服。

2005年3月13日二诊。药进六剂，汗出大减，但仍五心烦热，惊悸失眠，舌脉同前。上方略予加减：当归10g，生地黄10g，黄芩10g，黄连10g，黄柏10g，炙黄芪10g，浮小麦30g，煅牡蛎20g（先煎），麻黄根10g，生白芍20g，牡丹皮20g，六剂水煎服。

2005年3月20日三诊。服上药后，汗出止，五心烦热明显减轻，惊悸失眠亦有好转，舌转淡红，苔薄白，脉略细而不数。其病告愈。

按：当归六黄汤，是治疗阴虚发热盗汗的代表方剂。其病机既有阳盛阴虚，营阴不守，也有卫外不固。本案患者，汗出不止，动辄加剧，可谓

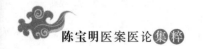

卫阳不固；又以夜间汗出加重，五心烦热，脉细数，此乃阴虚有热，阴不制阳也。汗者心之液，汗出频多，心神失养，故见心悸失眠诸症。治以当归六黄汤加滋阴清热，固表止汗，而收全功。

三十四、淋证（肾结石，输尿管结石，泌尿系感染，前列腺炎）

案1 刘某，男，50岁，2020年3月21日就诊。

患者少腹疼痛，小便淋沥涩痛一日。昨晚，突发少腹部绞痛难忍，小便淋沥涩痛，就诊于当地医院急诊科，经检查，显示左肾结石0.9cm，医院建议住院手术，患者因不愿手术而回家。翌日上午，忍痛来中医门诊就诊。就诊时小腹绞痛阵作，呻吟不止，周身汗出，表情痛苦非常。查舌红苔白，脉弦略数。辨证为湿热蕴结下焦，拟清热利湿，通淋排石。处方：猪苓10g，茯苓20g，泽泻10g，滑石20g（包煎），车前子20g（包煎），芦根20g，白茅根20g，炒薏苡仁20g，川楝子10g，延胡索10g，生白芍20g，炙甘草10g，怀牛膝10g，六剂水煎服。

第五天，患者电话告知，服上药四剂后，小便时疼痛难忍，不时从尿中排出结石一块，小腹疼痛诸症顿消，其后到医院查下腹部B超，原左肾结石阴影消失，其病告愈。

按：肾结石属于中医石淋范畴，主要病机为湿热蕴结下焦，化火灼津，煎熬尿液，结为砂石，病位在肾与膀胱。论其病机，以肾虚为本，湿热、气滞为标。治用猪苓汤加减，清热利湿，通淋排石，以猪苓、茯苓、泽泻，淡渗利水；滑石、车前子，清热利水通淋；芦根、白茅根，清热利尿，生津止痛；配炒薏苡仁，以健脾渗湿；芍药、甘草酸甘化阴，一者补阴之不足，二者缓急止痛；川楝子、延胡索，行气止痛；怀牛膝引药下行，兼补肾之虚。诸药合用，标本兼治而取效。

案2 李某，男，36岁，1998年8月30日初诊。

患者自觉下腹部不适，在排尿中，有时突然中断，尿道窘迫疼痛，少腹拘急，尿中带血。患者平时饮酒成癖，嗜食肥甘厚味，自疑泌尿系感染，遂自服消炎药而症状减轻。反复发作一年多，近日突然发现小腹部剧烈绞痛，并向左侧腰骶部放射。急往市某医院急诊。尿常规：镜下血尿，余（－）；腹部平片及静脉肾盂造影检查无异常。仅超声检查左侧输尿管，有较强回声光团。初步诊断为"左侧输尿管结石"。收住泌尿外科对症治疗，予大量消炎，解痉，止痛之西药治疗一周，无效而出院。经人介绍，求治于中医。刻诊：患者少腹疼痛阵作，小便频数，并有刺痛，面色苍白，汗出淋漓。虽注射阿托品等解痉止痛药，疼痛仍不能缓解。伴口苦，口干，两胁胀痛，脉沉数而弦。查体：肝脾不大，左少腹压痛明显，略有腹胀，心律不齐，BP：115/70mmHg，余（－）。辨为下焦湿热证，治以清热利湿通淋。处以猪苓汤合三妙散加味：黄柏10g，苍术12g，川牛膝10g，猪苓10g，茯苓10g，滑石20g（包煎），泽泻20g，全蝎10g，白芍30g，甘草梢10g，川楝子10g，延胡索10g，五剂水煎饭后服。另嘱患者除服上药外，大量饮水，多做跳跃运动。

1998年9月6日二诊。患者告曰，上方仅服三剂，于前日中午小便时，感到茎中剧烈疼痛，小便难出，用力迸出粟粒大小结石一块，疼痛顿减，唯精神欠佳，腰酸乏力，嘱其原方续服。于一周后又排出与前次大小相当结石两块。至此，疼痛全消，精神转佳。

随访两年，一切正常。多次复查尿常规及B超，无任何异常。

按：本案为输尿管结石，亦属于中医石淋。因患者平素饮酒多，嗜食肥甘厚味，以致脾胃运化失常，积湿生热，下注膀胱，使之失于气化。故治以清热利湿通淋，方选猪苓汤合三妙散加味。因阿胶甘咸质润，性属阴柔，易滞脾胃，不利脾之布散水湿，故去之；加芍药、甘草梢，酸甘化阴，缓急止痛；全蝎配甘草梢，治各种尿痛，效果奇佳；加川楝子、延胡索，可疏肝理气止痛。同时嘱咐患者，注意饮食调养，节制肥甘厚味，以杜绝湿热化生。

以上两个案例，均为泌尿系结石，均用猪苓汤加减治疗而取得疗效。在临证应用时，猪苓汤适用于下焦有热而见小便不利。若有尿道疼痛者，加芍药、甘草，缓急止痛；若尿道疼痛明显者，加全蝎、甘草梢，止痛；若兼气滞者，加川楝子、延胡索，疏肝理气之痛。如此当观其脉症，而随证加减。

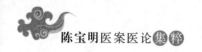

案3　王某，男，24岁，2001年12月4日初诊。

患者半年前出现尿频、短赤，排尿时涩痛，且有余沥不尽之感，在当地医院诊断为"前列腺炎"。使用西药治疗效果不显，经人介绍就诊于中医。患者自述除上述症状外，常伴有腰困、耳鸣、失眠。小便浑浊不畅，舌红苔黄腻，脉滑略数。辨为下焦湿热证，治以清热利湿通淋。处以八正散加减：木通10g，车前子10g（布包），萹蓄10g，生大黄3g（后下），滑石20g（布包），生甘草10g，瞿麦10g，栀子10g，灯心草3g，生地黄10g，牡丹皮10g，竹叶10g，石韦10g，冬葵子10g，海金沙10g（布包），六剂水煎饭后服。

2001年12月11日二诊。服药后尿频、涩痛等症状较前略有减轻，其他症状并不明显，饮食一般，舌脉同前。上方继服六剂。

2001年12月18日三诊。服药后，尿频、尿道涩痛等症状明显减轻，但是仍感腰困，尿后余沥，全身疲困，舌淡红，苔略厚，脉略滑。该患者几经服药，下焦湿热始除，肾虚未复，故此次治疗以补肾为主：生地黄10g，山茱萸10g，桑椹10g，枸杞子10g，知母10g，牡丹皮10g，茯苓10g，莲子20g，生薏苡仁20g，黄柏10g，生甘草10g，黄精10g，滑石20g（布包），六剂水煎服。

2001年12月24日四诊。服上药后，小便短赤涩疼止，唯腰困耳鸣乏力未除。治疗仍以补肾为主，兼清湿热。处方如下：生地黄10g，熟地黄10g，山茱萸10g，生山药10g，茯苓12g，牡丹皮10g，泽泻10g，桑椹10g，枸杞子10g，生杜仲10g，黄精10g，莲子10g，知母10g，黄柏10g，生甘草10g，六剂水煎饭后服。

2002年1月2日五诊。服药后，患者腰困耳鸣止，精神大增，饮食增加。舌淡红，脉略细，嘱其服六味地黄丸一周，以巩固疗效。

按：慢性前列腺炎，属中医"淋病"范畴，本案患者湿热蕴结下焦，导致膀胱气化不利，病延日久，热邪伤阴，表现出肾虚之象。治疗一诊、二诊处八正散加减，清热利湿通淋，以祛邪为主，三诊、四诊以补肾为主，兼清湿热，扶正祛邪，五诊补肾扶正固本以巩固疗效。本病迁延日久常呈现出虚实夹杂的病证，故治疗不可单纯祛邪，应注意标本兼顾。

案4 李某，女，49岁，2005年9月8日初诊。

患者小便涩痛，尿频尿急，淋沥不畅，自服西药"环丙沙星"，症状减轻，但尿后尿道仍感灼热，小腹冰冷，食纳如常，大便溏，日行三次，舌质淡，苔白厚，脉沉弱。辨为下焦虚寒，寒湿交阻之淋证，治以温化寒湿，利尿通淋。处暖肝煎加减：当归10g，小茴香10g，乌药10g，枸杞子10g，肉桂6g，炙甘草10g，茯苓10g，萹蓄10g，海金沙20g（包煎），滑石20g（包煎），六剂水煎服。

2005年9月14日二诊。药后尿频尿急诸症减轻，但小便后尿道仍稍感涩痛，小腹转温，大便正常，舌淡红，苔微黄腻，脉滑。此乃寒湿得温，于前方去茯苓，加石韦10g、灯心草3g，继服六剂。

2005年9月20日三诊。服药尽诸症悉除，其病告愈。

按：淋证为患，或寒或热，或虚或实，当详细辨别，方可直中病机。本案患者小便不畅，小腹自冷，可知乃下焦寒湿，气机不畅所致，治疗以温下元，祛寒湿，畅气机，利小便为法。处暖肝煎加减，药入症减，则知药证相合。然舌苔转黄，尿后灼热，应知病本寒湿，邪有热化之势，故于温化寒湿之中，另加石韦、灯心草清热利尿之品，以导热下行，通行水道。如是则寒热兼顾，温清并行，尽收全功矣。

三十五、消渴（糖尿病）

案1 郭某，男，67岁，2002年10月31日就诊。

患者患"2型糖尿病"六年，一直注射胰岛素治疗。近来总感全身乏力怕冷，精神欠佳，夜尿增多，汗出，身痒，咽干舌燥，口中无味，手足不温，测餐后2小时血糖为13.2mmol/L，使用胰岛素加量治疗，血糖亦难下降，全身症状不减，遂就诊于中医。查舌红苔白，脉沉缓。辨为阳郁津亏，脾寒气衰之证。拟柴胡桂枝干姜汤加减：柴胡10g，黄芩10g，桂枝10g，干姜6g，西洋参10g（另炖），天花粉20g，生牡蛎20g（先煎），炙甘草10g，葛根15g，生黄芪10g，六剂水煎，早晚饭后服，嘱患者继用原量胰岛素。

2002年11月7日二诊。患者服药后，精神转佳，夜尿减少，全身及

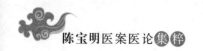

手足转温，感觉身体明显轻松，化验餐后2小时血糖，已降到6.0mmol/L。嘱患者稍减胰岛素用量，守上方加减，巩固疗效，处方：柴胡10g，桂枝10g，干姜5g，黄芩10g，天花粉20g，西洋参10g（另炖），生牡蛎20g（先煎），葛根10g，炙甘草10g，炙黄芪15g，丹参10g，五味子10g，连续服十八剂，诸症消失。其后患者以小量胰岛素，控制血糖在正常范围。

按：柴胡桂枝干姜汤，是由柴胡、黄芩、桂枝、干姜、牡蛎、天花粉、炙甘草等药组成，主治少阳阳郁兼太阴虚寒证。本案患者，症见咽干舌燥、口中乏味、盗汗等，为少阳枢机不利，气郁化热伤津。以柴胡、黄芩、天花粉、牡蛎，疏解少阳、清热生津。脾胃气衰，不能充养四末，故全身乏力、手足不温、脉沉缓，用桂枝、干姜、黄芪，温脾阳，以促进卫阳之气。加葛根、丹参、西洋参等，益气养阴活血之品，以增加降糖的作用。本案患者为糖尿病，在临床应结合症状灵活辨证，进行治疗，不可拘泥于上、中、下三消，如此才能切中病机，取得疗效。

案2　杜某，女，66岁，2005年3月17日初诊。

患者口干一年余，午后尤甚，说话多时口干益重，舌干涩如木，入夜口干加重，心烦眠差，大便干结，两至三日一行，小便如常，舌红苔少欠津，脉细数，化验空腹血糖12.93mmol/L。辨为阴虚火旺证，治以滋阴降火。处黄连阿胶汤加减：黄连10g，黄芩10g，生白芍10g，鸡子黄2枚，阿胶10g（烊化），生地黄10g，天花粉20g，沙参10g，麦冬10g，升麻6g，炙甘草10g，麻仁30g，六剂水煎服。

2005年3月23日二诊。服上药后，口干明显缓解，心烦除，眠转佳，大便仍干，两至三日一行，舌红减轻，脉细小数。上方加生大黄10g（后下），六剂水煎服。

2005年3月30日三诊。服上药后，口干已除，大便正常，日行一次，于2005年3月28日化验空腹血糖6.7mmol/L，其后又以六味地黄汤调理数剂，病情一直稳定。

按：本案患者，口干乃因阴液亏乏，津不上承所致。口干尤以入夜为甚，且伴心烦眠差，大便干结，舌红苔少欠津，脉细数，此乃阴虚津液不足，阴亏于下，火亢于上，水火不济。治疗用黄连阿胶汤滋阴泻火、泻南补北。加麻仁、大黄，润肠通便，导热下行，酌加小量升麻，以升津液，使浊降清升，斡旋其中。

案3 白某，男，47岁，左云县人。

患者口渴，多饮，消瘦一个月。当地县医院诊断为"2型糖尿病"，查空腹血糖8.12mmol/L，餐后2小时血糖13mmol/L。最近出现动辄汗出，后背时时恶风，望其舌红苔黄欠津，脉略滑。辨为胃热炽盛，热盛伤津之证，治以清热泻火，生津止渴。处白虎加人参汤加味：生石膏30g（先煎），知母10g，炙甘草6g，粳米10g，西洋参10g（另炖），天花粉20g。六剂水煎服。

二诊时，患者服上药后，诸症减轻，查空腹血糖6.7mmol/L，餐后2小时血糖11.7mmol/L，接近于正常，遂守上方继进六剂。

三诊时，患者空腹血糖6.2mmol/L，餐后血糖2小时11mmol/L，余症好转。前后又进上方二十余剂，其病告愈。

按：本案属消渴病的早期，因胃热炽盛，热盛伤津，故见口渴，多饮，舌红苔黄欠津；热盛迫津外泄，则见汗出；热盛不仅伤津还伤气，再加上汗出多，气随津泄，故见背部恶风。用白虎汤清热，另加甘寒之西洋参补气养阴生津，加天花粉增强清热生津之力。纵观全方，清热与益气生津并用，故投之即效。

三十六、膀胱蓄水（泌尿系感染）

案1 孙某，男，51岁，2019年3月16日初诊。

发热一月余。患者从二月上旬始，间断性发热，发热时查体温波动在37.5～38.3℃之间，伴小便不利，尿痛，恶寒，经检查白细胞偏高，尿中细菌（++），西医诊断为"尿路感染"，并住院治疗。经西药治疗热退后出院，但是时隔二至三天，又始发热，诸症复出，再次住院治疗，过几天热退而出院，不几日又始发热，如此反复数次而不愈，遂就诊于中医。在问诊中，患者自述，每次发热时，伴有全身怕冷，小便不利而涩痛，少腹胀满不适。望其舌质淡红，舌苔薄白，脉略迟缓。辨为水停下焦，阳气被

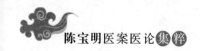

郁之证，治以利水通阳。处桂枝去桂加茯苓白术汤：生白芍 10g，炙甘草6g，生姜 10g，大枣 7 枚，茯苓 30g，白术 10g，六剂水煎服。

2019 年 3 月 23 日二诊。患者欣然告之，服上药后，一周未见发热，已无恶寒怕冷，小腹亦不胀满，小便通畅。上方继服六剂，以巩固疗效。

其后又因他病就诊。自述从上次服药后，发热诸症再未复发。

按：桂枝去桂加茯苓白术汤，出自《伤寒论》太阳篇，是由桂枝汤去桂枝，加茯苓、白术组成，具有利水通阳之功，主治水停膀胱，逆于经脉，而见头项强痛，翕翕发热，无汗，小便不利等症。本患者发热乃因水饮内停膀胱，郁遏太阳经中阳气而致。因无表邪，故去桂枝；水饮内停膀胱，气化不能，则见小便不利，故加茯苓、白术，健脾利水；生姜可健脾胃、以散水饮；白芍可益阴，配甘草缓急止痛；甘草、大枣，有培土制水之意。诸药共用，使小便通利，表气亦和，达到利水通阳之效，所谓"利下窍而开外窍也"。故仅服六剂，便热退身凉而病愈。正如本方后注所云"小便利则愈"。《灵枢·本脏》早有"三焦膀胱者，腠理毫毛其应"之论，太阳主表的功能，与膀胱三焦的气化功能密不可分。表邪去，则水自化，水气化，则表自解。桂枝去桂加茯苓白术汤，就是通过利在内之水饮，调在表之营卫。唐容川论五苓散与本方效用时说："五苓散重在以桂枝发汗，发汗即所以利水也；此方重在苓术以利水，利水即所以发汗也。实知水能化气，气能行水故。"

案 2　王某，女，26 岁，怀仁县人，1998 年 7 月初诊。

患者因天气炎热，晚上睡觉之前进食大量西瓜和饮料，睡至半夜，欲解小便，但因贪睡而未解，一直憋至天亮。翌日早晨起床后，欲便不出，小便点滴不通，伴小腹部胀满，痛苦不堪，家人万分焦急，束手无策，遂求治于中医。先生听完病史叙述后，望其舌淡苔薄白，脉沉弦。辨为水停下焦证，治以利水行气。处桂枝去桂加茯苓白术汤：茯苓 30g，白术15g，生白芍 15g，炙甘草 6g，生姜 10g，大枣 7 枚。

服上药后，约二十分钟，患者小便排出通畅，诸症若失，其病告愈。

按：本案患者，由于憋尿导致小便不通，水停膀胱，乃致膀胱气化不利，用桂枝去桂加茯苓白术汤，化气利水，使小便通畅而病愈。

本方与五苓散均可治水停下焦证，临证均可见到小便不利、小腹胀满，但桂枝去桂加茯苓白术汤证，是因水停膀胱，进而影响到太阳经脉不利，气化不行，故见小便不利，少腹胀满，治疗因无表证，故去解表的桂枝，加利尿的茯苓、白术，重在利小便，小便利则愈，所谓利下窍，以开外窍；五苓散证，是因太阳经表邪气不解，影响到膀胱气化功能，故亦可见小便不利，少腹胀满，其治疗以桂枝配生姜，发汗解表，温阳化气，重在发汗，汗出表解，其病则愈，所谓开外窍，以利下窍也。

三十七、腰痛（肾结石）

案1　李某，女，29岁，1997年12月10日初诊。

产后腰痛一年余。患者最近因受寒凉，腰痛加重二十余日，严重时不能起坐，自觉腰部寒冷如冰，伴关节疼痛，屈伸不利，身倦纳差，食不知味，曾多方治疗无效。望其面部，口唇色白无华，舌淡苔薄白，切其脉弦紧。辨证为产后肝肾亏虚，复受风寒，治以补肝肾、祛风湿、止痹痛。方选独活寄生汤加味：独活10g，桑寄生10g，防风10g，川芎10g，当归10g，熟地黄10g，白芍10g，茯苓10g，炒杜仲10g，川续断10g，怀牛膝10g，木瓜10g，补骨脂10g，六剂水煎服。

1997年12月18日二诊。患者服上药后，周身微微汗出，腰部渐次转热，腰痛大减，精神转佳，食纳好转。舌脉同前，遂以上方继服六剂。

1997年12月25日三诊。患者服上药后，腰已不痛，一切正常，唯口干较前为甚，舌脉同前。上方独活减至6g，去补骨脂，继服五剂以巩固疗效。另嘱患者服壮腰健肾丸一周，以善其后。

按：本例患者，由于产后气血亏虚，复受风寒，而致气滞血瘀。所以治疗用独活寄生汤加味。方中以独活、防风祛风胜湿；熟地黄、牛膝、杜仲、川续断、桑寄生补益肝肾，壮骨强筋；当归、白芍、川芎和营养血；祛风胜湿以治其标，补益肝肾以治其本，标本兼顾，以收全功。

案2　高某，男，30岁，2005年11月24日初诊。

腰痛一年余。腰困痛如折，每于凌晨三至四点时，因腰部困痛，辗转

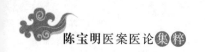

不舒，必起床活动后，方可缓解。一年来，渐次加重，伴双膝酸软无力，全身易倦，遗精早泄健忘，口干不欲饮，舌尖红苔白，脉细弦。辨证为肝肾阴虚，经脉失养。治以补益肝肾、柔筋缓急。处方：生白芍20g，木瓜15g，生杜仲10g，狗脊10g，生地黄10g，怀牛膝10g，山茱萸10g，生山药10g，菟丝子10g，女贞子10g，炙甘草10g，六剂水煎服。

2006年1月23日二诊。服上药后，腰部困痛尽失，诸症减轻。因工作繁忙，未能巩固，自行辍药。近日旧疾复发，腰部困痛加重，自服六味地黄丸罔效，复来求治。刻下：腰部困痛，早泄健忘，双膝酸软，舌微红苔白，脉沉细。予前方加枸杞子10g，水煎服六剂。

2006年1月29日三诊。腰部困痛止，诸症若失，又处上方，连服十二剂而病愈。

按：《素问·五脏生成》云"肝之合筋也"，肝阴虚则经筋失养，其司不利。肝肾同源，腰为肾之府，故本例患者，表现腰部困痛，双膝酸软，早泄健忘等症，均为肝肾阴亏之象，治以生白芍柔肝缓急，木瓜利湿温肝舒筋，二药为主，柔、缓为先，补益肝肾为辅，则药进功成，诸症自解。

案3　张某，男，48岁，2003年5月23日初诊。

患者腰痛一年余。一年前右侧腰痛，经针灸电疗等治疗无效。一月前，在当地医院拍腹部平片，发现右肾盂有0.6cm×0.4cm大小之结石，并建议手术治疗。患者不愿接受手术，求治于中医。自述腰困疼痛，活动受限，并伴乏力、眠差、心烦、小便短赤、舌红薄白、脉滑略数。辨为少阴阴虚，水热互结之证。处猪苓汤加减：猪苓20g，茯苓30g，滑石20g（包煎），阿胶10g（烊化兑服），泽泻10g，海金沙12g，全蝎10g，生甘草10g，肉桂6g，六剂水煎服。

2003年5月29日二诊。患者服上药四剂后，腰及小腹疼痛难忍，勉强将余药服完后，疼痛明显减轻，复查腹部平片，发现原右肾盂结石阴影消失，但在膀胱区又出现阴影。嘱其继服前方三剂，药后腰及小腹疼痛消失，并尿出黄豆大小结石一枚，又进行腹部平片复查，膀胱区结石阴影消失。

按：本案以腰痛为主诉，经检查右肾盂结石，乃因肾阴虚有热，虚热煎熬尿液而成，伴见心烦、失眠、小便短赤、舌红、脉数等水热互结之证，治以猪苓汤加减，滋阴清热，化石止痛，仅服数剂而取效。

三十八、痹证（关节炎，滑膜炎，滑膜腔积液，半身麻木，颈椎病，腰椎病）

案1　夏某，女，35岁，工人，2001年8月19日初诊。

二十天前自觉两膝关节疼痛，活动受限，在本市某医院化验红细胞沉降率值为36mm/h，抗O：1∶600，西医诊断为"急性风湿性关节炎"，并服用布洛芬等西药，其效不显，遂来就诊中医。自述关节局部肿胀疼痛，下肢沉重，活动受限，每遇天气变化时，病情加重，小便短赤，大便正常。望其舌红苔白腻，脉濡数。辨为湿热痹证，治以清热通络，宣痹胜湿。遂处宣痹汤加减：汉防己10g，滑石20g（布包），杏仁10g，薏苡仁20g，连翘10g，赤小豆10g，忍冬藤12g，晚蚕沙10g，片姜黄10g，海桐皮10g，五剂水煎服。

2001年8月25日二诊。上药服五剂，关节疼痛肿胀明显减轻，舌淡苔白水滑，脉濡。上方加减，连服二十余剂，疼痛肿胀消失，化验红细胞沉降率12mm/h，抗O：1∶200，其病告愈。

按："风湿性关节炎"属中医"痹证"范畴。该患者急性发作期，因湿与热相搏，流注关节，阻于经络，气血运行不畅，而致关节肿胀疼痛，活动不利；小便短赤，舌红苔腻，脉濡数，均属湿热所致。故治以清热通络，宣痹胜湿，处以宣痹汤。方中以防己除经络之湿，杏仁开肺气，连翘清气分之热，赤小豆清血分之湿，滑石利湿清热，薏苡仁淡渗而主挛痹，蚕沙化浊，姜黄、海桐皮以宣络止痛。诸药同用，共收清热通络、宣痹胜湿之功而奏效。湿热为痹，其邪循经入络，非一般祛风胜湿药可治；经络之邪，非宣散畅达不能出。故用连翘、杏仁等宣畅气机，滑石、蚕沙等清宣湿热，使湿热得宣，而痹痛自止。正如《温病条辨》所示："痹证总以宣气为主，郁则痹，宣则通也。"

案2　纪某，女，63岁，1998年8月20日初诊。

右膝关节肿胀疼痛三月余，加重半年，尤其天气变化气温下降时，疼

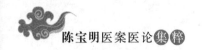

痛更为加剧。双膝关节恶寒怕冷，严重时活动受限，屈伸转侧皆不利，甚则起卧需人陪侍。伴全身小关节游走性疼痛，腰酸背困，手足心热。患者神衰乏力，日渐消瘦，头目眩晕，纳差，晨起口苦恶心。曾在某医院行 X 片、化验等检查，西医诊断为"风湿性关节炎伴关节腔积液"。经中西药治疗一月左右，效果不佳，遂专程求治于先生。查体：双膝关节肿胀，压之不起，皮色正常。双足亦肿，站立不稳。舌红苔白腻，脉沉。辨为风湿痹证，治以祛风除湿，温经散寒，佐以滋阴清热。处桂枝芍药知母汤加味：桂枝 10g，生白芍 10g，赤芍 10g，知母 10g，麻黄 6g，防风 10g，制附子 10g（先煎），白术 10g，炙甘草 6g，五加皮 10g，海桐皮 10g，红花 10g，生姜黄 10g，滑石 20g（包煎），丝瓜络 10g，生姜 10g，五剂水煎服。

1998 年 8 月 28 日二诊。服上药后，患者自觉双膝关节疼痛减轻，全身游走性疼痛已无。足膝肿胀见消，舌脉同前。遂处上方五剂继服。

1998 年 9 月 15 日三诊。患者服上药后，自觉疼痛大减，手足心热已无，唯略有口干，舌脉同前，上方中去滑石加赤小豆 20g，继服五剂。

1998 年 9 月 22 日四诊。患者服上药后，双膝关节肿胀疼痛已消，但劳累后仍然稍有痛胀。遂处上方，连续服药三十余剂，其病告愈。

一年后告知，自愈后再未复作，即使天气变化时，稍觉身倦，未见疼痛。

按：《金匮要略·中风历节病脉证并治》篇云："诸肢节疼痛，身体魁羸，脚肿如脱，头眩短气，温温欲吐，桂枝芍药知母汤主之。"方中以桂枝、麻黄祛风通阳，附子温经散寒止痛，白术、防风健脾除湿，知母、白芍养阴清热，生姜、炙甘草调胃和中。遵古人"治风先治血，血行风自灭"之义，故方中佐以红花、赤芍、片姜黄等活血之品，以助祛风之力；加滑石、赤小豆祛湿邪，泻关节腔中之水；加丝瓜络以通利关节，祛风行血；加五加皮祛风湿、补肝肾，以宣骨痹；加海桐皮既助丝瓜络通经活络，又祛风湿。诸药合用，风湿得祛，虚热得除，其病自愈。临床中用该方，治疗风寒湿痹兼阴虚血热者效果甚佳。

案3　王某，女，64 岁，2001 年 8 月 12 日初诊。

双膝关节肿胀疼痛半年，活动不利，医院拍 X 片示"骨性关节炎，骨质增生"，经西药治疗效果不佳，遂就诊于中医。先生认为此为感受风寒湿邪。寒性收引，故疼痛剧烈；湿性黏滞重着，故关节肿胀缠绵难愈。舌淡苔白，脉沉紧，沉脉主里，紧脉主寒主痛。治当散寒除湿，祛风通络，方用乌头汤和甘草附子汤两方加减，交替服用。处方一：制川乌10g（先煎），炙黄芪10g，炙甘草10g，麻黄10g，生白芍15g，三剂水煎服。处方二：桂枝10g，制附子10g（先煎），炒白术10g，炙甘草10g，防风10g，麻黄10g，五加皮10g，木瓜15g，生白芍15g，三剂水煎服。

2001年8月19日二诊。服药后，患者肿胀疼痛减轻，但仍活动不利、发僵。效不更方，继用上二方交替服六剂。

2001年8月26日三诊。患者膝关节及小腿肿消，疼痛大减，已能适当活动，唯关节仍有轻微肿胀，遂处汉防己汤，续服以巩固疗效。处方：汉防己10g，五加皮10g，生薏苡仁20g，豨莶草10g，生白芍20g，木瓜12g，炙甘草10g，怀牛膝10g，制附子10g（先煎），鸡血藤10g，晚蚕沙10g，五剂水煎服，并嘱其适当活动，可配合针灸、理疗。避免腿膝受凉及居住潮湿。

按：骨性关节炎和骨质增生，是老年人常见病变，在中医文献中称之为"痹证"，是由于风寒湿热之邪，侵袭人体，闭阻经络气血运行不畅所致，以肌肉、筋骨、关节发生酸痛、重着、屈伸不利，甚至关节肿大，正如《素问·痹论》说："风寒湿三气杂至，合而为痹也，其风气胜者为行痹，寒气胜者为痛痹，湿气胜者为着痹。"寒邪可使气血凝滞不通，故疼痛剧烈；湿性黏滞重着，故肌肤、关节重着肿胀而难愈。

在治疗方面，《医学心悟·痹》曰："治行痹者，散风为主，而以除寒祛湿佐之，大抵参以补血之剂，所谓治风先治血，血行风自灭也。治痛痹者，散寒为主，而以疏风燥湿佐之，大抵参以补火之剂，所谓热则流通，寒则凝塞，通则不痛，痛则不通也。治着痹者，燥湿为主，而以祛风散寒佐之，大抵参以补脾之剂，盖土旺能则胜湿，而气足自无顽麻也。"所以方用乌头汤及白术附子汤合并汉防己汤来治此患者。其中川乌、麻黄、附子、桂枝温经散寒止痛；芍药、甘草缓急止痛；黄芪益气固表，并能通利血脉；防己、豨莶草、薏苡仁、木瓜、蚕沙散寒祛湿、舒筋活络；怀牛膝强筋骨、补肝肾；鸡血藤补血活血，既可补益正气，又可治久病入络而致

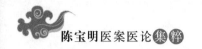

瘀血疼痛；炙甘草调和诸药而奏效。

案4 侯某，女，23岁，2005年9月27日初诊。

双手关节疼痛三年余。患者双手肿胀疼痛发凉，皮色青紫，每遇天气变化时加重，舌淡苔薄，脉沉细。辨证为风寒湿痹，治以祛风除湿，散寒止痛。处方：制附子10g（先煎），桂枝10g，炒白术10g，炙甘草10g，麻黄6g，防风10g，五加皮10g，生姜黄10g，海桐皮10g，五剂水煎服。

2005年10月4日二诊。药后腹痛、腹泻、关节凉甚，舌脉同前。概阳虚既久，不胜药力，予仲景治风湿三方合用，以振奋卫阳，欲求鼓风、寒、湿三邪外出之功。处方：制附子10g（先煎），炒白术10g，炙甘草10g，桂枝10g，大枣5枚，生姜10g，六剂水煎服。

2005年11月8日三诊。药后显效，痛冷减轻，气候变化亦影响甚少，舌脉同前。投药中的，上方加麻黄10g，继服十剂。

2005年12月6日四诊。上药几近全功，药后痛、冷十去八九，偶有晨僵，双手皮色转红，遂自行停药。前日生气受凉后，病情反复，手指关节痛且恶寒，伴胸胁疼痛，舌淡红，苔薄，脉弦细。予上方减炙甘草、生姜、大枣，加川楝子10g，延胡索10g，千年健10g，忍冬藤10g，六剂水煎服。

按：手指冷痛，肿胀时起，皮色青紫，乃阳虚之人，风、寒、湿三邪合感而痹，然以温阳散寒，疏风解表，利湿通络之剂后反增腹痛、指痛，奈何？《类经》云："热之而寒者，谓以辛热治寒而寒反甚，非寒之有余，乃真阳之不足也，阳不足则阴有余而为寒，故当取之于阳，谓不宜攻寒也，但补水中之火，则阳气复而寒自消也。"可知热之反寒乃阳虚既久，阴寒渐甚，但祛其邪显难奏效矣，故遵从仲景治痹之法，予甘草附子汤合桂枝附子汤，温阳为先，散寒化湿在后而收显效。

案5 曹某，女，48岁，2006年2月14日初诊。

自诉全身肢体麻木疼痛已逾十年。发病初起，双下肢麻木畏寒，近两年加重。现右下肢麻木，伴臀部后外侧时时抽掣疼痛，似有风吹，左手肿胀麻木疼痛，每每夜间胀痛至醒，肩、肘关节游走疼痛，胸、肋、腰、背按之痛甚。恶风畏寒，阴雨天益甚。患者素易自汗，汗出畏风，着风即冷。夜间睡觉不敢脱衣，覆被稍有不严，即疼痛麻木加重，夏日尚且重衣厚被。西医诊断为"颈椎 C4～7，腰椎 L5，骶椎 S1 骨质增生"，曾接受西药治疗罔效。舌淡，苔薄白，脉沉细。辨为阳虚卫外不固，风寒湿邪外袭，治以祛风除湿，温阳通络。处甘草附子汤加味：制附子 10g（先煎），桂枝 10g，炒白术 10g，麻黄 6g，防风 10g，丝瓜络 10g，路路通 10g，川楝子 10g，延胡索 10g，炙甘草 10g，生姜 10g，大枣 5 枚，六剂水煎服。

2006 年 2 月 21 日二诊。一剂药后汗出，随之身肿痛大减，六剂尽仍感手胀痛麻木，舌淡红，苔薄黄，脉沉。虑其病程既久，正气亏虚，营卫失和，肌肤不仁，故而肢体麻木，治疗当寓通阳和营，补气行瘀。处黄芪桂枝五物汤加减：炙黄芪 10g，桂枝 10g，生白芍 10g，川乌 10g（先煎），炒白术 10g，麻黄 6g，防风 10g，丝瓜络 10g，路路通 10g，炙甘草 10g，生姜 10g，大枣 5 枚，六剂水煎服。

2006 年 2 月 28 日三诊。药后手指肿胀疼痛大减，麻木范围缩小，下肢麻木已消，腰骶部至股后外侧，仍觉冷风自吹，酸困重甚，且心烦、口苦、失眠，舌淡红苔薄黄，脉沉细。痹证日久，风寒湿邪稽留不去，筋骨失养，气血两虚，治以祛风散寒除湿为主，佐以调血补血，补益肝肾之法。处独活寄生汤加减：独活 10g，羌活 10g，秦艽 10g，防风 10g，当归 10g，川芎 10g，怀牛膝 10g，豨莶草 10g，晚蚕沙 10g，制附子 10g（先煎），寻骨风 10g，炙甘草 10g，六剂水煎服。

2006 年 3 月 7 日四诊。手胀痛麻木已消。现唯右臀下酸重困麻，腰困痛，舌淡红，苔薄白，脉沉。治以祛风除湿，温阳散寒，益肾壮腰。处方：制附子 10g（先煎），桂枝 10g，炒白术 10g，麻黄 6g，防风 10g，生杜仲 10g，怀牛膝 10g，生白芍 20g，木瓜 10g，五加皮 10g，炙甘草 10g，生姜 10g，大枣 5 枚，六剂水煎服。

2006 年 3 月 14 日五诊。药后有热，汗出多，腰股疼痛俱失。现唯阴雨天膝关节酸痛，余症尽除，舌脉同前。效不更方，于上方易麻黄 4g，去生杜仲、怀牛膝、五加皮、木瓜，继服六剂。

按：《素问·痹论》篇云："痹在于骨则重，在于脉，则血凝而不流，在于筋则屈不伸，在于肉则不仁。"本案患者病逾十年之久，外邪侵袭留

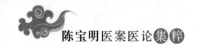

着不去，经脉筋骨失养，病症繁多，虚实错杂，故治疗以祛风散寒除湿贯穿始终，故祛邪之后，补肾益阴，乃祛邪而不忘扶正，虚实兼顾，使邪祛正复。

案6　姜某，男，54岁，矿工，2006年2月21日初诊。

双侧腕关节疼痛一年余。一年前突发腕关节红、肿、热、痛，疼痛剧烈，难以忍受。于当地诊所予静脉滴注抗生素、地塞米松等药物治疗，肿痛缓解，之后屡屡复发，长期口服"地塞米松、吡罗昔康"等西药方可缓解疼痛，停药则痛不可忍。刻诊：双侧腕关节肿胀明显，右侧益甚，皮色如常，扪之发凉，关节仅可轻微屈伸。局部畏寒喜温，全身无寒热，二便可。舌质暗苔白，脉沉涩。辨证为寒湿留着，关节不利。治以温阳散寒，祛湿通络。处方一：制附子10g（先煎），桂枝10g，炒白术10g，炙甘草10g，生姜10g，大枣5枚，六剂水煎内服。处方二：艾叶20g，红花20g，细辛10g，伸筋草20g，透骨草20g，寻骨风20g，三剂水煎外洗。

2006年2月28日二诊。药后痛减。舌胖边有齿痕，舌质暗红，苔白，脉沉滑。上方加祛风散寒解表之品，令邪随汗解。处方一：制附子10g（先煎），桂枝10g，炒白术10g，麻黄6g，防风10g，忍冬藤10g，炙甘草10g，生姜10g，大枣5枚，六剂水煎内服。处方二：艾叶20g，红花20g，细辛10g，透骨草20g，伸筋草20g，寻骨风20g，三剂水煎外洗。

2006年3月10日三诊。服上药尽，疼痛大减，故守方继服，以巩固疗效。药进六剂时，疼痛益减，药进十二剂，腕关节肿痛消，可自由屈伸，肿胀程度亦有减轻。舌胖质暗边有齿痕，苔白，脉沉。后以上方酌情加减桑枝、红花、秦艽、忍冬藤、豨莶草、寻骨风，药后腕部出汗并伴虫行感，肿痛益消。又进24剂，肿痛全消，唯腕关节不能负重。以2月28日方去麻黄、防风，继服十剂，尽收全功。

按：本例疼痛剧烈，不可活动，局部红肿热痛，似属热痹，然腕关节冷重，自觉喜暖畏寒，应以寒痹论治。患者久处矿井之下，寒冷潮湿，阳气痹阻，风寒湿三气合至，流注关节，故治以术附汤，散寒祛湿通利关节，酌加麻黄、防风、秦艽解表散邪，风、寒、湿三邪俱治，另加忍冬藤通利关节，并以附子、豨莶草诸药共用，使寒散湿祛，更配外洗之药以温经通络，共收其效。

案7　宋某，男，68岁，退休矿工，2006年3月7日初诊。

双膝关节肿胀疼痛十年余，西医诊断为"滑膜炎，关节积液"。多年来经西药、针灸理疗等治疗，效果欠佳。刻诊：双膝关节肿胀疼痛，酸困沉重，酸软无力，关节弹响，活动不利，膝以下寒凉至足，虽在夏日仍着棉裤，舌淡红，苔薄白水滑，脉沉略滑。辨为寒湿阻滞，经脉不通之痹证。治以温阳散寒，祛湿通络。处方一：白术附子汤化裁，制附子10g（先煎），炒白术10g，生白芍10g，炙甘草10g，大枣5枚，六剂水煎内服。处方二：艾叶20g，透骨草20g，伸筋草20g，寻骨风20g，红花20g，细辛10g，三剂水煎外洗。

2006年3月14日二诊。肿胀渐消，足底寒气有减，膝关节仍疼痛无力，舌脉同前。在原方基础上加减，处方一：制附子10g（先煎），桂枝10g，苍术10g，炒白术10g，生白芍20g，木瓜15g，怀牛膝10g，防己10g，炙甘草10g，生姜10g，大枣5枚，六剂水煎服。处方二：艾叶20g，红花20g，透骨草20g，伸筋草20g，寻骨风20g，细辛10g，三剂水煎外洗。

2006年3月21日三诊。关节肿胀基本消除，右下肢寒凉，疼痛依旧，舌淡红，苔薄白，脉沉。盖痹证既久，寒湿留着，阳气痹阻，阴寒益甚，故兼以温补肾阳。处方：制附子10g（先煎），桂枝10g，生白芍10g，木瓜10g，怀牛膝10g，炒白术10g，苍术10g，淫羊藿10g，仙茅10g，炙甘草10g，生姜10g，大枣5枚，六剂水煎服。外用药继用上方三剂，药尽病愈。

按：本案患者，感受寒湿俱重，故以祛湿散寒为治疗大法。一诊肿势减，二诊肿尽消，然肿虽消冷痛不减，可知湿邪虽去，寒邪未尽，经络痹阻，久而伤阳，阳虚寒更盛矣，故治疗散寒祛湿之际，兼补肾温阳，标本共图，虚实并治，共收其功。

案8　谭某，女，46岁，2006年2月28日初诊。

双膝关节疼痛酸重二十余年，渐次加重，以至屈伸不利，上下楼时疼

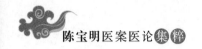

痛尤甚。近年疼痛渐及全身大小关节，全身沉重，酸楚异常，每于阴雨天加重，畏寒怕冷，自述如冷风钻骨，欲得重衣厚被，手足稍露，即觉酸痛肿胀加重，盛夏稍减。实验室检查：类风湿因子（＋）。舌淡红，苔薄，脉沉。辨证为寒湿阻滞之痛痹。治以散寒除湿，通络止痛。处方白术附子汤加味：制附子10g（先煎），炒白术10g，麻黄6g，五加皮10g，海桐皮10g，片姜黄10g，炙甘草10g，生姜10g，大枣5枚，六剂水煎服。

2006年3月9日二诊。服药后其痛减轻，但全身骨节仍感疼痛酸重不灵活，晨起手指肿胀。舌淡苔白，脉沉细。此风寒湿邪，久留不去，阳气受伤，营阴亦损，予桂枝芍药知母汤加味。处方：桂枝10g，生白芍10g，知母10g，麻黄6g，防风10g，炒白术10g，制附子10g（先煎），片姜黄10g，豨莶草10g，海桐皮10g，寻骨风10g，五加皮10g，炙甘草10g，生姜10g，六剂水煎服。

2006年3月16日三诊。药后双膝痛减，上下楼梯时疼痛已可忍耐。但全身酸重畏寒，舌脉同前。处方：桂枝10g，麻黄6g，防风10g，炒白术10g，制附子10g（先煎），豨莶草10g，五加皮10g，炙甘草10g，生姜10g，大枣5枚，六剂水煎服。

2006年4月13日四诊。药尽四剂，全身微微汗出，酸重顿减。第五剂时全身肢节疼痛冷甚，欲得厚衣，舌淡苔白，脉沉。应增强温阳散寒之力。处方一：制附子10g（先煎），桂枝10g，炒白术10g，干姜10g，麻黄6g，防风10g，鸡血藤10g，川芎10g，五加皮10g，汉防己10g，炙甘草10g，六剂水煎内服。处方二：艾叶20g，红花20g，细辛10g，透骨草20g，伸筋草20g，寻骨风20g，三剂水煎外敷。

2006年4月20日五诊。肢节冷痛减，舌脉如前。效不更方，以上诊一方为基础，随症酌加千年健、海桐皮、忍冬藤、怀牛膝，十八剂水煎服；同时配合外洗方，每日外敷两次，药尽时，诸肢节冷痛俱失，活动自如。

按：患者久受寒湿之邪，阴邪伤阳，阳虚阴盛，外邪留连，侵袭肢节，痹阻不通故而痛、重、冷悉具。治疗散寒祛湿，温阳通络止痛，以附子、干姜温阳散寒，桂枝温通经脉，炒白术、生姜利湿消肿，麻黄、防风宣表，使邪有所出。祛邪扶正，兼治标本为基础方药，随症加减。虑及罹患已久，久病入络，瘀阻经络，故酌加鸡血藤、川芎活血化瘀，千年健强健筋骨；另加五加皮、海桐皮、防己等，增强祛风湿、止痹痛之力。治疗后期，以忍冬藤制约大量用附子燥热之弊。遣方用药紧扣病机，终至痼疾痊愈。

案9　陈某，男，63岁，2005年2月27日初诊。

右下肢疼痛半年余，痛由右侧臀部沿股后外侧至腘窝，自述如有绳拽，遇凉加重，常感酸困冷重，变换体位则疼痛加重。西医诊断为"坐骨神经痛"，发病以来，曾服用止痛类西药及通经活络之中药无效，遂就诊中医。刻诊：表情痛苦，行走缓慢。查：右下肢外观无异常，直腿抬高试验（＋），弯腰拾物试验（＋）。舌红苔薄，脉细涩。辨证为寒湿阻闭，经脉失养。治以散寒利湿，柔筋缓急。处方：生白芍20g，木瓜15g，炙甘草10g，制附子10g（先煎），怀牛膝10g，川芎10g，五加皮10g，片姜黄10g，海桐皮10g，桂枝10g，炒白术10g，麻黄10g，三剂水煎服。

2005年3月3日二诊。药入三剂，疼痛大减。即效守方，继服六剂，疼痛尽失。直腿抬高试验（－），弯腰拾物试验（－）。

按：寒性收引，湿性重浊，邪入经络关节，经脉拘急而屈伸不利。舌红乃缘多服温经活络之品。治疗以附子温阳散寒，白术健脾除湿，麻黄辛温，与白术相伍，以增散寒之用。三药合用，直中病机；桂枝温经通阳；川芎活血通络，合五加皮、海桐皮、片姜黄，通经止痛共治其标。然《素问·至真要大论》云："诸寒收引，皆属于肾。"《素问·痿论》云："肝主身之筋膜。"故用怀牛膝既可补肾强筋，又可引药下行；生白芍、木瓜，养血柔肝，舒筋止痛；炙甘草调和诸药，并助白术益气健脾。诸药合用，标本同治，去寒除湿，舒筋通络，缓急止痛，共奏其功。

案10　牛某，男，20岁，2006年10月24日初诊。

左下肢疼痛一年余。疼痛以膝关节为甚，行走不利，时及股、胫、肌肉，肢体畏寒，遇冷加重。查：左下肢外观如常，触之无压痛，膝关节无红肿，髋、膝、踝关节活动自如。舌淡红苔薄白，略水滑，脉沉细。此为风寒湿闭阻经脉。治以散寒祛风除湿，通经活络止痛。处方：制附子10g（先煎），炒白术10g，桂枝10g，麻黄6g，炙甘草10g，怀牛膝10g，生

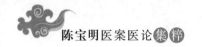

姜 10g，大枣 5 枚，五剂水煎服。

2006 年 11 月 22 日二诊。药进五剂，疼痛缓解，患者自行停药半月余，病情反复，但发病较前为轻，遂于前方继进五剂。

2006 年 11 月 28 日三诊。冷痛大减，膝关节偶有不适，足胫寒凉明显，舌淡红苔水滑，脉沉细。此阳虚寒甚，寒邪遏阳，经脉凝滞，故治疗以温经散寒为法。处方：制附子 10g（先煎），炒白术 10g，干姜 10g，党参 10g，桂枝 10g，怀牛膝 10g，炙甘草 10g，六剂水煎服，药后病愈。

按：本案患者患肢畏寒、疼痛，为寒邪所致。又见酸楚困重，痛位不定，乃因风湿俱在。故治疗以白术附子汤、甘草附子汤、桂枝附子汤三方化裁，祛风除湿，散寒温阳，因病在下肢，酌加怀牛膝引药下行，药证相符，故一投中病。

三十九、足跟痛

刘某，男，35 岁，2006 年 11 月 26 日初诊。

双足跟酸痛一年余。患者一年前，出现双足跟酸痛发凉，每在行走后加重，伴腰困腰痛，精疲乏力，曾服"六味地黄丸"效差。拍足跟 X 片示"双足跟未见骨质病变"，查小便常规未见异常。双侧足跟肿胀不明显，但压痛（+），舌淡红苔薄白，脉沉细。辨为肝肾阴虚，筋脉失养。治以补肾柔筋，通络止痛。处方一：生白芍 20g，木瓜 15g，炙甘草 10g，怀牛膝 10g，生杜仲 10g，补骨脂 10g，桑椹 10g，枸杞子 10g，菟丝子 10g，女贞子 10g，覆盆子 10g，六剂水煎内服。处方二：白芥子 20g 研细末，外敷足跟。

2006 年 12 月 3 日二诊。服用上药后，双侧足跟疼痛缓解，但仍感足凉，舌脉同前。盖阳虚寒生，尚需温经。处上内服方六剂。处方二：艾叶 20g，红花 20g，寻骨风 20g，透骨草 20g，细辛 10g，三剂水煎泡足，每日两次。

2006 年 12 月 10 日三诊。服上药尽，双足明显转温，疼痛基本消失。又处上方十剂，药进病愈。

按：《灵枢·经脉》云："肾足少阴之脉……循内踝之后，别入跟中。"本案足跟发凉疼痛，又伴腰困腰痛，乃肾阳亏虚之证也，然阴阳相互依存，治疗当"阴中求阳""阳中求阴"，既补肾填精，又温补肾阳，所谓"阳得阴助而生化无穷……阴得阳升而泉源不竭"。另取白芥子辛温外敷，内外同治，标本兼顾之法也。

四十、奔豚

案1 王某，女，16岁，1988年8月31日初诊。

患者1988年5月在田地劳动时，因在田地如厕更衣，遇一大蛇而受到惊吓，次日饮食顿减，每日进食二至三两，但终日饮水不止，夜间亦饮五至六次，每日饮水为十八至二十暖水瓶，且身体日渐消瘦。当地医院化验血糖、尿糖均为正常，怀疑为"丘脑癫痫"，但是查脑电图正常。服用大量中药西药治疗而罔效。1988年8月31日邀先生诊治。望其舌淡苔厚腻，索视其前服之药，尽为甘寒生津止渴之品。先生思之良久，又据其受惊之病史，经过详细询问，得知患者自发病发来，每当病情加重时，自觉总有一物从小腹上冲，继而口干口渴，气短胸闷，甚或两目睛及双手震颤，痛苦不堪。余恍然大悟，此奔豚病也。遂处：当归10g，川芎10g，生白芍10g，半夏10g，生姜10g，黄芩10g，葛根10g，生龙牡各20g（先煎），炙甘草10g，大枣7枚，李根皮12g，三剂水煎服。

1988年9月3日复诊。服上药三剂后，饮水量明显减少，已无少腹气冲，但仍不欲进食。故上方加建曲10g，远志10g，共进十八剂，其病告愈。

按：奔豚，是古代病名，为中医五积之一。如《难经·五十六难》："肝之积名曰肥气……心之积名曰伏梁……脾之积名曰痞气……肺之积名曰息贲……肾之积为奔豚。"张仲景《金匮要略》云："奔豚病，从少腹起，上冲咽喉，发作欲死，复还止，皆从惊恐得之。"由于气冲如豚之奔突，故名奔豚，相当于西医的神经症等。其病因病机，多与情志有关，但是有在肝在肾和属寒属热的不同，治疗或用桂枝加桂汤，或用奔豚汤。本病案病从惊恐而得，表现为口渴多饮之热证，治用奔豚汤养血平肝、和胃降逆而取效。

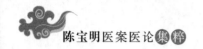

案2　李某，男，66岁，2002年9月26日初诊。

患者发作性神志不清。两年前因受惊吓后出现发作性神志不清，每次发作时，自觉有股热气从下腹部上冲到头，其后全身发热汗出，两目及双手震颤，逐渐神志不清，苦不堪言。持续几分钟后，自行缓解，逐渐神志清楚，但是头昏身疲不适，每月连续发作三天左右。曾在当地医院做头颅CT及脑电图均无异常，并服西药治疗，其效不佳，故前来就诊中医。患者自述近日病发频繁，几乎每半个月发作一次，经常伴头目眩晕，周身困重，饮食、睡眠、精神均可，大小便如常，平时有痰而不多，舌淡红苔薄白水滑，脉弦滑。查血压170/100mmHg。辨为风痰闭窍，肾气上逆之奔豚证，治疗先以涤痰息风。方用半夏白术天麻汤加减：天麻10g，炒白术20g，茯苓10g，橘红15g，半夏10g，制胆南星10g，石菖蒲10g，郁金10g，泽泻20g，炙甘草10g，枳实10g，钩藤20g（后下），黄芩10g，煅龙牡各20g（先煎），六剂水煎服。

2002年10月3日二诊。服上药后，患者眩晕消失，自觉全身轻快，舌淡红苔薄白，脉弦。予上方加减继服：天麻10g，炒白术20g，茯苓10g，橘红10g，半夏10g，石菖蒲10g，郁金10g，泽泻20g，炙甘草10g，钩藤20g（后下），黄芩10g，六剂水煎服。

2002年10月12日三诊。患者在服药期间，病情一直平稳，然于10月9日又始发作，今日已缓解，发作时症状同前，似有热气从腹部上冲，然后全身紧张震颤。处以奔豚汤加减：生白芍20g，当归10g，川芎10g，黄芩10g，半夏10g，生姜10g，炙甘草10g，葛根10g，李根皮10g，炒白术20g，橘红10g，泽泻20g，茯苓15g，桂枝10g，六剂水煎服。

2002年10月19日四诊。服药后，病情一直平稳，舌脉如前，又处上方十二剂继服。

2002年11月2日五诊。服药期间，病情稳定，于10月27日自觉有热气上冲，但是时间短暂、轻微，神志清楚，其他症状较前明显减轻。又处上方连服二十余剂，一直未见发作，其病告愈。

按：本患者有惊吓史，又有热气上冲之奔豚症状，皆因惊恐伤肾，肝郁化热上冲所致，故以奔豚汤养血平冲，清热降逆得治。但是，开始患者夹有风痰，故先以天麻白术二陈汤豁痰息风，以治其标，然后用奔豚汤以治其本。

案 3　王某，女，65 岁，2020 年 12 月 26 日初诊。

患者自觉奔豚气逆，大便五六日一行两月余。患者患有慢性萎缩性胃炎，自述自觉胃中有气向上顶，大便五六日一行，量少，晨起口有苦感，后背憋胀，气逆，饭后明显，有烧心感，胃中冷，舌体胖，舌苔白，脉迟弱，腰困发冷。辨为心脾阳虚而水气上冲之奔豚，治宜温阳健脾，降冲利水，遂处方：茯苓 20g，炒白术 20g，桂枝 10g，炙甘草 10g，苍术 10g，厚朴 10g，陈皮 10g，木香 10g（后下），砂仁 10g（后下），枳实 10g，槟榔 10g，火麻仁 30g，百合 10g，乌药 20g，半夏 10g，生姜 10g，六剂水煎服。

2021 年 1 月 2 日二诊。患者自述胃脘胀满，呃逆，胃冷，易泛酸，大便一周两次，脉细弦弱。遂处方：茯苓 10g，桂枝 10g，炒白术 10g，炙甘草 10g，枳实 10g，厚朴 20g，半夏 10g，生姜 10g，木香 10g（后下），砂仁 10g（后下），百合 10g，乌药 20g，麻仁 30g，陈皮 10g，焦三仙各 10g，六剂水煎服。

2021 年 1 月 9 日三诊。患者自述奔豚，不大便，大便一周一行，纳呆，脉弦紧。遂处第一方：茯苓 10g，桂枝 10g，炒白术 10g，炙甘草 10g，枳实 10g，厚朴 20g，半夏 10g，木香 10g（后下），砂仁 10g（后下），陈皮 10g，生姜 10g，焦三仙各 10g，乌药 20g，百合 10g，麻仁 20g，生大黄 6g（后下），六剂水煎服。

第二方：党参 10g，炒白术 10g，茯苓 10g，炙甘草 10g，半夏 10g，陈皮 10g，木香 10g（后下），砂仁 10g（后下），焦三仙各 10g，炒莱菔子 20g，生姜 10g，生大黄 6g（后下），枳实 10g，厚朴 10g，六剂水煎服。

2021 年 1 月 22 日四诊。服上药后气逆止，服部胀满消，大便已通，病愈。

按：《金匮要略·奔豚气病脉证治》指出："奔豚病从少腹起，上冲咽喉，发作欲死，复还止，皆从惊恐得之。"病因多为中上焦阳气不足，下焦水寒之气上犯，阴来搏阳所致，所以用茯苓桂枝白术甘草汤，此为苓桂

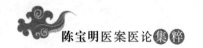

剂群的代表，善治水气上冲。方中茯苓、白术，健脾利水；桂枝、甘草，补心阳之虚，且桂枝平冲降逆。治病应"急则治其标，缓则治其本"，此患者已不大便多日，所以当先通便。方中加百合乌药二味，实有百合乌药汤之意，现代常用此方治疗慢性萎缩性胃炎。

四十一、脱发（斑秃，脂溢性脱发）

案1　梁某，女，34岁，2019年9月19日初诊。

患者产后哺乳一年余，夜寐欠佳，自述因工作忙碌致精神紧张，一周前发现枕后脱发，有如钱币大小，无痛稍痒。遂来求治中医。患者脱发之外，常伴心慌失眠，神情恍惚，头晕目眩，面色不华，神疲乏力，纳呆不食诸症。辨为气血两虚证，治以益气、养血、生发，处方：炙黄芪20g，炒白术10g，陈皮10g，党参10g，炙甘草10g，当归10g，茯神10g，远志10g，炒酸枣仁10g，龙眼肉10g，木香10g（后下），黑芝麻10g，首乌藤10g，柏子仁10g，女贞子10g，菟丝子10g，墨旱莲10g，荆芥穗20g，生姜10g，大枣5枚（去核），六剂水煎服。另嘱患者自备新鲜侧柏叶100g，浸泡入300ml 75%乙醇中，七天之后，以棉签蘸取涂脱发处，每日三次。鉴于患者病情，且哺乳已一年余，建议其停止哺乳。

2019年9月26日二诊。患者药后自觉精神佳，头晕目眩、心慌失眠亦有好转，嘱其守方继服十剂，外用前自备外用制剂。

2019年10月11日三诊。服上药十剂，诸症好转，未见新的脱发，查其原脱发处有小细发茬萌出，后以上方加工成小水丸，服月余后，脱发处全部长出新发，其病告愈。

按：脱发中医分为油风脱发和发蛀脱发。斑秃属于中医的油风脱发范畴，表现为毛发成片脱落，裸露头皮，多无不适症状。现代医学认为，此病可能与精神因素有关，有一定的自愈性。中医认为，发为血之余，《素问·五脏生成》说："肾之合骨也，其荣发也。"头发的荣枯脱落与血的濡养、肾精的充沛密切相关。气血不足和肾精亏虚是此类疾病的主要病机。本案患者因哺乳，再加操劳过多，气血耗损较多，头发失养，则见脱发。治以归脾汤补益气血为主，兼以补肾。如果患者睡眠不佳，可考虑将一般选用的生发药何首乌换为首乌藤。因血虚而风动，常可见头皮瘙痒，所以处方时加祛风之品，治疗收效更快。另用鲜侧柏叶浸泡乙醇，外用于斑秃，多可收效。

案 2　孙某，男，40 岁，2005 年 9 月 29 日初诊。

患者脱发一年余，起床时枕边散落头发随处可见，梳头及洗发时亦成缕脱发。头发油性较大，西医诊断为"脂溢性脱发"。伴腰膝酸软，倦怠乏力，目涩口干，心烦易怒，二便调和。舌边尖红，苔薄白，脉沉细小数。辨为肝肾不足，阴血亏虚之证，治以补益肝肾，滋阴养血。处方：生地黄 10g，熟地黄 10g，当归 10g，生白芍 10g，何首乌 10g，黑芝麻 10g，荆芥穗 10g，炙甘草 10g，麦冬 10g，黄芩 10g，牡丹皮 10g，桑椹 10g，枸杞子 10g，黄柏 10g，苍术 10g，滑石 20g（包煎），六剂水煎服。

2005 年 10 月 6 日二诊。服药后脱发明显减少，诸症亦减轻。效不更方。上方去黄柏，加生山药 10g，山茱萸 10g，茯苓 10g，泽泻 10g，陈皮 10g，继服六剂。药尽病除，其病告愈。

按：脂溢性脱发属于中医发蛀脱发范畴，男性发病多于女性，以头油多、头顶部及额角明显稀疏脱发为特征。本案脱发甚多，伴见腰膝酸软，目涩口干，脉沉细诸症，可知肾阴不足，精血不旺，发失濡养；心烦，舌边尖红，脉小数，乃阴虚生内热；头油多乃湿热上蒸之象。肝肾不足，阴血亏虚，湿热内蕴，是导致本患者脱发的主要原因，采用补肝肾养血生发法，兼清湿热，取得了较好的治疗效果。

四十二、耳鸣、耳聋（神经性耳鸣，突发性耳聋，神经性耳聋）

案 1　马某，女，28 岁，2002 年 9 月 5 日初诊。

患者耳鸣两月余。两个月前，因过度饮酒出现耳鸣，当地医院诊断为"神经性耳鸣"，服西药及中成药等无效，遂就诊于中医。询问患者，近来耳鸣日渐加重，两耳不时如有风吹样飒飒作响，入夜后尤甚，严重影响睡眠，同时伴有心烦易怒，口苦目眩等症，舌尖红边有瘀点，脉沉弦。辨

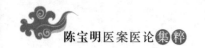

为少阳肝胆气郁化火之证，治以行气解郁泻火。方用小柴胡汤加减：柴胡10g，黄芩10g，半夏10g，生姜10g，党参10g，炙甘草10g，磁石20g（先煎），桑枝10g，生龙牡各20g（先煎），石菖蒲10g，郁金10g，栀子10g，菊花10g，六剂水煎服。

2002年9月11日二诊。患者欣然来告，服上药一剂后，自觉两耳中"啪啪"作响，耳鸣稍减，又服两剂，耳鸣明显减轻，唯睡眠时好时坏，舌脉如前。予上方加减：柴胡10g，黄芩10g，半夏10g，生姜10g，党参10g，炙甘草10g，磁石20g（先煎），桑枝10g，生龙牡各20g（先煎），石菖蒲10g，郁金10g，栀子10g，怀牛膝10g，合欢皮10g，炒酸枣仁20g，六剂水煎服。

2002年9月18日三诊。服上药后，耳鸣完全消失，睡眠好转，心烦易怒、口苦、眩晕等症亦失，舌淡红苔薄白，脉略弦。其病告愈。

按：耳鸣一症，当分虚实。实证多责之于肝胆，虚证常关乎脾肾，因少阳经脉循于耳，肝胆火盛，经气闭阻，郁热上壅，则见耳鸣。肾气通于耳，肾气不足，脑海不足，则见耳鸣。脾气主升，脾虚清阳不升，浊气上蒙，则见耳鸣。该患者症见心烦易怒，口苦目眩，舌尖红，脉沉弦等肝胆郁热之证，故治以疏肝解郁，泻火通窍为主。用小柴胡汤加减，方中以小柴胡汤疏肝解郁，加栀子、菊花，清热泻火；加生龙牡、磁石，平冲降逆；石菖蒲、郁金，解郁通窍。

案2　王某，女，21岁，2003年11月13日初诊。

患者一周前感冒，其后续发双耳耳鸣，开始较轻，后逐日加重，两耳经常轰轰如雷，伴口干心烦，颠顶及颞额部疼痛。其平素双手逆冷，腰困易乏，此次发病，无明显诱因，舌淡苔白，脉细弦。辨证属素体阴虚，少阳郁热，清窍失利，治以清泻肝胆，滋阴补肾。处龙胆泻肝汤加减：柴胡10g，黄芩10g，龙胆草10g，栀子10g，车前子10g（包煎），泽泻10g，通草10g，磁石20g（先煎），桑枝10g，山茱萸10g，枸杞子10g，桑椹10g，五剂水煎服。

2003年11月20日二诊。药进功就，耳鸣头痛大减，惟觉咽干，舌脉同前。效不更方，上方加怀牛膝10g，石菖蒲10g，郁金10g，继进五剂。

后随访药尽症除，其病告愈。

按：患者素体阴虚，清窍失其濡养；肝胆火旺，经脉不利，一则郁闭清窍，而致其耳鸣不已，再则经气不通，"不通则痛"，而见头痛。初诊时祛外邪，补内虚，应手而效，二诊则遵宗原旨，加强开闭之力，故收桴鼓之功。

案3　张某，男，45岁，2003年11月6日初诊。

患者于三年前右耳因"突聋"致听力丧失，近日无明显诱因，左耳自鸣，其声调尖锐，持续不断，夜间尤甚，难以入睡。少寐则多梦纷扰，醒则头部颠顶疼痛，伴口苦口干，头身困重，舌苔厚腻而滑，脉弦滑有力。既往有高血脂，胃溃疡史。查血压128/80mmHg。辨为痰热壅盛，蒙蔽清窍之证，治以清热、化痰、开窍。处柴芩温胆汤加减：柴胡10g，黄芩10g，茯苓10g，橘红20g，半夏10g，生姜10g，炙甘草10g，炒白术20g，泽泻20g，车前子20g（包煎），石菖蒲10g，郁金10g，磁石20g（先煎），桑枝10g，六剂水煎服。

2003年11月13日二诊。药后耳鸣稍有减轻。仍觉头昏闷，舌小滑。此乃痰浊郁闭，必致成瘀，痰瘀互结，清窍不利。当酌加活血化瘀之品。处方：柴胡10g，黄芩10g，茯苓10g，橘红20g，半夏10g，生姜10g，炙甘草10g，炒白术20g，泽泻20g，车前子20g，石菖蒲10g，郁金10g，磁石20g（先煎），桑枝10g，当归10g，赤芍10g，川芎10g，丹参10g，牡丹皮20g，六剂水煎服。

2003年11月20日三诊。服上药后，耳鸣顿消。惟前额及颞部闷重不舒，舌苔白腻，脉滑。测血压118/80mmHg。上方去赤芍、川芎，加制胆南星10g，生薏苡仁20g，继服六剂。

2003年11月27日四诊。服上药后，头部重闷消失，其病告愈。

按：本例患者，耳鸣声调高亢，持续不休，当属实邪为患，据颠顶昏闷，头身困重，舌苔厚腻而滑，脉弦滑，可知内有痰湿。然病逾三年，痰阻日久，必致成瘀，痰瘀互结，闭阻清窍，乃为本病主要病机。治疗予活血化瘀，化痰开窍，利湿健脾而取效。

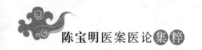

案4 阮某，男，17岁，2020年11月29日初诊。

患者于半月前上自习时，突发头蒙耳胀，接着听力尽失，几乎听不到任何声音。遂往专业耳鼻喉医院求诊，经听力检测，诊断为"神经性耳聋"，经输液及针灸治疗效果不明显。求诊中医，刻下双耳听音遥远，难以听清他人正常对话，双耳憋胀，自觉耳郭有烧灼感，口干口苦。脉弦数，舌尖红舌苔黄腻。辨为肝胆湿热之证，治宜清肝胆，利湿热，方选龙胆泻肝汤加减：柴胡10g，黄芩10g，栀子10g，龙胆草10g，泽泻10g，通草10g，生地黄10g，当归10g，佩兰10g，桑枝10g，磁石10g（先煎），车前子20g（包煎），炒白术10g，蔓荆子10g，六剂水煎服。

2020年12月6日二诊。患者纳上药后，自觉耳胀头蒙减轻，耳郭偶感烧灼，尤以入夜为甚，口苦减轻，舌红苔黄，脉弦。听力较前好转，偶有耳鸣，声若蝉鸣。效不更方，上方加炙甘草10g，生白芍20g，六剂水煎服。

2020年12月13日三诊。进药六剂，患者听力较前诊又有恢复，偶耳如蝉鸣，余症尽除。自述课业劳动，偶觉精神疲乏，考虑患者病月余，查其舌淡红苔白，脉细弱，实邪已祛，当补其虚。更方为益气聪明汤加减：炙黄芪20g，生白芍20g，炙甘草10g，黄柏10g，党参10g，升麻10g，葛根20g，蔓荆子10g，石菖蒲10g，郁金10g，桑枝10g，磁石10g（先煎），六剂水煎服。

2020年12月20日四诊。进上药六剂，患者听力自觉又有恢复，安静环境下偶有耳鸣，声若蝉鸣，精神亦较前好。嘱其守方，服十二剂。其后随访，药后病愈，一切如常。

按：突发性耳聋，属于中医的暴聋范畴，起病突然，发展急骤，常在数小时或几天内出现听力严重减退。本病中医治疗的关键，在于辨清虚实，即"察色按脉，先辨阴阳"。实证，多以肝胆实火或肝胆湿热为主，治宜龙胆泻肝汤加减。虚证多以脾肾气虚为主，以益气聪明汤或六味地黄汤加减治疗。该患者，为素体脾虚，清阳不升，兼有肝胆湿热，为虚实夹杂证。治疗先以龙胆泻肝汤祛其邪，再以益气聪明汤扶其正。如此，祛邪而不伤正，扶正而不留邪。

案5 李某，男，41岁，1988年2月4日初诊。

两月前午休后，两耳暴聋。于市某医院诊断为"突发性耳聋"并收住院治疗。其间用"低分子右旋糖酐""硫酸软骨素"及中药治疗，其效不佳。后又配用高压氧舱，仍不显效，住院四十余天耗资近千元，病情却日渐加重。迎面大声呼叫竟毫无反应，于是求治于中医。望其舌红苔厚腻，切其脉略滑数，自述口苦口干，小便短赤如茶色，素有嗜酒之癖。辨为肝胆湿热证。处龙胆泻肝汤加减：柴胡10g，黄芩10g，栀子10g，木通10g，生地黄10g，泽泻10g，龙胆草10g，黄柏10g，升麻6g，生甘草10g，郁金10g，石菖蒲12g，四剂水煎服。

1989年2月14日二诊。服上药后，自觉两耳内"啪啪"作响，且两耳发热，渐渐能听到周围响动，后又连进此方六剂，听力日渐好转，诊病时已能对答。舌转淡红，苔薄白而不腻，脉略滑。又处上方服十剂。

1989年2月25日三诊。服上药十剂后，听力完全恢复，唯近日因屡进苦寒之剂而胃中不适，故又处香砂六君子汤调治数日而愈。

按：突发性耳聋，既可单独发作，亦可是许多疾病的并发症。该病当分虚实，一般而言，暴病者多为实证，久病者多为虚证。实证者，多由外感风热邪气、脏腑实火（肝火上扰、痰火壅结）所致，虚证者，多缘于肾精亏损，脾胃虚弱。本案患者两耳暴聋，突然发作，当为实证，且伴舌红苔厚腻，切其脉略滑数，口苦口干，小便短赤。因其素有嗜酒之癖，易生湿热，蕴结肝胆，遂致湿热循经上扰，经气不利所致。《灵枢·经脉》云"肝足厥阴之脉……属肝络胆""胆足少阳之脉……其支者从耳后入耳中，出走耳前"。用龙胆泻肝汤加减清利湿热，开郁通窍。方中龙胆草、栀子、黄芩、柴胡，清泻肝胆；木通、泽泻、黄柏，清热利湿，既导热下行，又给湿热邪气以出路；生地黄，养阴生津；升麻，引清气上行；郁金、石菖蒲，开郁通窍。全方配伍，功效显著，确为清利肝胆湿热之良方。

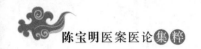

四十三、鼻窒（慢性鼻炎）

太某，女，34岁，2005年8月16日初诊。

患者平素体弱，气候变化时极易感冒。感冒时，喷嚏频作，鼻塞流涕，感冒痊愈后而鼻塞不通。一周前又罹患感冒，现在感冒虽已痊愈，但鼻塞不通，清涕不止，喷嚏连连，咳嗽喘促，胸闷气短，西医诊断为"慢性鼻炎"。刻诊：舌淡红，苔薄白，脉浮。辨为风邪犯肺证，治以宣肺通窍，止咳平喘。处方：麻黄10g，杏仁10g，生石膏20g（先煎），炙甘草10g，干姜6g，五味子10g，百部10g，前胡10g，紫苏子10g，白芥子10g，炒莱菔子10g，地龙10g，辛夷10g（包煎），苍耳子10g，厚朴20g，六剂水煎服。

2005年8月30日二诊。服药后咳喘减轻，但仍鼻塞，流清涕不止，治当重在宣肺通窍。处方：苍耳子10g，辛夷10g（包煎），菊花10g，荆芥10g，防风10g，炙甘草10g，牛蒡子10g，杏仁10g，地龙10g，蝉蜕10g，百部10g，前胡10g，鹅不食草10g，六剂水煎服。

2005年9月6日三诊。鼻塞流清涕止，喷嚏亦减少，舌淡苔薄白，脉略浮。继服上方六剂，药尽其病告愈。

按：慢性鼻炎，中医称为鼻窒，以长期鼻塞、流涕为特征，是一种常见的慢性鼻病，多因肺气虚，邪滞鼻窍所致。本案患者，反复感冒，乃营卫不和。此次因感冒而诱发鼻炎，症见喷嚏连连，鼻塞清涕，伴咳嗽气喘。一诊时先以麻杏石甘汤合三子养亲汤，泻肺平喘，配伍散风止咳通窍之品，咳喘减轻，但鼻塞清涕不止。二诊、三诊时，予苍耳子散，以宣散风邪为主，酌加止咳平喘，则鼻塞、流涕、咳喘诸症皆除。

四十四、鼻鼽（过敏性鼻炎）

何某，男，24岁，2005年8月26日初诊。

患过敏性鼻炎两年余，每于秋季发病，素如常人。发作时鼻痒喷嚏频作，涕多清稀，伴咳嗽气短。此次发病，又增咳嗽气短，咽痒喉憋，声音嘶哑，痰少色白，胸部憋闷，二便调和，舌淡红苔薄白，脉略浮。辨为邪袭肺卫证，治当先以清肺化痰，止咳平喘。处方：麻黄 10g，杏仁 10g，生石膏 20g（先煎），炙甘草 10g，干姜 6g，五味子 10g，百部 10g，前胡 10g，桔梗 10g，瓜蒌 20g，陈皮 10g，黄芩 10g，浙贝母 10g，荆芥 10g，沙参 10g，蝉蜕 10g，梨皮 1 具，五剂水煎服。

2005 年 8 月 31 日二诊。药后咳嗽气喘减轻，但仍鼻痒喷嚏频作，治宜轻宣肺卫，通利清窍。处方：苍耳子 10g，辛夷 10g（包煎），菊花 10g，防风 10g，炙甘草 10g，陈皮 10g，桔梗 10g，金银花 10g，连翘 10g，薄荷 10g（后下），蝉蜕 10g，鹅不食草 10g，黄芩 10g，百部 10g，前胡 10g，桑叶 10g，六剂水煎服。

2005 年 9 月 7 日三诊。药后咳嗽、鼻痒、喷嚏大减，舌脉如前。效不更方，上方续进六剂。药尽咳喘、鼻流涕诸症尽除，其病告愈。

按：过敏性鼻炎，中医称为鼻鼽，以鼻痒、喷嚏、流涕清稀、鼻塞等为特征，常反复发作。本例患者，开始以咳为甚，乃至气短喘促，声音嘶哑，胸闷喉憋，治疗以麻杏石甘汤加减清肺化痰、止咳平喘为先，咳止喘平，再以苍耳子散加味，疏散外邪，通利鼻窍。如此则缓急有序，主次分明，共图全功。

四十五、咽痛

案 1　王某，女，19 岁，2008 年 4 月 23 日初诊。

患者咽痛三天，吞咽食物时，疼痛尤为明显，视其咽喉部红肿，伴口干欲饮，舌尖红而苔少，脉略数。辨为少阴热甚伤津之咽痛证，治以清热解毒，利咽止痛。处桔梗汤加减：桔梗 10g，生甘草 20g，生地黄 10g，麦冬 10g，金莲花 10g，三剂水煎服。

上方连服三剂后，咽喉疼痛消失，诸症除，其病告愈。

按：足少阴之脉，挟咽喉而循于喉咙。邪客少阴，邪热循经上攻咽喉而致咽痛，故辨为少阴热甚伤津咽痛证，处桔梗汤加减治疗。桔梗汤，是《伤寒论》治疗少阴咽痛的一张名方，原文第 311 条："少阴病，二三日，咽痛者，可与甘草汤。不差，与桔梗汤。"方中用生甘草清热解毒，利咽止

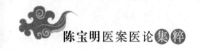

痛。甘草生用解毒之力较大,《神农本草经》云:"治五脏六腑寒热邪气,坚筋骨,长肌肉,倍力,金疮肿,解毒。"孙思邈《备急千金要方》云:"甘草解百药毒,此实如汤沃雪。"佐桔梗,以辛开散结;生地黄、麦冬,养阴利咽;金莲花配生甘草,有清热、解毒、利咽之用,是治疗咽喉疼痛的特效药。本方药精而力专,功效奇宏。临证凡见实火咽喉疼痛者,百用不爽。

案2　郭某,女,50岁,2009年12月15日初诊。

患者咽痛两月余。两月前因感冒而引起咽喉疼痛,自服祛风散寒药,感冒症状消失,咽喉疼痛有所减轻,但一直未愈,疼痛时轻时重,服清热解毒药及消炎药,效果不佳,遂就诊于中医。视其咽喉部不红不肿,伴平时痰多,舌淡红苔白滑润,脉沉细。辨为少阴寒客痰阻咽痛证,治以涤痰开痹,温经散寒。处半夏散及汤:制半夏12g,桂枝10g,炙甘草10g,三剂水煎服,频频含咽。

二诊时,患者服上药后,咽喉疼痛减轻,守方继服三剂。

其后,守原方共服十余剂,诸症消失,其病告愈。

按:咽痛,其病因病机,有因于热,有因于寒,有因于阴虚,亦有因于阳虚者。本案咽痛,为风寒客于少阴,痰湿阻络而成。少阴之脉,上贯肝膈,入肺,循喉咙,系舌本。寒痰阻于少阴,其经脉为之不利,故见咽痛。《伤寒论》第313条:"少阴病,咽中痛,半夏散及汤主之。"用半夏散及汤,涤痰开痹,温经散寒而取效。

第二章 儿科疾病

一、伤寒（感冒）

邻里刘某之子，男，11岁。

不慎感冒风寒，发热数日不退（自测体温 39.4～40℃）且伴鼻塞流清涕，咽喉疼痛，西医诊为"感冒合并扁桃体炎"，口服"酚氨咖敏片"、中药"银翘解毒丸"，肌内注射"青霉素""安痛定"等药，其效不显。每日上午体温稍退（约 37.2～38℃），但到下午则体温渐次升高到 39℃左右，如此反复数日而不愈。邀先生诊治，望其舌淡苔薄白，切其脉弦而有力，遂问："有无恶寒？"其母代述："患儿从昨日始，有乍冷乍热之状，且常欲索水饮之。"先生思之，《伤寒论》第 101 条云："伤寒中风，有柴胡证，但见一证便是，不必悉具。"今见乍冷乍热、脉弦，口干欲饮、正乃少阳、阳明之主症也，故处：柴胡 12g，黄芩 10g，半夏 10g，生姜 10g，党参 6g，炙甘草 6g，大枣 5 枚，生石膏 30g。并嘱其去滓重煎，每剂药二煎三服。早、午、晚饭后各一次。循此服一剂知，三剂尽，热退身凉，咽痛诸症亦除，其病告愈。

按：抓主症，用主方，是临床应用经方的一个基本原则。所谓主症，就是能够反映每一方证的病机特点、占有主导地位的症状。在对该患者辨证过程中，抓住了乍冷乍热、脉弦，口干欲饮，少阳、阳明之主症而对证用药，故能拈手而愈。

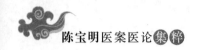

二、发热（肠系膜淋巴结炎）

孙某，男，4岁，2018年4月初诊。

反复发热三月余。三月前，患者因发热就诊于本市某医院，经检查，诊断为"病毒性感染伴肠系膜淋巴结炎"，并收住院治疗，经用抗感染治疗后，体温恢复正常而出院。出院后，不几日又复发热，遂再次住院治疗，热退后出院。两个月内反复住院四次。遂求治于中医。刻诊：体温39℃左右，伴腹痛，腹胀，恶心，呕吐，大便不通，四至五日一行。辨为少阳阳明合病，治以和解少阳，内泻热结，处大柴胡汤：柴胡10g，黄芩6g，生白芍20g，制半夏10g，枳实6g，生大黄5g（后下），生姜10g，大枣3枚，三剂水煎服。

服上药一剂尽，患儿大便通，便出许多秽臭之物，随之腹痛、腹胀顿减，体温降至38℃左右。三剂药尽，腹痛、腹胀除，体温降至正常，大便转常。其后，继服六剂，以善其后，其病告愈。随访至今未犯。

按：《伤寒论》第379条云："呕而发热者，小柴胡汤主之。"本案患者发热，腹痛，恶心，呕吐，乃少阳之主症；腹胀，大便不通，为阳明腑实之症。大柴胡汤既可和解少阳，又可荡涤胃肠之实热，有解热、泻实、除烦、止呕等作用。故用本方而取效，此亦"抓主症，用主方"之妙用。

三、喘证

刘某，女，6岁，1997年10月12日初诊。

患者在四岁时反复患肺炎，其后体弱不支，极易感冒，每次感冒后，即开始发热，咳嗽，甚则气喘。每次发作，必须静脉滴注抗生素药后，体温始降，但咳喘迁延多日不愈。曾多方求治，效果不佳，仍反复发作。刻诊：患儿不时咳嗽，痰多不爽，周身汗出。纳差，身体消瘦，面色萎黄，口唇色淡，舌苔白腻，脉浮缓。辨为太阳表虚，兼肺气不利之喘咳证，治以解肌祛风，平喘止咳。处以桂枝加厚朴杏子汤加味：桂枝5g，白芍6g，生姜6g，炙甘草5g，厚朴6g，杏仁6g，紫苏子5g，枳壳3g，五剂水煎服。

1997年10月18日二诊。服上药后，咳喘减轻，痰亦减少，纳转佳。守方继进五剂。

1997年10月24日三诊。服上药后，诸症消失。后以益气和营健脾之法善后。随诊一年，未见咳喘。偶有感冒，亦可服药而愈，免去以往静脉滴注之苦，患儿家长甚为感谢。

按：张仲景《伤寒论》第18条曰："喘家，作桂枝汤加厚朴、杏子佳。"喘家，指平时患喘疾，若外感风寒见桂枝汤证，并引动宿喘者，宜用桂枝汤加厚朴、杏仁治疗。本案外感风邪，内有痰浊壅肺而咳喘，伴发热、痰多、自汗等症，故处桂枝加厚朴杏子汤加味，表里同治而取效。本方临床用于治疗风寒束肺，体弱汗出之咳喘，屡获良效。

四、呕吐

案1　李某，女，3岁。

患者父母亲代述，间断性呕吐半年，每次发作十多天，缓解三至五天后又开始发作。最近七天来呕吐严重，饮食入胃立即吐出，且伴口干，喜冷饮，不思饮食。大便干燥，三至四日一行。面色萎黄，全身消瘦，按之腹部心下痞满且痛，两手指纹紫而显露透于气关。舌红苔薄黄，脉滑略数。辨为胃中虚热，胃气上逆之证，处橘皮竹茹汤加减：橘皮6g，竹茹9g，党参6g，炙甘草3g，生姜10g（捣汁兑服），大黄5g，连翘6g，半夏6g，代赭石9g，三剂水煎服。

三日后，患者父母欣然来告，服上药一剂呕止，大便通，日行两次。三剂后诸症尽除。食纳亦增。又处上方去半夏、大黄，继三剂，巩固疗效。三个月后又见患者父母，告曰，治愈后再未复发。

按：呕吐，临床病证有虚有实，本案患儿属胃虚有热，胃气上逆，用橘皮竹茹汤加减治疗而取效。橘皮竹茹汤，出自《金匮要略·呕吐哕下利病脉证治》，有补虚清热、和胃降逆之功，是治疗胃虚有热而呕逆的有效方剂，因此，临床凡见呃逆呕吐等因中焦虚热而致胃气不和者，均可用之。

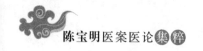

案 2 刘某，女，10 岁，1998 年 4 月初诊。

患者呕吐半月余。半月前因感冒，出现发热，咽痛。经西药治疗，感冒痊愈，但出现恶心，呕吐，不欲闻嗅食物，食入即吐。大便不通，两日一行，望其舌淡苔黄，脉略数。辨为胃热呕吐，治宜泄热和胃，处大黄甘草汤：生大黄 10g，炙甘草 6g，三剂水煎服。

服上药三剂后，呕吐止，大便通，日行一次，其病告愈。

按：《金匮要略·呕吐哕下利病脉证治》曰："食已即吐者，大黄甘草汤主之。"大黄甘草汤，具有通腑泄热、和胃降逆止呕之功。本案患者食入即吐，大便不通，苔黄，脉数，系胃肠积热，腑气不通，胃气上逆所致，与大黄甘草汤。方中以大黄泄肠胃积滞；甘草缓急和胃，使其攻下而不伤正。药后，腑气通，胃气降，其呕自止。本方临床对胃气上逆，食入即吐者，无问男女老幼，用之常获佳效。

五、血证

张某，男，8 岁，2006 年 6 月 21 日初诊。

患者鼻衄六至七年，无明显诱因，反复发作，发作时仰头堵鼻可止。开始时一月数作，渐至加重，半年来则数日一作。三天前突然鼻衄，每日必作一至两次，量多色红，家人急用凉水冷敷患处，方可缓解。患者形体消瘦，面色不华，夜间时有盗汗，精神尚好，平素感到手足心发热，纳食一般，二便调和，舌淡，苔薄白，脉细弱。辨为阴虚血热之证，治以清热凉血止血。处方：生地黄 10g，牡丹皮 10g，麦冬 10g，大黄 3g，黄芩 10g，竹叶 10g，怀牛膝 10g，侧柏炭 20g，五剂水煎服。

2006 年 6 月 27 日二诊。药后血止，三天未作。效不更方，上方加白茅根 20g，继服五剂，以巩固疗效。其后未再发。

按：本例患儿，病延数年，见手足心热，盗汗，属阴虚血热之证，治疗以生地黄、麦冬、牡丹皮养阴凉血，佐黄芩、竹叶以清虚热；用怀牛膝引热下行；少加生大黄泻热于下；侧柏炭凉血止血，诸药合用，标本同治，一投中的，药进衄止，即知药证相投。二诊之时加白茅根，加强清热之力，切中肯綮，尽收全功。

六、鼻渊（急慢性鼻窦炎）

张某，男，11岁，2005年7月21日初诊。

患者一周前感冒，自服药后感冒症状虽好，但是鼻塞不通，且流黄浊鼻涕，伴前额头痛，口咽干燥。自查体温36.7℃，其双侧上颌窦压痛（＋）。舌淡红苔薄黄，脉略滑数。辨为风热外袭，肺经郁热证，治以疏风清热，宣肺通窍。处方：金银花10g，连翘10g，菊花10g，苍耳子10g，辛夷10g（包煎），防风10g，生甘草10g，蔓荆子10g，牛蒡子10g，川芎10g，白芷10g，藁本10g，紫苏叶10g，六剂水煎服。

2005年7月28日二诊。药后鼻塞流涕诸症减轻，但仍前额头痛、咽干痛，其舌红，苔薄黄，脉略数。应加强清热解毒之品，前方去川芎，加桔梗10g、薄荷10g（后下）、黄芩10g，继进六剂。

2005年8月6日三诊。服上药后，鼻流黄涕、鼻塞诸症尽失。舌微红苔薄白，脉已不数。处方：苍耳子10g，辛夷10g（包煎），菊花10g，金银花10g，连翘10g，防风10g，杏仁10g，桔梗10g，生甘草10g，六剂水煎服。

2005年8月15日四诊。上药尽，其病痊愈。

按：鼻渊，西医称为急慢性鼻窦炎，以鼻流黄浊涕且量多为特征。多起于外感之后，因风热内侵，郁久化热，内蕴于肺，上攻鼻窍而成，又每在感冒风邪之后加重。因此疏散风热，宣肺通窍为治疗鼻渊的基本方法。本案患者鼻塞流黄浊涕，双侧上颌窦有压痛，乃风热之邪袭表犯肺，风热壅遏肺经，使邪毒循经上攻鼻窍所致。且兼见口咽干燥等症，可见热象较为明显。治疗以苍耳子散合银翘散加减，清上焦风热，宣肺通窍。苍耳子散能散风邪，畅肺气，通鼻窍。其中苍耳子、辛夷皆为通鼻窍之上品；白芷通窍止痛而善治头痛、鼻塞等症。银翘散是治疗外感风热的通用方剂。二诊、三诊随症酌配清热宣肺之品，诸药合用，达疏风清热，宣肺通窍之功。

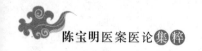

七、唇风（慢性唇炎）

杨某，男，7 岁，1998 年 11 月 12 日初诊。

患儿口唇干裂起皮三月余，唇周起皮脱屑明显，间有裂纹血痂，撕之则易出血，常自觉口干，唇痒。曾就诊市内各大医院，诊断为"慢性唇炎"，用西药治疗无效，遂求治于中医。就诊时患儿唇周起皮脱屑，裂纹处结有血痂，不时以舌舔唇。大便燥结不通，一周或十多日一行，纳差不食。舌质红，苔薄黄，脉沉略数。辨为胃强脾弱之脾约证，治以润肠通便。处第一方：麻仁 20g，厚朴 6g，枳实 6g，大黄 3g（后下），杏仁 5g，白芍 6g，沙参 6g，麦冬 6g，五剂水煎内服。处第二方：当归 10g，生地黄 10g，制乳没各 10g，紫草 10g，白芷 10g，大贝母 10g，用三两香油，将上药炸至焦黑，去渣留油，将 15g 黄蜡放入油中，待蜡熔尽后，倒入器皿，冷却成膏。外用涂口唇，每日三次。见《千家妙方》。

1998 年 11 月 18 日二诊。口服并外用上药后，口唇干裂起皮大减，大便已通，日行一次，饮食亦转佳。舌质淡红，舌苔薄白，脉略沉。原内服方继服五剂。

1998 年 11 月 24 日三诊。服上药后，口唇已不干裂，并且已转红润，大便正常，日行一次，略有口咽干燥，又以麦门冬汤，调理数剂而诸症尽愈。

按：中医认为，脾开窍于口，其华在唇，唇为脾之外候。本例患者，病位在口唇，但病之因却在中焦脾胃，由于燥热结于胃中，约束了脾为胃行其津液的功能，津液不能滋润大肠，因而大便燥结。胃中燥热伤及脾阴，则见口唇燥裂，治宜麻子仁丸。方中用大黄、枳实、厚朴，即小承气汤，以泻阳明之热；白芍以养脾阴；麻仁、杏仁润肠通便，同时又可助胃气之通降；又增沙参、麦冬，以养阴润燥、增水行舟。经内服中药配合外用药，使燥热祛，阴液复，口唇干裂、大便燥结诸症皆除。

八、浸淫疮（慢性湿疹）

孙某，男，9岁，2001年4月3日初诊。

其母代述，患儿自出生后，全身泛起丘疹，流水结痂，反复发作，至今未愈。曾在多家医院诊断为"慢性湿疹"，经多方医治，其效不显。近日病情加重，瘙痒难忍。视其皮肤局部呈暗褐色，结痂连片，表面粗糙，但无糜烂渗出。证见口干，舌红苔薄黄，脉沉弦。辨为湿毒浸淫、阴虚血热之证，治以清热解毒燥湿、养阴凉血散风，处凉血消风散加减：当归10g，生地黄10g，蝉蜕10g，荆芥10g，防风10g，苍术10g，苦参10g，白鲜皮10g，白蒺藜10g，陈皮10g，蛇床子15g（包煎），地肤子15g（包煎），益母草10g，生甘草10g，六剂水煎服。

2001年4月10日二诊。服上药后，瘙痒明显减轻，但是丘疹未退，全身皮肤干燥，皮损明显，舌红苔薄黄，脉沉弦。遂处下方：当归10g，生地黄10g，蝉蜕10g，荆芥10g，防风10g，苦参10g，苍术10g，土茯苓10g，白鲜皮10g，白蒺藜10g，陈皮10g，蛇床子15g（包煎），地肤子15g（包煎），牡丹皮10g，生甘草10g，六剂水煎服。

2001年4月16日三诊。服上药后，痒止疹退，皮损好转，舌略红苔薄白，脉沉细。予上方加减：当归10g，生地黄10g，沙参10g，麦冬10g，防风10g，苦参10g，白鲜皮10g，白蒺藜10g，陈皮10g，蛇床子10g（包煎），地肤子10g（包煎），牡丹皮10g，生甘草10g，六剂水煎服。

2001年4月23日四诊。服上药后，皮肤粗糙结痂明显好转，舌淡红，苔薄白，脉沉而不细，予上方连服十剂而愈。

按：慢性湿疹，属中医"浸淫疮"之范畴，多由湿热毒邪壅滞而成。湿性重着黏滞，其病程往往缠绵不愈。本病案因病程日久，有热毒伤阴之象，故辨为湿毒浸淫、阴虚血热之证，治疗先以清热凉血解毒，继之滋阴养血润燥，病分缓急，治分先后，故收显效。

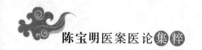

九、水疝（睾丸鞘膜积液）

顼某，男，8岁，怀仁县人，2001年5月20日初诊。

患儿右侧阴囊肿大两月余，加重一周。于两月前出现右侧阴囊肿大，在当地某医院诊断为"右侧睾丸鞘膜积液"。因积液过多，故建议手术治疗。患儿父母有所顾虑，遂前来就诊于中医。刻下：右侧阴囊肿胀，约鸡蛋大小，透光试验阳性，平素纳呆少食，舌质淡红苔薄黄，脉细弱弦。辨为脾失健运，水湿内停，下注阴囊，郁久化热证。治宜健脾、清热、利水。处三妙散加减：黄柏10g，苍术10g，怀牛膝10g，茯苓10g，泽泻10g，车前草10g，滑石20g（包煎），泽兰10g，六剂水煎内服，日一剂，分早、中、晚饭后服用。

另处：黄柏30g，苍术20g，土茯苓30g，苦参30g，五倍子20g，红花20g，三剂水煎外敷，每剂药用两天，每天敷两次，每次外敷约15～20min。

2001年5月27日二诊。其母代述，服前药第二剂后，阴囊肿胀明显减小，且饮食增，六剂尽，右侧阴囊恢复正常，鞘膜积液完全吸收，又处上方五剂，以巩固疗效。随访迄今未见复发。

按：睾丸鞘膜积液，属于中医水疝范畴，为阴囊内水液积聚所引起的阴囊肿大，以阴囊无痛无热，皮色正常，有囊性感的卵圆形肿物为特征。本病的形成，主要和脾肾有关，因脾主运化，肾主水液。脾虚运化水湿失常，或肾虚水液不能气化，使水液内停，是形成水疝的基本原因。本例患者脾失健运，水湿内停，郁久化热。治以三妙散加味，清热健脾利湿。外敷清热燥湿，活血收敛之剂。内外合治，故取得满意疗效。

十、肠痈（急性阑尾炎）

邢某，女，11岁，2020年3月23日初诊。

患者转移性右下腹疼痛一日。2020年3月22日出现转移性右下腹疼痛伴发热，次日于当地市医院化验，白细胞总数和中性粒细胞明显升高，诊断为"急性阑尾炎"，医院建议手术治疗。患者及家属不愿意手术，遂至中医处就诊。刻诊：患者右下腹压痛，高热不退，恶心呕吐，纳差，舌质红苔黄腻，脉滑数。诊断为肠痈，治宜通腑泻热，利湿排毒。遂处：柴胡 20g，黄芩 10g，生大黄 10g（后下），生白芍 20g，枳实 10g，炙甘草 10g，牡丹皮 10g，芒硝 4g（冲服），败酱草 20g，大血藤 10g，蒲公英 20g，郁李仁 20g，薄荷 10g（后下），三剂水煎内服。晚上 11 时服第一次，患者呕吐，两小时后又服第二次，诸症减轻，热减退。次日，腹泻两次，疼痛减轻，三剂药尽，热退身凉，腹痛亦止，其病痊愈。

按：急性阑尾炎属于中医"肠痈"的范畴，肠痈之名，首见于《内经》，如《素问·厥论》篇云："少阳厥逆，机关不利，机关不利者，腰不可以行，项不可以顾，发肠痈不可治，惊者死。"可见肠痈的发病与少阳枢机不利关系密切。本病属少阳兼阳明里实，故单用小柴胡汤不足以化解。因小柴胡汤只能和解少阳而不能攻下阳明，而大柴胡汤既可疏利肝胆之气滞，又可荡涤肠胃之实热，既治气分，又调血分，故投方即效。

十一、腹痛（肠系膜淋巴结炎）

李某，男，5 岁，2018 年 9 月初诊。

患者反复腹痛两月余。两月前因腹痛，在本市某医院行腹部 B 超检查，诊断为"肠系膜淋巴结炎"。经西药输液治疗，疼痛缓解，但终未得痊愈。遂就诊于中医门诊。刻诊：腹痛，纳差，舌淡苔白，脉弦。辨为肝胃不和证。处小柴胡汤加味：柴胡 10g，黄芩 6g，制半夏 10g，生姜 10g，党参 6g，炙甘草 6g，大枣 3 枚，生白芍 20g，川楝子 10g，延胡索 10g，三剂水煎服。

三剂药尽，腹痛止，食纳增。其后，又以原方继服十余剂，其病痊愈。随访至今未犯。

按：《伤寒论》第 96 条云："伤寒五六日，中风，往来寒热，胸胁苦满，嘿嘿不欲饮食，心烦喜呕，或胸中烦而不呕，或渴，或腹中痛，或胁下痞鞕……小柴胡汤主之。"第 101 条云："伤寒中风，有柴胡证，但见

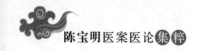
一证便是，不必悉具。"本案患者反复腹痛，不欲饮食，脉弦，具有小柴胡汤证的主症主脉，故处小柴胡汤加味治疗而取效。先生临床治疗小儿肠系膜淋巴结炎，若辨为肝气犯胃、胃气不和者，多以小柴胡汤治之而取效；若兼阳明燥实者，则以大柴胡汤加减治疗。

第三章 妇科疾病

一、带下病（阴道炎，盆腔炎）

案1 王某，女，33岁，2005年4月14日初诊。

该患者下腹部疼痛两年余。于2004年12月14日于当地医院做下腹部B超示：右侧卵巢囊性改变。2005年3月22日做B超示：子宫前壁浆膜下肌瘤，经妇科检查，诊断为"阴道炎"。刻诊：患者带下量多，赤白相兼，腹痛，纳呆，月经正常，伴外阴瘙痒，舌红苔白，脉弦。辨为肝脾不和，湿郁化热证，治以疏肝健脾，清热利湿，处方：生白芍10g，当归10g，川芎10g，茯苓10g，苍白术各10g，泽泻10g，川楝子10g，延胡索10g，黄柏10g，怀牛膝10g，鸡冠花20g，苦参10g，土茯苓20g，炙甘草10g，海螵蛸20g，六剂水煎服。另处外用方：黄柏20g，苦参20g，蛇床子20g（布包），地肤子20g（布包），川椒20g，枯矾10g，三剂水煎外洗。

2005年4月21日二诊。服用上药后，带下量明显减少，色转白已无赤色，外阴瘙痒减轻。查体：脐右上方压痛，舌淡苔白，脉弦。效不更方，故守上方六剂水煎服。外用亦同上方三剂。

2005年4月28日三诊。药后带下诸症基本消失，外阴部已不瘙痒，舌淡红苔薄白，脉略弦。遂处上方，并嘱其续服六剂巩固疗效。一月后随访痊愈。

按：《傅青主女科》云："夫带下俱是湿症，而以带名者，因其带脉不能约束而病此患，故以名之。"该患者初起，因脾虚生湿，湿邪下注，日

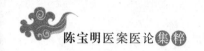
久化火，火热灼伤血络，而致带下量多，色赤白相兼；因湿热蕴阻于冲任、胞宫，不通则痛而见腹痛；因脾虚湿盛，湿久化热，湿热外熏，故见外阴瘙痒。治用当归芍药散，以养血调肝，健脾利湿。

当归芍药散出自《金匮要略》，主治妇人妊娠或经期，肝脾两虚，腹中拘急，绵绵作痛，头晕心悸，或下肢浮肿，小便不利，舌质淡、苔白腻者。方中用芍药以泻肝木；川芎、当归养血活血止痛；茯苓、白术、泽泻健脾利湿。此外，方中又入三妙散（苍术、黄柏、牛膝），苦参、土茯苓、鸡冠花，以清热利湿；加海螵蛸收涩止带，以固冲任；川楝子、延胡索，疏肝理气止痛。诸药合用，共收疏肝健脾、清热利湿之效。加之外用药煎汤水洗，以清热杀虫止痒，内外同治，以收全功。

案2　周某，女，23岁，2005年12月15日初诊。

患者带下量多三年之久，曾辗转于当地多家医院，经B超检查，诊断：盆腔炎，盆腔积液（左），附件（右）增厚；双侧输卵管增厚1.4cm。长期服用抗菌消炎的西药治疗，效不明显，遂造访中医。自述每次月经过后，带下增多，色黄有腥臭味，伴少腹隐痛，腹部畏寒，舌淡苔白腻，脉弦细。平素易怒，月经不调先后无定期，量或多或少，色黑有块，行经时腰困、腹痛益甚，手足不温。辨为气滞血瘀，湿热下注证。治以行气活血化瘀，清热利湿。处方用当归芍药散加味：当归10g，炒白术10g，茯苓20g，泽泻20g，川楝子10g，延胡索10g，黄柏10g，黄芩10g，苍术10g，益母草10g，丹参20g，牡丹皮10g，鸡血藤10g，乌药10g，青皮10g，六剂水煎服。

2005年12月20日二诊。服上药后，少腹疼痛明显减轻，舌脉同前。近日月经将至，当以温经活血化瘀为治。处以温经汤加味：吴茱萸10g，桂枝10g，阿胶10g（烊化），川芎10g，牡丹皮10g，当归10g，生白芍20g，麦冬10g，半夏10g，丹参20g，川楝子10g，延胡索10g，乌药10g，益母草10g，青皮10g，生姜3片，八剂水煎服。

2005年12月29日三诊。服药三剂后，月经即至，行经期间，无腹痛腰困，且经量适中无血块，药后双足转温，本次行经五天，月经净后，黄带仍多，外阴部不时瘙痒，舌边尖红，苔薄白，脉濡细。治以清热利湿为主。以易黄汤加味：黄柏10g，苍术10g，白果6g，炒山药10g，茯苓10g，车前子10g（布包），鸡冠花20g，丹参10g，芡实20g，柴胡10g，陈皮10g，荆芥穗10g，椿根皮10g，川楝子10g，延胡索10g，海螵蛸20g，艾叶10g，焦三仙各10g，六剂水煎服。

2006年1月19日四诊。服上药后，黄带无，诸症除，后又处上方加减，调理数剂，以善其后，其病告愈。

按：肝藏血，体阴而用阳。肝血不足，肝失条达，气滞血瘀，瘀阻经脉，故见腹中筋脉挛急而疼痛；因下焦有寒，寒凝血滞，故而手足不温，月经色黑有瘀块；肝郁脾虚，水湿不运，瘀热交阻，湿热下注，见带黄量多；冲任虚寒，瘀血阻滞，则月经不调，小腹畏寒。可见其病因病机繁杂，有肝郁、脾虚、血瘀、寒凝、湿热等，当根据病情之缓急轻重，及其生理周期，分段而治疗。初用当归芍药散加味，以养血调肝，健脾利湿，以减轻患者腹痛；又遇经期，故用温经汤加减，以温经散寒，养血止痛，至此患者腹痛之症得以缓解；后期用易黄汤加味，重在清热利湿，调经止带，终收全效而愈。

案3 王某，女，38岁，2005年3月17日初诊。

带下量多，黄稠秽臭，或如豆渣，伴前阴瘙痒，身倦乏力，腰膝酸软，小溲黄赤，大便如常，舌红，苔白腻，脉细滑。辨为脾肾两虚，湿热下注证。治以补脾益肾，清热燥湿，收涩止带。处方一：黄柏10g，苍术10g，怀牛膝10g，炒山药20g，白果6g，芡实20g，车前子10g（包煎），鸡冠花20g，椿根皮15g，海螵蛸20g，苦参10g，陈皮10g，土茯苓10g，炙甘草10g，六剂水煎内服。处方二：黄柏30g，川椒30g，苦参30g，蛇床子30g，地肤子30g，百部20g，三剂布包水煎坐浴，日两次。

2005年3月22日二诊。药后带下明显减少，瘙痒亦减轻。但带下色仍黄，近日因与人生气而见两胁胀痛牵掣后背，头闷头晕，查：血压150/100mmHg，舌质暗红有瘀斑，脉细弦。辨为湿热下注兼肝郁气滞证，治以补益脾肾，清热燥湿，佐以疏肝理气。处方：黄柏10g，苍术10g，炒白术10g，茯苓10g，椿根皮15g，鸡冠花20g，土茯苓20g，炒山药20g，陈皮10g，莲子20g，柴胡10g，生白芍20g，川楝子10g，延胡索

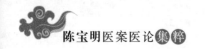

10g, 片姜黄 10g, 郁金 10g, 炙甘草 10g, 六剂水煎服。

2005 年 3 月 29 日三诊。药后带下正常、瘙痒消, 两胁及后背胀痛亦除。唯觉头部闷重, 眩晕时作, 腰膝酸软, 耳鸣心悸, 查: 血压 145/80mmHg, 舌微红苔白, 脉弦细。辨为肾阴亏虚, 水不涵木, 肝阳上亢证, 治以镇肝息风, 滋水涵木。处方: 生白芍 20g, 生地黄 10g, 怀牛膝 10g, 天冬 10g, 代赭石 20g (包煎), 生龙牡各 20g (先煎), 钩藤 20g (后下), 珍珠母 20g (先煎), 黄芩 10g, 菊花 10g, 茯神 10g, 生杜仲 10g, 天麻 10g, 石决明 20g (先煎), 六剂水煎服。

2005 年 4 月 5 日四诊。服上药六剂尽, 头晕耳鸣诸症减轻, 查血压降至 130/80mmHg, 效不更方, 继服六剂。

服上药后, 复查血压 120/80mmHg, 诸症消失, 其病痊愈。

按:《傅青主女科》云:"夫黄带乃任脉之湿热也。"又曰:"任脉本不能容水, 湿气安得入而化为黄带乎? 不知带脉横生, 通于任脉, 任脉直上走于唇齿, 唇齿之间原有不断之泉, 下贯于任脉以化精……惟有热邪存于下焦之间, 则津液不能化精, 而反化湿也。"而任脉之湿热, 又因肾不施化, 脾不转输, 水湿内停而化热, 湿热下注之故。本案患者亦是如此, 故以易黄汤为基础方, 并结合清热燥湿、杀虫止痒之剂外用, 内外兼施, 标本兼顾, 使诸症平。二诊时, 又见肝郁气滞之胁背胀痛, 及水不涵木、肝阳上亢之头晕头闷诸症, 先调畅气机, 以助肝用, 后滋水涵木, 以缓肝急而收效。

二、痛经（原发性痛经，卵巢子宫内膜异位症）

案 1　李某, 女, 35 岁, 初诊 1996 年 10 月 26 日。

患者既往月经正常, 结婚育子之后, 每次行经小腹疼痛, 初时为隐隐作痛, 近几个月疼痛明显加剧, 疼痛时, 冷汗淋漓。月经色泽晦暗, 夹有血块。曾服用温经汤、艾附暖宫丸等药无效, 遂就诊于我处。刻诊: 正值经前一周, 少腹时时作痛, 胸胁胀满, 神疲乏力, 纳呆, 面色萎黄, 舌淡体胖, 边有齿痕, 舌苔白, 脉弦。辨为脾虚肝郁, 湿滞血瘀之证, 治以健脾疏肝, 利湿活血。处方: 赤白芍各 10g, 当归 10g, 川芎 10g, 茯苓

10g，炒白术 10g，泽泻 10g，桃仁 10g，红花 10g，益母草 10g，桂枝 10g，三棱 6g，莪术 10g，六剂水煎服，服时兑入黄酒一小杯为引。

1996 年 11 月 1 日二诊。服上药后，月经如期而至，腹痛较前减轻。经色转红，血块亦消。唯两乳胀痛，神疲倦怠，舌苔白，脉弦。效不更方，处上方去三棱、莪术，加川楝子 10g，延胡索 10g，六剂水煎服。

1996 年 11 月 7 日三诊。服上方后，经净痛止，精神好转，饮食渐增。故守上方六剂，以巩固疗效。另嘱患者，忌食生冷寒凉之品，注意休息。一月后经潮准时，全无不适症状。时隔年余，陪其母前来就诊，问其病情，已痊愈至今。

按：痛经的病因病机有虚实之分，但因妇人"不足于血，有余于气"的特殊体质，常常兼有不足，诸如肝郁兼血虚、肝郁兼脾虚、肝郁兼肾虚等，故本病全实者少，夹虚者多。该患者经行腹痛，并伴神疲体倦，面色萎黄，纳呆不食，均因肝虚血少，脾虚湿停所致，辨证属肝脾失调之虚实夹杂证，治用当归芍药散以养血疏肝、健脾利湿。因患者经行色暗有块，加桃仁、红花、益母草、三棱、莪术，增强活血调经之功；以桂枝温阳通经、活血调经。二诊中患者经期已至，为防止活血过猛，下血过多而伤血，故于方中去三棱、莪术；同时证见患者乳胀，故加入川楝子、延胡索，以疏肝理气止痛。用药十余剂，使脾运健、肝血足，气机条达，湿邪尽除而病愈。

案 2　马某，女，22 岁，未婚，2006 年 1 月 17 日初诊。

经行腹痛八年余。患者 14 岁初潮，周期二十八至三十五天，经期三至四天，从初潮起，每于行经第一天小腹疼痛，持续三天之后，自行缓解，色暗有块。近两年来疼痛逐渐加剧，严重时汗出如洗，痛不可忍，且伴下肢酸重，全身乏力倦怠。平时常觉小腹发凉，四末厥冷，嗳气泛酸，带多色白，舌淡苔白，脉沉细弦。辨为冲任虚寒，瘀血阻滞之证。治以温经散寒，活血养血。处温经汤加减：吴茱萸 10g，桂枝 10g，川芎 10g，当归 10g，生白芍 10g，牡丹皮 10g，半夏 10g，麦冬 10g，党参 10g，阿胶 10g（烊化冲服），香附 10g，乌药 20g，黄连 6g，海螵蛸 20g，炙甘草 10g，生姜 3 片，六剂水煎服。

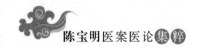

2006年1月24日二诊。服上药后，小腹及四肢转温，带下减少，嗳气泛酸除，舌淡苔薄白，脉细略弦。因月经将至，故予上方略行加减继服。处方：吴茱萸10g，桂枝10g，川芎10g，当归10g，生白芍10g，牡丹皮10g，半夏10g，麦冬10g，党参10g，阿胶10g（烊化冲服），香附10g，乌药20g，小茴香10g，川楝子10g，延胡索10g，炙甘草10g，生姜3片，六剂水煎服。

2006年2月8日三诊。上药服六剂尽，两天后行经，经前少腹及胸胁乳房作痛明显减轻，呕吐消失。小腹发凉亦减，经色少暗，已无血块，刻诊：纳呆，时有吞酸，恶心偶作，舌淡边有齿痕，苔薄，脉缓。治以养血调肝、健脾利湿、和胃散寒为法。处以当归芍药散加味：当归10g，生白芍10g，川芎10g，泽泻10g，炒白术10g，茯苓10g，益母草10g，半夏10g，香附10g，海螵蛸10g，百合10g，乌药10g，生姜3片，六剂水煎服。

2006年3月10日随访，服上方六剂后停药。于2006年3月2日月经来潮，已无腹痛，且小腹部转温，诸症尽除，其病告愈。

按：《金匮要略·妇人杂病脉证并治》篇："问曰：妇人年五十所，病下利数十日不止，暮即发热，少腹里急，腹满，手掌烦热，唇口干燥，何也？师曰：此病属带下。何以故？曾经半产，瘀血在少腹不去。何以知之？其证唇口干燥，故知之。当以温经汤主之。"温经汤为仲景调经之祖方。本方主治三证：一、月经淋漓不断，漏下不止，唇口干燥，手心烦热；二、月经不调，逾期不至或时前时后；三、经行腹痛，得温痛减，舌淡脉涩。所治之证均属冲任虚寒，瘀血阻滞所致。本案患者，经行小腹疼痛寒凉，四末厥冷，乃一派寒象，寒则收引，经络不通，不通则痛；寒性收引，血为寒凝，故见经血色暗夹有瘀块；因血瘀而气机不畅，则见肝经郁滞之胸乳胀痛；木郁日久而乘土，脾失健运而见纳呆；湿邪内生，故见带下量多。脉症合参，辨为冲任虚寒，瘀血内阻之证，治疗因时制宜：经前用温经汤加味，温经散寒、养血祛瘀，以通血脉；经后用当归芍药散加味，养血活血、调肝健脾。加减变化，随症取舍，则轻重有序，缓急共图，故收全功。

案3 刘某，女，30岁，2019年3月2日初诊。

患者月经周期延后，近三月伴经行腹痛。2019年2月1日，B超示：盆腔积液，双侧卵巢囊性包块。诊断为"卵巢子宫内膜异位症"。患者有剖宫产史，术前未有痛经史。末次月经2019年2月28日。行经期间，伴腰困、乳房胀痛，舌体胖苔白，边有瘀点，脉细略弦。处方：当归10g，生白芍30g，茯苓10g，炒白术10g，泽泻10g，川芎10g，香附10g，川楝子10g，延胡索10g，益母草10g，怀牛膝10g，杜仲10g，青皮10g，枳壳10g，炙甘草10g，六剂水煎服。

2019年3月9日二诊。患者当天于市某医院做B超示：双卵巢囊性改变。月经尚未来潮，现乳房胀痛，白带量多，查体小腹压痛。舌脉如前。处方：当归10g，生白芍30g，川芎10g，茯苓10g，炒白术10g，泽泻10g，香附10g，川楝子10g，延胡索10g，益母草10g，怀牛膝10g，杜仲10g，青皮10g，枳壳10g，炙甘草10g，三棱6g，莪术10g，牡丹皮10g，肉桂6g，六剂水煎服。

2019年3月16日三诊。服上药两剂后，月经来潮，腹痛较前减轻，经量正常，色泽暗红，夹有小块，乳房胀痛消，腰困减轻，遂药尽服。刻诊：经净，无不适，舌脉如前。效不更方，守上方六剂水煎服。并嘱患者，下次月经来潮前7～10日，继续服药。

2019年4月6日四诊。患者出现乳房胀痛，查体小腹压痛较前减轻，带下量常，余症无，舌脉同前。处方：当归10g，生白芍20g，川芎10g，茯苓10g，炒白术10g，泽泻10g，香附10g，益母草10g，川楝子10g，延胡索10g，炙甘草10g，怀牛膝10g，三棱6g，莪术10g，六剂水煎服。

其后随访，上药六剂尽服，月经来潮时，小腹疼痛未再发作，余症亦除而愈。

按：子宫内膜异位症，是指具有生长功能的子宫内膜组织，出现在子宫腔被覆黏膜以外的部位，以渐进性腹痛、月经不调和不孕为主要症状，育龄期妇女多见。卵巢巧克力囊肿，又名卵巢子宫内膜样囊肿，是子宫内膜异位症发生在卵巢的一种病变形式。中医古文献中，没有关于本病的专门记载，但依据其主要表现，将其归属为"痛经""妇人腹痛""不孕""癥

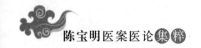

痕"等范畴。关于痛经和妇人腹痛，最早记载于东汉时期，如张仲景《金匮要略·妇人杂病脉证并治》曰："带下，经水不利，少腹满痛，经一月再见者，土瓜根散主之。"又曰："妇人腹中诸疾痛，当归芍药散主之。"宋代陈自明《妇人大全良方》亦云："夫妇人腹中瘀血者，由月经痞涩不通，或产后余秽不尽……瘀久不消，则变成积聚癥瘕也。"清代王清任《医林改错》亦提出："气无形不能结块，结块者必有形之血也，血受寒则凝结成块，血受热则煎熬成块。"可见本病以血瘀为病机关键。本案患者经行腹痛，并兼盆腔积液，按其临证表现，辨为肝脾两虚兼血瘀之证，故以当归芍药散为主，加诸活血行气止痛之品而收效。

三、月经先期合并经期延长

杨某，女，45岁，2003年9月25日初诊。

月经周期提前并经期延长两年余。两年来，每次行经七至十二天，间隔十五至二十五天。患者患有"胃下垂，慢性胃炎"多年，平素食欲不振，胃脘胀满不适。此次月经9月16日来潮，提前半月，出血至今未净，色黑量多。伴体倦乏力，头晕目眩，心悸失眠，小腹发凉，舌苔薄白，脉细弱。辨为脾气虚证，治以补气摄血，处补中益气汤加减：炙黄芪15g，炒白术10g，党参10g，陈皮10g，升麻10g，柴胡10g，龙眼肉10g，三七6g（冲），蒲黄20g（布包），阿胶10g（烊化），木香10g（后下），炮姜10g，六剂水煎服。

2003年10月2日二诊。服上药后，出血已止，但仍感到体倦乏力，心悸失眠。查：血压90/65mmHg，舌淡苔薄白，脉细弱。辨为气血两虚证，治气血双补，处归脾汤加味：党参10g，炒白术10g，炙黄芪15g，当归10g，茯神10g，远志10g，炒酸枣仁10g，木香10g（后下），龙眼肉10g，陈皮10g，炙甘草10g，生姜3片，大枣5枚，十二剂水煎服。

2003年10月26日三诊。10月18日月经来潮，量少至今未净。行经时腰困乏力。舌淡红，苔薄白，脉略细。治以益气摄血、补益肝肾。处方：炙黄芪25g，党参10g，炒白术10g，陈皮10g，升麻10g，柴胡10g，山茱萸10g，炒山药15g，枸杞子10g，桑椹10g，蒲黄炒阿胶

10g，艾叶炭 10g，地榆炭 10g，六剂水煎服。

2003 年 11 月 2 日四诊。药进三剂经净，纳可，腰困消，舌淡红，苔薄白，脉常。嘱其继服归脾丸十日，以善其后。一年后因他病来诊时随访，月经规律，前症尽失。

按：该患者因素体虚弱，中气下陷，而见胃下垂；因中气统摄无权，见月经先期合并经期延长而量多。故初诊出血时，治疗以补中益气汤为主，益气摄血。另外，见血色黑，是有瘀血阻滞之象，故用三七活血祛瘀止血，并以蒲黄炒阿胶以养血止血，使血止而不留瘀，瘀去而不伤血。血止之后，因患者表现出气血两虚之证，故用归脾汤气血双补，以善其后。如是治疗两周期后痊愈。

四、崩漏（子宫肌瘤）

白某，女，51 岁，山西左云县人，2006 年 12 月 14 日初诊。

一年前，因月经淋漓不断，就诊于市某医院，经 B 超检查，提示：在子宫前壁可探及约 2.4cm×2.7cm 的低回声结节，边界清晰，回声均匀，诊断为"子宫肌瘤"，并建议手术治疗。患者拒绝手术治疗，经人引荐，于我处就诊。一年来，经血非时而下，且淋漓不尽，就诊时已出血四十余日，量时多时少，色淡红，夹有血块。伴腰困乏力，头晕心悸等症。望其面色不华，口唇色淡，舌淡苔薄白，脉沉细弱。辨为气虚兼瘀血之证。治以益气养血，兼化瘀止血。处方：炙黄芪 20g，炒白术 10g，党参 10g，炙甘草 10g，茯苓 10g，升麻 6g，阿胶 10g（烊化冲服），蒲黄 20g（另包炒），地榆炭 20g，棕榈炭 20g，三七粉 6g（冲），艾叶炭 10g，海螵蛸 20g，六剂水煎服。

2006 年 12 月 21 日二诊。服上药后，出血量明显减少，但仍腰困乏力，舌脉同前，上方略予加减。处方：炙黄芪 25g，炒白术 10g，党参 10g，炙甘草 10g，升麻 10g，柴胡 10g，阿胶 10g（烊化冲），蒲黄 20g（炒），桑椹 10g，枸杞子 10g，焦杜仲 10g，生白芍 10g，陈皮 10g，地榆炭 20g，棕榈炭 20g，三七粉 6g（冲），艾叶炭 10g，海螵蛸 20g，煅龙牡各 20g（先煎），十剂水煎服。

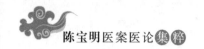

2007年1月1日三诊。服上药后，出血已止，头晕心悸诸症缓减，仍以腰困最著，舌转淡红，苔薄白，脉略细弱。于上方加减：炙黄芪20g，炒白术10g，党参10g，炙甘草10g，茯苓10g，升麻6g，阿胶10g（烊化），蒲黄20g（炒），桑椹10g，枸杞子10g，生杜仲10g，焦三仙各10g，六剂水煎服。

2007年1月11日四诊。患者自述，三次服药后，出血已无，精神转佳，唯白带量多，于昨日到某医院进行下腹部B超检查，显示子宫肌瘤已消失。随后处当归芍药散加减，调肝理脾，以善其后。处方：当归10g，川芎10g，生白芍20g，炒白术10g，茯苓10g，泽泻10g，牡丹皮10g，青皮10g，败酱草10g，蒲公英20g，丹参10g，三七粉10g（冲服），六剂水煎服。

按：子宫肌瘤，属中医的癥瘕范畴，乃因瘀血阻滞胞宫所成。瘀血阻络，血不归经，遂成崩漏。经云"气为血帅""血为气母"，月经淋漓日久，失血耗气，进而气虚，统摄无权，加重出血，以至久漏不止。本案患者，年过七七，天癸将竭，却崩漏不止，虽然西医诊断子宫肌瘤一症，但根据"抓主症，用主方"的治疗原则，当从止崩漏入手，以补气摄血，而用活血化瘀之法。《医宗金鉴·治诸积大法》："形虚病盛先扶正，形证俱实去病急……须知养正积自除。"罗谦甫曰："养正积自除，必先调养，使荣卫充实，若不消散，方可议下，但除之不以渐，则必有颠覆之害。"患者因瘀而致漏，因漏而致虚。治在出血之际，故初始重在益气摄血，兼以活血化瘀。用举元煎以补气摄血，加诸活血化瘀之品以止血，另加补肾之品，脾肾双补，终使气固瘀除而收效。本案重在益气养血，活血止漏，使子宫肌瘤消除，看似偶然，实则必然。概气可摄血，亦可行血，正如《素问·调经论》所说："气血不和，百病乃变化而生。"而治疗时，调整气血，即所谓"疏其血气血，令其调达，而致和平"（《素问·至真要大论》）。故使癥瘕消而病愈。

五、恶露不绝

张某，女，33岁，2006年1月3日初诊。

产后五十余天，恶露不净，自服"人参健脾丸""归脾丸"不效，遂来我处求治。自述产后阴道不规则出血，淋漓不断，色红量多，时夹血块。五天前曾在他处服中药（药物不详），阴道内流出蛋黄大小块状物，但仍出血不止。伴小腹疼痛，腰困乏力，面色不华，头晕目眩，心慌，二便常，舌淡红，苔薄白，脉细涩。辨为瘀阻胞宫，兼气血亏虚证。治以活血化瘀，益气养血。处以生化汤加味：当归10g，川芎10g，桃仁10g，炮姜10g，益母草10g，红花10g，牡丹皮10g，三七粉3g（冲），炙甘草10g，黄酒1盅，五剂水煎服。

2006年1月10日二诊。服上药两剂，恶露出血量增多，连服药五剂后，出血停止，小腹疼痛亦除，但仍感头晕目眩，心慌，腰困乏力，舌淡红，苔薄白，脉略细。辨为心脾气血亏虚，治以益气养血，补益心脾。处以归脾汤加减：生黄芪10g，炒白术10g，太子参10g，当归10g，茯神10g，远志10g，炒酸枣仁10g，龙眼肉10g，木香10g（后下），炙甘草10g，生姜3片，大枣5枚，六剂水煎服。

2006年1月17日三诊。服上药后，头晕、目眩、心慌诸症好转，同时面部及口唇泛红，舌淡红，苔薄白，脉亦复常。

按：产后"多虚多瘀"，本例患者，因瘀血阻滞，血不归经而引发恶露不绝，且出血量多夹有血块，并伴小腹疼痛。因长时间出血，气随血脱，而见面色无华，头晕目眩，脉细。因产后百节空虚，加之长时间出血，而致气血亏虚。治疗先用生化汤加味，活血祛瘀止血，即"通因通用"之法，待瘀祛血止后，复以归脾汤补益心脾，使气复血生而病愈。

六、缺乳

案1 安某，女，28岁，2019年3月30日初诊。

患者产后第二天下乳，泌乳量可满足新生儿需求，第八天因生气，泌乳量突然减少至全无，刻诊：乳房及两胁憋胀疼痛，舌质紫暗苔白，脉弦涩。辨为肝气不舒证，治宜疏肝理气，活血下乳；以柴胡疏肝散加减，处方：柴胡10g，生白芍10g，川芎10g，枳壳10g，陈皮10g，香附10g，王不留行10g，穿山甲10g（冲），丝瓜络10g，路路通10g，橘叶10g，六剂水煎服。

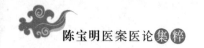

2019年4月7日二诊。自述服上药五剂后，乳通量增，可满足新生儿哺乳。之后又以逍遥散加减，六剂善后而愈。

按：《傅青主女科》有云："乳汁之化，原属阳明。然阳明属土，壮妇产后，虽云亡血，而阳明之气实未尽衰，必得肝木之气以相通，始能化成乳汁，未可全责之阳明也。"中医认为，乳汁生成有赖于脾胃化生的水谷精微，然肝主疏泄，性喜条达，情志不遂，肝经经气不利，不能调畅乳汁正常排泄。又肝经上行贯膈，布胁肋，乳汁不通，气血壅阻于胁，故两胁憋胀疼痛。《素问·六元正纪大论》云"木郁达之"，本证先以柴胡疏肝散为主方，以疏肝解郁，另入王不留行、穿山甲、路路通、橘叶，以活血通络下乳。之后又以逍遥散，健脾疏肝，终使肝气得疏，脾气得健，乳络得通，气血得生，则乳汁自下。

案2　贾某，女，36岁，2001年4月19日初诊。

患者产后一周，乳汁量少，质清稀，伴乳房胀痛，不能满足婴儿需要。其人面色苍白，体倦乏力，纳呆食少，大便稀薄，舌质淡苔薄白，脉细弱。证属脾虚肝郁、气血亏虚之缺乳，治以健脾疏肝，养血通乳，处逍遥散加味：柴胡10g，当归10g，香附10g，生白芍10g，茯苓12g，生白术10g，炙甘草10g，薄荷10g（后下），王不留行15g，穿山甲10g（冲），生山楂10g，橘叶10g，丝瓜络10g，鸡内金10g，煨姜3片，三剂水煎服。

2001年4月23日二诊。自述服上药三剂后，乳汁量增，可满足婴儿需求，食欲亦好转，精神转佳，大便常。效不更方，嘱其再服上药三剂，以巩固疗效。

按：中医认为，乳汁是由人的气血化生，脾胃又为化生气血之源。该患者脾胃素虚，气血生化乏源，加之产时耗气伤血，使气血更虚，乳汁来源匮乏而致乳少；因血虚不能养肝，致肝之疏泄失司，则见乳房胀痛。故治以健脾疏肝，养血通乳，处逍遥散加味而愈。

对于产后缺乳，中医论治当分虚实。实证则多见肝气郁滞，虚证多见气血亏虚。上述两案，案一为肝气郁滞证，治以疏肝解郁。案二为脾虚兼有肝郁，以虚证为主，治以健脾疏肝，养血通乳。

七、热入血室

李某，女，21 岁，未婚，1997 年 12 月 6 日初诊。

该患者素体健康，三月前因劳作后，汗出当风，入夜即周身疼痛，发热恶寒，时下正值行经一天而骤停。自服感冒药，并覆被取汗，得汗后，身痛虽止，热势仍炽，腋下体温 38.5℃。次日当地医院以感冒治疗，给予肌内注射利巴韦林、复方氨林巴比妥，口服解热镇痛药，其后体温降至正常。一周后，患者每到午后出现恶寒，然后发热，入夜尤甚，自查体温 37.5℃左右。伴心烦易怒，夜梦惊恐。在当地医院诊为：神经症，予谷维素、刺五加等药无效，遂于我处就诊。刻诊，症见两胁胀痛，心烦，口苦、口干，神情淡漠，纳呆，时时欲吐，舌红苔薄黄，脉弦细而数。辨为热入血室证，处小柴胡汤加减：柴胡 10g，黄芩 10g，半夏 10g，生姜 3 片，大枣 5 枚，党参 6g，甘草 6g，栀子 10g，川芎 10g，赤芍 10g，生地黄 10g，生龙骨 20g（先煎），五剂水煎服。

1997 年 12 月 13 日二诊。服上药五剂后，月经复至，经量较前增加，色黑，伴少量血块，发热恶寒止，胁痛消，睡眠安，精神转佳。唯略感乏力，咽干，食欲不振，苔薄白少津，脉略沉。此乃热病后期气阴两虚所致。遂处竹叶石膏汤五剂，以善其后。又调理半月余，即告痊愈。

按：《伤寒论》第 144 条曰："妇人中风，七八日续得寒热，发作有时，经水适断者，此为热入血室，其血必结，故使如疟状，发作有时，小柴胡汤主之。"该患者正逢经期，因劳作汗出，外邪乘虚而入于血室，与血相结，而成热入血室证。正邪交争，见发热恶寒，发作有时；口干，心烦，舌红苔黄，脉数，实为外邪入里化热之象，故处小柴胡汤和解少阳郁热的同时，另加入栀子、赤芍、川芎以清热除烦，凉血祛瘀；加龙骨、生地黄养心安神。使无形之邪热得以和解，有形之瘀血由下而出。五剂尽后，邪已去而正气衰，症见咽干，乏力，纳差，故处竹叶石膏汤，益气养阴，以善其后。

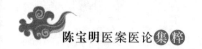

八、阴痒（真菌性阴道炎）

贺某，女，48岁，大同市人，2001年6月3日初诊。

患者外阴部瘙痒十余年，西医诊断为"真菌性阴道炎"，曾中西医多方治疗而未效。自述近来外阴瘙痒加重，尤以入夜为甚，常常难以入睡，痛苦异常。并伴心烦，黄带增多，舌质红，苔薄黄，脉沉细。证属湿热下注，治宜清热解毒，燥湿止痒。处易黄汤加减：黄柏10g，苍术10g，车前草10g，炒山药20g，白果6g，芡实20g，莲子须20g，鸡冠花20g，椿根皮15g，土茯苓12g，生甘草10g，六剂水煎服。另处：黄柏30g，苍术30g，苦参30g，蛇床子30g，地肤子30g，百部20g，川椒目20g，五倍子20g，枯矾30g，三剂水煎外洗。

2001年6月10日二诊。自述使用上药后，外阴部瘙痒明显减轻，带下亦减少，舌淡红，苔薄白，脉略细。继以上方加减：黄柏10g，苍术10g，车前草10g，炒山药10g，白果6g，莲子须10g，鸡冠花20g，椿根皮15g，陈皮10g，生甘草10g，六剂水煎内服。另处：黄柏30g，苍术30g，苦参30g，蛇床子30g，地肤子30g，百部20g，川椒目20g，三剂水煎外洗。

2001年6月14日三诊。患者服用上药后，外阴部瘙痒完全消失，带下转为正常，舌淡红，苔薄白，脉略滑，其病痊愈。又处上内服方十剂，以巩固疗效。

按：现代医学认为，外阴瘙痒症，多由于机体抵抗力减弱，阴道酸碱度改变，病原菌趁机而侵入所致。中医认为：阴痒的病因病机，主要是肝脾肾功能失常，导致水湿内停化热，湿热下注而成。本案患者则因湿热下注，蕴结阴器，损伤任脉，故见带下增多而色黄，阴部瘙痒难忍。诚如《妇人大全良方》所云："妇人阴痒者，是虫蚀所为……蚀于阴内，其虫作热，微则为痒，重者乃痛也。"故其治疗用易黄汤加味，以健脾燥湿、清热止带，内服以治其本；以清热燥湿、杀虫止痒，外洗以治其标。内服外洗共用，标本兼顾而收效。

九、经行皮肤瘙痒

王某，女，23 岁，未婚，山西怀仁人，2002 年 3 月 1 日初诊。

经期皮肤瘙痒两年余。患者月经提前三到五天，行经五天，每次行经期间，两股内侧皮肤瘙痒发红，随月经瘙痒日渐加重，严重时不停搔抓，抓之不解，整夜难眠。两腿内侧，皮肤抓痕累累，布满血痂，局部发红压之退色，但无丘疹，无脱屑。于春夏季加重，秋冬季减轻。行经后瘙痒逐渐减轻，患处肤色亦恢复正常，到下次行经时，又始发作，如此反复近两年。就诊时患者正值行经首日，故两腿内侧瘙痒始作，兼见心烦燥热，有牙龈出血，舌红苔薄黄，脉细略数。辨为血热生风，血虚化燥证，治以清热凉血，养血息风，处方：生地黄 10g，当归 10g，蝉蜕 10g，防风 10g，荆芥 10g，白蒺藜 10g，白鲜皮 10g，生白芍 10g，牡丹皮 10g，玄参 10g，紫草 10g，地肤子 15g（包煎），蛇床子 15g（包煎），陈皮 10g，生甘草 10g，六剂水煎服。

2002 年 3 月 7 日二诊。服上药后，两股内侧皮肤发红瘙痒明显减轻，但仍感燥热心烦，牙龈出血，舌红苔黄，脉细而不数。故在上方的基础上略作加减，处方：生地黄 10g，当归 10g，蝉蜕 10g，防风 10g，荆芥 10g，白蒺藜 10g，白鲜皮 10g，生白芍 10g，牡丹皮 10g，丹参 10g，玄参 10g，紫草 10g，地肤子 15g（布包），蛇床子 15g（布包），地骨皮 10g，胡黄连 10g，生甘草 10g，六剂水煎服。

2002 年 3 月 14 日三诊。服药后瘙痒止，皮肤基本正常，燥热心烦亦减，无其他不适，为巩固疗效，原方继服六剂。

2002 年 4 月 4 日四诊。患者自述，服上药后，于 3 月 27 日来经，行经 5 天，量较前略增多，大腿两侧未出现瘙痒发红，舌脉转常。为巩固疗效，又以养血凉血之药，调理数剂而愈。

按：该患者素体血虚有热，因而生风化燥，平素五心烦热，心烦眠差，行经之时，阴血更虚，故见皮肤瘙痒发红；而行经后热随血泄，瘙痒诸症可暂时缓解。但是终因血虚有热，再次行经，阴血骤亏，虚热加重，故而诸症复见，如此则伴随月经周期反复不愈。故以凉血消风散为基础，

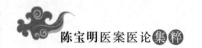

酌加养血清热之品治之，使其阴血得养，虚热得除，风邪得去，其病自愈。

十、经行情志异常

李某，女，26 岁，山西怀仁人，1989 年 5 月 13 日初诊。

患者半年前，因患伤寒而高热持续不退，经住院治疗痊愈。继之每次行经时，惊恐万状，躁动不安，甚则言语失控，举止失常，经尽后复如常人，西医诊断为"行经恐吓症"。四处求医，耗资近万，均无寸功，家人为之痛苦不堪，经人引荐，于我处诊治。索其前服之方，尽为酸枣仁、远志等安神定志之品。就诊时自述，平素心烦失眠，颜面部阵阵潮热，口苦口干，大便数日一行，每次行经期，心中烦乱，难以忍耐，甚则惊恐不安。其面部红赤，如醉酒之色，呼吸气粗声高，舌质紫暗有瘀斑瘀点，脉洪大挺指，辨为血分瘀热证。治以清热凉血化瘀，方用大黄黄连泻心汤加减：大黄 10g，黄连 10g，黄芩 10g，生地黄 10g，牡丹皮 10g，怀牛膝 10g，六剂水煎服。

1989 年 5 月 20 日二诊。服上药六剂，大便已通，日行五至六次，心烦及颜面潮热缓解，失眠亦有好转，又处上方加龙齿 30g，继服六剂。

一周后患者欣然来告，服药期正值经至，心烦惊恐诸症顿减。其后又继服上药 10 剂而告愈。

按：心烦惊恐诸症，论其病因，多与火热有关；论其病位，多责之于心、肝两脏，因心主血、脉舍神。肝藏血、主疏泄，体阴而用阳。该患者初起患温病，继之神志失常，此乃余热未尽而入于血，使心之神志受扰，肝之疏泄失常，故见惊恐烦躁诸症，此皆缘于火热，诚如《素问·至真要大论》所云："诸躁狂越，皆属于火……诸病胕肿，疼酸惊骇，皆属于火。"观此患者，前之医者只以酸枣仁、远志安其神志，而未清其内热，故而无效，余以大黄黄连泻心汤，水煎内服，取其味而薄其气，直泻血中之邪热，使肝之疏泄复常，心之神明得安，而诸症自愈。

十一、经行头痛

李某，女，41 岁，2000 年 4 月 12 日初诊。

诉头痛两年。每次月经前两至三天疼痛加重，疼痛时，常以两手抱头痛哭，曾用散风止痛之药治疗而罔效。刻诊，正值行经前，头痛始作，伴心中烦躁，胸胁满闷，情绪易于激动，望其舌质红苔薄白，脉弦有力。辨为肝胆气郁之证，治以疏肝理气止痛，拟小柴胡汤加减：柴胡 12g、黄芩 10g、半夏 12g、生姜 10g、党参 6g、炙甘草 6g、大枣 7 枚、牡丹皮 10g、川芎 10g，三剂水煎服。

2000 年 4 月 16 日二诊。服上药三剂，自觉心胸豁然开朗，心烦胸闷之症顿解，继服前方。共服十五剂，又值月事来潮，行经前未发头痛，后又以此方加减调治二十余剂，其病告愈。

按：刘完素在《素问病机气宜保命集·妇人胎产论》中指出："妇人童幼天癸未行之前，皆属少阴；天癸既行皆从厥阴论之；天癸已绝乃属太阴也。"提出了治疗行经头痛，少女重肾、中年重肝、老年重脾的观点。该患者时值中年，素性易于激动，胸胁满痛，脉弦，均为肝胆气郁之证；又"肝司血海"，女性时值经行之前，冲任血海气血旺盛，加重肝胆气郁，肝气夹冲气上逆扰清窍，故见经前头痛加重；经行后，气随血泻，肝胆郁滞，暂趋平和，故见头痛缓解，如此而呈周期性反复发作。故处小柴胡汤加川芎、牡丹皮，和解少阳，疏肝理气止痛而取效。

十二、不孕症

赵某，女，38 岁，2015 年 1 月 4 日初诊。

患者婚后十年未孕，四处求医未果，遂就诊我处。刻诊：胸胁及后背部憋胀疼痛，善太息，情志抑郁，头晕，耳鸣，口干，口苦，偏头痛，B 超示：双侧乳腺增生，轻度脂肪肝。患者平素易怒，纳呆，眠差。舌红，脉弦数。辨为肝郁气滞，治以疏肝理气。处柴胡疏肝散合越鞠丸加味：柴胡 10g、生白芍 10g、川芎 10g、枳实 10g、陈皮 10g、香附 10g、炙甘草

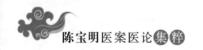

10g，苍术 10g，神曲 10g，川楝子 10g，延胡索 10g，片姜黄 10g，郁金 10g，王不留行 20g，丝瓜络 10g，路路通 10g，漏芦 10g，六剂水煎服。

2015 年 1 月 11 日二诊。胸胁憋胀疼痛大减，口干、口苦消。但双侧乳腺仍有憋闷之感，舌边红，脉弦。效不更方，遂调整上方：柴胡 10g，生白芍 10g，川芎 10g，枳壳 10g，陈皮 10g，香附 10g，炙甘草 10g，川楝子 10g，延胡索 10g，王不留行 20g，路路通 10g，漏芦 10g，丝瓜络 10g，夏枯草 10g，蒲公英 20g，姜半夏 10g，煨姜 3 片，六剂水煎服。

2015 年 1 月 18 日三诊。服上药后诸症消。因月经未来潮，嘱其做妇科及乳腺 B 超，结果显示：宫内孕囊伴心管搏动；双侧乳腺无增生。遂停药。其后来电告曰，健康产下一子。

按：不孕症主要是由于先天肾气不足，脏腑气血不和所引起。常见有肾虚证、肝气郁结证、痰湿内阻证、瘀滞胞宫证。本案乃是肝气郁滞所致的不孕症，因女子以肝为先天。《神灸经纶》中道："女秉坤道之阴，其性柔而晦，故其生病也大半由于七情郁结，中气不能舒畅，气不舒则血遂不能循行无滞，气血交病因致月事失常，崩带癥瘕之病作，冲任之脉有伤，生化之机日薄，是故苗而不秀，秀而不实，甚至终身不孕者有之。"此患者因肝气不舒，肝木乘脾土，中州运化失常，冲任失调，而至十年未孕。因此治疗时抓其肝郁之根本，以柴胡疏肝散，疏肝行气解郁为主治之，药后则气顺血和，冲任乃调，有子而愈。

十三、产后乳头皲裂

杨某，女，22 岁，2002 年春初诊。

患者产后半月余，出现乳头皲裂、红肿疼痛，哺乳时疼痛难忍，不时伴有出血，而中断哺乳，每次哺乳，大人和婴儿都大哭一场。因痛极而哺乳次数减少，加之焦虑、生气，导致乳汁分泌亦有减少的迹象。全家人为之十分苦恼，其后，经人引荐治于中医。虑其在哺乳期，嘱患者要多注意调整情绪，并处方予以外治，当归 10g，生地黄 10g，川贝母 10g，白芷 10g，制乳香 10g，制没药 10g，紫草 6g。用一两香油，将以上诸药，分别煎炸至焦黑后去渣，然后再将 20g 医用凡士林，置入香油内，混合制成膏剂。用此膏涂抹于患处。三天后患者家属致电，告知患者的乳头皲裂愈合，疼痛已止，已能正常哺乳。

按：该患者产后哺乳，因婴儿吸吮对乳房的刺激，兼以产后气血亏虚，致乳头失养而引起皲裂，哺乳时疼痛难忍，但是还尚未致乳汁分泌量不足，故仅以外治法为主，用李文亮等编著的《千家妙方》中治乳头裂方，方中用当归、生地黄滋阴补血活血；制乳香、制没药活血化瘀止痛，消肿生肌；川贝母消痈散结；白芷通窍消肿止痛；紫草清热消肿；以上诸药，用香油炸焦去渣后，拌入医用凡士林，共起活血化瘀，消肿止痛之功而收效。

十四、乳痈（乳腺炎）

案1　陈某，女，28岁，2021年6月27日初诊。

患者产后二十天，出现右侧乳房胀痛，局部发热，并逐渐形成乳块，局部红肿压痛，乳汁分泌量愈渐减少，曾请催乳师按摩乳房未效，故求治于我处。刻诊：右侧乳房胀痛，触之有5cm×6cm大小乳块，局部红肿，患者呈痛苦病容，遂嘱其化验乳汁，结果显示：未找到脓细胞。其舌尖红苔薄黄，脉滑数。辨为肝经瘀热阻滞证，治以疏肝行气化瘀，清热通乳止痛，处方：柴胡10g，生白芍20g，枳实10g，川芎10g，香附10g，川楝子10g，延胡索10g，黄芩10g，王不留行20g，甲珠5g（冲），金银花10g，丝瓜络10g，路路通10g，蒲公英20g，夏枯草10g，白芷10g，生甘草10g，六剂水煎服。

2021年7月4日二诊。患者自述服上药两剂，乳房胀痛减轻，乳块减小，六剂尽服，疼痛诸症全消，乳块亦消。效不更方，故守上方，六剂水煎服，以巩固疗效。

案2　任某，女，35岁，2001年6月10日初诊。

患者自述，半月前生气后，出现两侧乳房红肿疼痛拒按，以手扪之，局部有灼热感。连续输青霉素三天后，肿消痛止。但停药两天又复发，舌质红苔薄白，脉弦数。此因由肝郁化火，热毒内蕴，乳络阻滞，发为乳

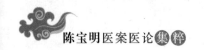

痛；治疗当以清热解毒为主，兼以疏肝通络，处方：柴胡10g，黄芩10g，金银花10g，连翘10g，瓜蒌20g，蒲公英20g，王不留行15g，地丁10g，牡丹皮10g，黄连6g，生大黄3g（后下），栀子10g，橘叶10g，丝瓜络10g，五剂水煎服。

2001年6月17日二诊。患者自述服上药一剂后，红肿疼痛均减轻，五剂尽服，痛止肿消。遂又嘱其继服上方三剂，以巩固疗效。

按：中医认为"乳头属肝，乳房属胃"，故乳痈的发生多由于情志不畅、肝气郁结，而影响疏泄功能，导致乳汁排出不畅而壅聚，久则化热，肉腐成脓；或因恣食厚味，使阳明积热，胃热壅盛，致气血凝滞，乳络阻塞不通成痈；或因乳头破损，毒邪入内而致病。西医学中的乳腺炎，属中医乳痈范畴，通常发生在分娩后三个月内。

以上案例中案1患者发病于哺乳期，主因肝气郁滞，日久化热，瘀热壅滞乳络所致，故以柴胡疏肝散，加诸行气活血，清热通络止痛之品而收效；案2则发于非哺乳期，患者病起于生气之后，由于肝郁化火，兼阳明胃热壅滞，热毒内蕴，致经络阻塞不通而成，故治疗以清热解毒为主，兼疏肝通络散结。另案1患者正值哺乳期，疼痛更甚，故方入大量白芍以加强止痛之力；甲珠以通经活络，消肿止痛，并兼以补益气血下乳之力。

案3　刘某，女，29岁，2009年7月1日初诊。

该患者右侧乳房红肿疼痛40余日，伴腋下淋巴结肿大，于大同市某医院诊为"急性化脓性乳腺炎"做理疗，引流后，诸症状稍有减轻，效果不明显，遂来我处就诊。查体：右侧乳房有肿块，肿胀至腋下，皮肤焮红，按之疼痛，伴身热汗出。溲赤，舌质红苔薄黄，脉弦数。辨为热毒炽盛，气滞血瘀证。治以清热凉血，理气止痛，处方：生地黄10g，牡丹皮10g，赤白芍各10g，川芎10g，香附10g，川楝子10g，延胡索10g，丹参20g，栀子10g，蒲公英20g，黄芩10g，瓜蒌10g，金银花10g，连翘10g，生甘草10g，陈皮10g，六剂水煎服。

2009年7月9日二诊。服上药，右侧乳房已不疼痛，肿块亦明显减小变软，乳房表面皮肤焮红减，身热除，舌质偏红，舌苔薄黄，脉弦数。于上方中加玄参10g，浙贝母10g，生牡蛎20g（先煎），夏枯草20g，续服六剂。

2009年7月18日三诊。服上药，肿块已消，再无其他不适，舌质偏红，舌苔薄白，脉弦数，处上方六剂，以资巩固。

按：患者因情志不畅，致肝气郁结，失于疏泄，郁而化火，出现乳房红肿疼痛；气血凝滞，故见肿块；热邪扰内，故身热汗出，溲赤，舌质红苔薄黄，脉数，均为热毒炽盛之证。一诊方用蒲公英、金银花、连翘、黄芩等清热解毒；生地黄、牡丹皮、栀子、赤芍清热凉血；川楝子、延胡索、川芎、香附、丹参，行气活血止痛，诸药共用，具清热解毒，凉血止痛之功。二诊时在前方中加入浙贝母、牡蛎、夏枯草，以加强软坚散结之力，而收全效。

十五、乳癖（乳腺增生）

案1　李某，女，29岁。

左乳房疼痛月余，以手触之，可及2.5cm×2cm大小之椭圆形肿物，边缘不清有压痛，某医院诊断为"乳腺增生"。伴胸胁胀满，心烦、口干，舌淡红，苔薄白，脉略弦。辨为肝郁气滞，气血凝聚之证，治当疏肝解郁，佐软坚散结，处小柴胡汤加减：柴胡12g，黄芩10g，半夏12g，生姜10g，党参6g，炙甘草6g，牡蛎20g，川贝母10g，玄参10g，夏枯草20g，甲珠10g（冲服），王不留行10g，橘叶10g，三剂水煎服。

服上药三剂，乳房肿块明显缩小，疼痛亦减，胸闷心烦诸症亦消。上方加全瓜蒌30g，连服十余剂，乳房肿块全消，其病告愈。

按：乳癖是一种乳腺组织的良性增生性疾病，为临床上最常见的乳房疾病。本病好发于中青年妇女，与情绪变化密切相关，特点是单侧或双侧乳房疼痛并出现肿块，肿块大小不等，形态不一，边界不清，质地不硬，活动度好。因足厥阴肝经上膈，布胸胁绕乳头而行，所以乳房与肝经有密切的联系。因肝失疏泄，气机郁滞，气郁日久化热，热灼津液为痰，痰凝血瘀，蕴结于乳房，使经脉阻塞不通，不通则痛，甚则形成乳房肿块。治当疏肝解郁，软坚散结。本案用小柴胡汤加减而取效。方中柴胡、黄芩，既清解少阳郁热，又疏肝解郁；党参，顾护正气，取"肝病实脾"之意；

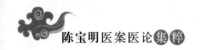

半夏、生姜，辛开散结；牡蛎、川贝母、玄参、夏枯草、甲珠、王不留行、橘叶、全瓜蒌，活血通经，化痰软坚散结。

案2　王某，女，43岁，2000年12月12日初诊。

患者半年前在本市某医院行乳腺红外线检查示"左侧乳腺增生"。症见乳房胀痛，有时呈针刺样，每于行经前及生气后加重，时有胸闷胁痛，纳呆，二便如常。近日因生气而致乳房胀痛加重，舌质淡红，苔白，脉细弦。辨证为肝气不舒，血瘀痰滞之证，处方：柴胡10g，生白芍10g，枳实10g，炙甘草10g，川芎10g，香附10g，瓜蒌20g，露蜂房4g，丝瓜络10g，橘叶10g，牡丹皮10g，川楝子10g，延胡索10g，王不留行10g，穿山甲10g（研末冲服），薄荷10g（后下），五剂水煎服。

2000年12月19日二诊。服上药后，乳房胀痛减轻，胸胁胀痛止，仍纳呆，舌淡苔白，脉细弦。又处方：柴胡10g，生白芍20g，枳实10g，炙甘草10g，川芎10g，香附10g，橘叶10g，露蜂房3g，王不留行10g，生牡蛎30g（先煎），丝瓜络10g，路路通10g，五剂水煎服。

2000年12月26日三诊。服上药后，乳房胀痛消失，肿块变小，纳可。嘱其服上方六剂善后，巩固疗效，后患者自述乳房无胀痛，按之肿块消失。

按：本案患者乳腺增生，其特征为乳房、胁肋胀痛与情绪及月经周期密切相关，多于生气后或月经前，症状加重。究其原因，经前冲任气血充盛，生气后肝气郁结更甚，二者均会加重原本怫郁之肝气。肝郁气滞，日久则横逆而伐脾土，致脾虚不运，痰湿内生。气滞、痰凝，血瘀，交阻于乳房而成肿块。本案以疏肝理气解郁为主，佐以活血通经、化痰散结之法治之而取效。

以上两案例，同为乳腺增生，案一因症兼见心烦、口干等热象，故以小柴胡汤加减，清解少阳郁热，疏肝行气，活血通经，化痰散结消肿；案二因乳房、胁肋胀痛，生气后或随月经周期症状加重，并兼见纳呆，故以柴胡疏肝散加减，疏肝解郁，活血通经，化痰散结而取效。

第四章
外科疾病

一、粉刺（痤疮）

案 1　王某，女性，35 岁，2012 年 12 月 1 日初诊。

患者就诊时面部痤疮，色红，自述有应激性荨麻疹两年。查舌紫暗，苔薄黄，脉滑数。辨证为肺热炽盛，湿热互结，治以清热利湿，凉血解毒。遂处方：土茯苓 20g，黄芩 10g，菊花 10g，金银花 10g，连翘 10g，生地黄 10g，牡丹皮 10g，滑石 20g（包煎），竹叶 10g，生薏苡仁 20g，生甘草 10g，蒲公英 20g，佩兰 10g，六剂水煎服。

一周后复诊，患者面部痤疮已好转，红色已退，仅有少量新起，伴见便秘，舌质紫暗。于上方加生大黄 4g（后下），继服六剂，以通便排毒。

半月后，患者欣然来告，服药后痤疮已基本消失，且大便调畅。诊其舌红苔薄白，遂在方中去生大黄，加板蓝根 20g、野菊花 10g，继服六剂，以清除余热，兼以凉血。

按：痤疮是临床常见皮肤病之一，中医称为"肺风粉刺"或"粉刺"，多见于青春期男女。清代吴谦《医宗金鉴·外科心法要诀》云："此证由肺经血热而成。"然临床需辨证论治，随证用药。本案患者，属肺热炽盛，湿热互结证。方中土茯苓清热利湿；黄芩清肺泻火，与土茯苓同为君药；臣以菊花、金银花、连翘，清热解毒，为疮家之圣药；生地黄、牡丹皮，清热凉血解毒。以上七味药，自命为土茯苓合剂，为治疗痤疮之基础方。患者虽有湿热，但祛湿不可用苍术，恐其性温助热伤阴，选用滑石、竹叶、生薏苡仁等淡渗利湿之品，配合土茯苓以祛湿；加蒲公英以消痈散结，佩兰芳香化湿，同为佐药。药后效佳。二诊时因便秘，肺与大肠相表里，故加生大黄，既可通便，又可泄肺热。三诊时患者已近痊愈，且大便通调，遂去生大黄，加板蓝根、野菊花，继续清热解毒，以巩固其疗效。

案2 女性，53岁，2013年1月19日初诊。

患者就诊时下颌部痤疮，色暗红。伴见白带量多，大便干，两三日一行，且头晕眠差。经期推后，月经量多，可持续半月余。舌质淡红。辨为血热火郁之证，治以凉血解毒，清宣郁热。处方：土茯苓20g，生地黄10g，牡丹皮10g，黄芩10g，板蓝根10g，蒲公英10g，滑石20g（包煎），竹叶10g，连翘10g，生甘草10g，荷叶10g，栀子10g，仙鹤草10g，升麻10g，柴胡10g，六剂水煎服。

一周后复诊，患者自述服上药后，诸症均有所缓解。此时大便偶有难解，舌质淡苔薄白。遂于上方加枇杷叶10g、生石膏20g。继服六剂。

三诊时，面部痤疮已明显好转，颜色变淡，已接近正常肤色。遂处二诊方六剂，以资巩固。

按：本案患者，面部痤疮颜色暗红，且眠差梦多，经期推后量多，说明邪热已渐趋营血之势。处以大剂清热解毒凉血之品，直折热势，阻其入营伤血。用土茯苓合剂（自拟），清热利湿解毒；加栀子不但可清泻三焦之火，因其质轻，又可清宣血分之郁热；柴胡入肝经，可调畅全身之气机；升麻以清热解毒宣郁，有"火郁而发之"之义；酌配以枇杷叶、生石膏，以清热泻火，巩固疗效。

案3 男性，22岁，2015年3月9日初诊。

患者面部痤疮三年余，多为红色小丘疹，满面通红，且干燥起皮，经常汗出。望其舌质红，舌苔白厚，脉弦数。辨为肺热炽盛，络脉阻塞之证，治以清热解毒，凉血利湿。处方：生地黄10g，牡丹皮10g，土茯苓20g，黄芩10g，蒲公英20g，栀子10g，板蓝根20g，生石膏20g（先煎），生甘草10g，黄连10g，滑石20g（包煎），怀牛膝10g，竹叶10g，荷叶10g，枇杷叶10g，六剂水煎服。

一周后复诊，患者自述服上药后，症状未见明显改善，舌红苔腻。仔细查其舌脉，考虑患者已患病三年，遂辨证为热盛伤津，气滞血瘀，治以清利湿热，凉血活血。处方：生地黄10g，当归10g，牡丹皮10g，黄芩10g，蒲公英20g，土茯苓20g，栀子10g，生甘草10g，丹参10g，怀牛膝10g，鸡血藤10g，滑石20g（包煎），连翘10g，六剂水煎服。

一周以后，第三次复诊，面部痤疮大为好转，面红减轻，间或仍有少量新起。舌苔腻。故于二诊方中加佩兰10g、生石膏30g（先煎），继服六剂。一个月后，患者因胃病来诊，其痤疮已全部消失，面色恢复正常。

按：本案用土茯苓合剂，清热利湿解毒；加枇杷叶、荷叶，取其轻清上浮之性，令毒邪移深居浅，使邪有外透之机。然一诊时其效不显，细析其因，乃痤疮日久，热盛伤津，津伤则血凝不行。"久病必瘀"，故配以当归、牛膝、丹参、鸡血藤等活血化瘀之品，以通其血脉，化其瘀血。三诊时痤疮明显减轻，随症加减，直至其痊愈。可见，对于痤疮日久的患者，可酌加活血化瘀之品，可提高其疗效。

以上三个病案，虽皆是从肺论治，然而，临床或重于清热解毒，或重于宣泄郁热，或重于凉血化瘀。在痤疮的临床治疗中，以土茯苓、黄芩、菊花、金银花、连翘、生地黄、牡丹皮为基础方，随症加减，均可收到满意疗效。

二、风瘙痒（皮肤瘙痒症）

案1　王某，男，60岁，2001年10月21日初诊。

患者皮肤瘙痒四年余，曾在当地医院诊断为"老年皮肤瘙痒症"，并口服抗过敏西药，静脉注射"葡萄糖酸钙"等治疗，瘙痒只能控制一时，停药后又见复发，终不能得以根治。也曾服过中药，效果不显。经人介绍来我处就诊。患者全身瘙痒，尤以头面部、双手臂及阴囊部为甚，痒处无皮疹，但是搔抓之后，血痕累累。每于阴天或受风寒后病情明显加重，严重时夜间难以入睡，痛苦不堪。患者自述，平素周身总有恶风的感觉，经常汗出，极易感冒。查血压120/80mmHg，舌淡红苔薄白，脉弦缓。辨为风邪袭表，营卫不和证。处自拟乌蛇桂枝汤加减：桂枝10g，生白芍10g，炙甘草10g，生姜10g，大枣7枚，乌梅10g，蝉蜕10g，蛇蜕

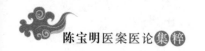

10g，防风10g，麻黄6g，五倍子6g，荆芥10g，地肤子20g（布包），蛇床子20g（布包），五剂水煎服。

另处：黄柏20g，苦参20g，地肤子20g（布包），蛇床子20g（布包），五倍子20g，川椒20g，百部20g，枯矾20g，二剂水煎外用。

一周后遇患者，谓服药后诸症悉除，未再发。

按：皮肤瘙痒症，中医称风瘙痒，是常见的一种皮肤病，以瘙痒为主要症状，好发于老年人。临床有泛发性、局限性两种，中医辨证有寒热虚实之分。本案为老年皮肤瘙痒症，该患者皮肤瘙痒的同时，又经常汗出恶风，故辨为风邪袭表，营卫不和证，治疗用自拟乌蛇桂枝汤（桂枝10g，生白芍10g，炙甘草10g，生姜10g，大枣7枚，乌梅10g，蛇蜕10g）加减，方中用桂枝汤调和营卫、解肌散风；蛇蜕散风止痒；加荆芥、防风、麻黄，以增散风之用；加蛇床子、地肤子，以强止痒之力；乌梅、五倍子，以其酸涩之性，取收敛止痒之功。据现代药理研究，乌梅、蝉蜕和蛇蜕，有较明显的抗炎、抗过敏作用。诸药共奏调和营卫、散风止痒之功。临床凡因风邪袭表、营卫不和所引起的瘙痒症，用之皆可取效。

案2　尹某，女，44岁，2002年9月19日初诊。

患者全身皮肤瘙痒四月余。一年来因患子宫肌瘤而月经先期量多，于2002年4月6日，行子宫肌瘤切除术。四月前无明显诱因而出现全身皮肤瘙痒，西医诊为"皮肤瘙痒症"，予"氯苯那敏"等抗过敏药物治疗后，皮肤瘙痒虽能缓减，但是停药后，则又见复发，终不能根治，故就诊于中医。自述近来皮肤瘙痒，日渐加重，甚则夜间难以入睡，因反复搔抓，遍身皮肤抓痕，血迹累累，常伴心悸、无汗出等症，饮食、大小便均正常，舌淡苔薄白，脉细弱。辨为血虚风燥证，治当养血散风。处消风散加减：生地黄10g，当归10g，蝉蜕10g，荆芥10g，防风10g，苍术10g，苦参10g，陈皮10g，益母草10g，蛇床子15g（布包），地肤子15g（布包），白蒺藜10g，白鲜皮10g，炙甘草10g，六剂水煎服。

2002年9月26日二诊。患者服上药六剂后，瘙痒明显减轻，仍心悸，眠差，舌淡苔薄白，脉细弱。予上方加减：生地黄10g，熟地黄10g，当归10g，黑芝麻10g，蝉蜕10g，荆芥10g，防风10g，苍术10g，陈皮

10g，益母草 10g，蛇床子 15g（布包），地肤子 15g（布包），炙甘草 10g，六剂水煎服。

2002 年 10 月 3 日三诊。服药后，瘙痒基本消失，心悸、睡眠亦明显好转，舌淡红苔薄白，脉略细。又处归脾汤加减：当归 10g，炙黄芪 10g，炒白术 10g，太子参 10g，茯神 10g，炒酸枣仁 10g，木香 10g（后下），龙眼肉 10g，黄精 10g，牡丹皮 10g，炙甘草 10g，生姜 10g，大枣 5 枚，六剂水煎服。

2002 年 10 月 10 日四诊。服上药后，心悸止，眠亦转佳，舌淡红苔薄白，脉已不细。其病告愈。

按：患者为血虚之体，故脏腑、肌肤皆失濡养。因血不养心而见心悸、不寐；血虚生风，肌肤不荣而生瘙痒，辨为血虚风燥证，治以明代陈实功《外科正宗》消风散加减。方中当归、生地黄、益母草，养血润燥、活血和营，此亦明代李中梓《医宗必读》所云"治风先治血，血行风自灭"之意；荆芥、防风、蝉蜕、白蒺藜，散风止痒；苍术苦温燥湿；苦参清热除湿；蛇床子、地肤子、白鲜皮、白蒺藜，燥湿止痒。诸药共奏疏风、养血、清热、祛湿之功。其后用归脾汤加减，健脾养血以复其本。

案 3　1994 年仲春，曾治一老妪，六十多岁。

患者外阴瘙痒一年余，曾用"洁尔阴""高锰酸钾"外敷治疗，效果不佳，瘙痒难耐，遂至中医门诊治疗。患者自述因瘙痒彻夜难眠，伴口渴欲饮，背部发热，小便短赤，大便干，两至三日一行，望其舌红欠津，脉弦略数。辨为血热生风证，治以清热凉血，祛风止痒。处凉血消风散加减：生地黄 10g，当归 10g，蝉蜕 10g，荆芥 10g，防风 10g，苦参 10g，生大黄 6g（后下），赤芍 10g，牡丹皮 10g，酸枣仁 10g，合欢皮 10g，蛇床子 15g（布包），地肤子 15g（布包），白蒺藜 10g，白鲜皮 10g，炙甘草 10g，六剂水煎服。

另处：黄柏 20g，苦参 20g，地肤子 20g（布包），蛇床子 20g（布包），五倍子 20g，川椒 20g，百部 20g，枯矾 10g，两剂水煎外敷。

二诊时，患者自述外阴部瘙痒明显减轻，睡眠好转，去生大黄，继服六剂，外用药两剂。

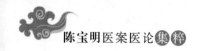

三诊时，患者外阴部瘙痒基本缓解，守二诊方继进六剂。

四诊时，自述服上药后瘙痒消失，睡眠转佳，遂去酸枣仁、合欢皮，继进三剂，以资巩固，前后共服二十余剂，其病告愈。

按：本案为老年性外阴瘙痒症，乃因血热内蕴，化热生风而致。治宜疏风凉血，清热养阴。方用《外科正宗》消风散加减而取效。本案与案二虽同用消风散，但案二以血虚生风为主，本案以血热生风为主，同中有异，故用消风散随症加减，前者重在养血，后者重在凉血，均收到较好疗效。

三、酒渣鼻

杨某，男，55 岁，矿工，2005 年 12 月 6 日初诊。

酒渣鼻十余年。患者于十年前，出现鼻尖部发红，未引起注意。其后，病变部位逐渐扩散，最后扩展到鼻准、鼻翼、两颊及前额部，在当地医院诊断为"酒渣鼻（面）"。因长期予西药治疗不效，一段时间曾放弃治疗。最近经人介绍，就诊于中医。刻诊：患者满面红赤，状若醉酒，其间偶有紫红色丘疹和小脓疱，挤之出白色黏液，伴轻微瘙痒。皮损部位有散在毛细血管扩张，状如红丝缠绕。自觉颜面部发热，口干，耳鸣，小便短赤，大便正常，每日一行，舌尖红，苔薄黄，脉略数。辨为肺胃郁热证，治以清热凉血。方用白虎汤加味：生石膏 30g（先煎），知母 10g，炙甘草 10g，粳米 10g，黄芩 10g，黄连 10g，生地黄 10g，牡丹皮 20g，紫苏叶 6g，寒水石 20g（先煎），六剂水煎服。

2005 年 12 月 20 日二诊。药后颜面部发热明显减轻，但是鼻准、鼻翼、两颊及前额部仍红赤，余症同前，上方继服八剂。

2005 年 12 月 29 日三诊。药后效佳，面热大减，皮损范围明显缩小，无新起脓疱，舌尖红，舌根苔白，脉小数。上方加葛根 10g，水煎服六剂。

2006 年 1 月 12 日四诊。药后脸稍热，微微汗出，皮损范围进一步缩小，自觉头皮瘙痒，舌尖红，苔薄，脉细小数。上方加防风 10g、苦参 10g，水煎服六剂。

此后，以上方为基础，随症加减土茯苓、蒲公英、金银花、连翘、地丁诸药，续进二十余剂，病情进一步好转，较之初诊时皮损面积明显缩小，颜色转浅，皮肤光滑，自觉无不适。

按：酒渣鼻，是一种发生在以鼻部为中心的、慢性炎症性皮肤病，主要表现为初起鼻部潮红，继而伴发为丘疹、脓疱及毛细血管扩张，并可形成鼻赘。部位多累及鼻准、鼻翼、两颊及前额等部位。《灵枢·经脉》云："胃足阳明之脉，起于鼻，交颏中，旁纳太阳之脉，下循鼻外，入上齿中，还出挟口环唇，下交承浆。"故本病的发生，多因肺胃积热，或复感风热，血瘀凝结而成。该患者颜面红赤发热，其势弥漫，发病波及阳明经的循行部位，可知阳明郁热；热邪郁久，灼伤津液，而见口干欲饮，脱屑起皮；因肺主皮毛，开窍于鼻，病在颜面肌肤，当责之肺卫。四诊合参，辨为肺胃郁热之证。予白虎汤加味治疗，清热凉血，其效甚佳，其后守方随证加减而病愈。

四、口疮（口腔溃疡）

常某，男，58岁，原大同医专教师，2000年2月22日初诊。

患者十年前患口腔黏膜溃疡，断断续续，时好时犯，至今未愈。患者素有嗜酒之弊，每因饮酒，病情加重，经服"维生素 B_2""口腔宝"等药，时有缓解或痊愈，但不几日又始复发，如此反复发作十余年。发病严重时，口舌疼痛，不能进食，只好以输液维持。近两月来，发作频繁，曾服清热解毒泻火之中药二十余剂，其效甚微。就诊时口腔黏膜、牙龈及舌尖边部，有多个溃烂点，溃烂处焮红，周边布满白膜。自诉近日因口舌疼痛，难以进食，口渴欲饮，大便干燥，数日一行，小便短赤。舌质红苔白腻，脉沉滑。辨证为心脾伏火，治以泻火化湿。处泻黄散合导赤散加减：生石膏30g（先煎），栀子10g，生甘草10g，生地黄10g，藿香10g，防风10g，生大黄6g（后下），莲子心5g，竹叶10g，木通6g，滑石20g（布包），五剂水煎服。

2000年2月29日二诊。服药五剂，大便已通，日一行。口腔溃烂面明显缩小，疼痛亦随之而减轻，舌脉如前。仍守上方，继进五剂。

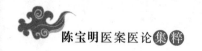

2000年3月7日三诊。服上药五剂尽，口腔及舌边尖部溃疡基本愈合，疼痛消失，舌转淡红，苔白而略厚，其后又以本方加佩兰、生薏苡仁，连服十多剂，以善其后。其后随访，一直未犯。

按：宋代《圣济总录》云："口舌生疮者，心脾经蕴热所致也。盖口属脾，舌属心，心者火，脾者土，心火积热，传之脾土，二脏俱蓄热毒，不得发散，攻冲于上焦，故令口舌之间生疮肿痛。"该患者平素嗜酒，湿热内生，湿邪伏于心脾，而使火热不得宣散，故见口疮时作，又因湿性黏滞，因而久久不愈，治以泻黄散，清泻脾胃之伏火；导赤散以泻心火；另加滑石、生薏苡仁、佩兰，以化中焦之湿邪。全方共奏泻火化湿之功。

五、舌痛（舌炎）

刘某，女，63岁，2002年3月10日初诊。

舌头疼痛九月余，平时痛势较缓，尚可忍耐，每天夜间十二时，准时加重，当地医院诊断为舌炎。其间曾返故里农村，食用蒲公英后，痊愈一周，复发后又复用之而无效。刻诊：舌痛而口唇干裂，两目干涩，大便秘结，舌红苔少欠津，脉弦细。初诊时辨为心火内盛之证，拟导赤散加减，药后前症未消，二诊、三诊时，又以莲子清心饮加减化裁治疗，亦无寸功。

2002年3月30日四诊时，前述症状未变，又细问其病情，得知患者自发病以来，经常心烦失眠，头晕耳鸣，余恍然大悟，此乃心肾不交、水火不济之证矣，治以滋阴清热降火、泻南补北。处方：黄连10g，黄芩10g，生白芍10g，阿胶10g（烊化），鸡子黄二枚（兑服），肉桂6g，生地黄10g，炙甘草6g，六剂水煎服。

2002年4月7日五诊。患者欣然来告，服上药后，舌痛顿减，其他症状均有所缓解，舌稍红苔薄白，脉略弦。继服上方十余剂，其病告愈。

按："舌为心之苗窍"，凡舌痛者，多从心论治。该患者但治心火而不效，实乃肾阴之不足。肾属水，位居于下；心属火，位居于上。肾阴不足，不能上济于心，而致心阳偏亢、心火炽盛，心火上炎则见舌痛。火为阳邪，易耗津液，故见两目干涩，口唇干裂，大便秘结等津液不足之症；

舌红苔少欠津，脉弦细均为阴虚火旺。初诊及二诊、三诊中，患者均以上述症状为主，故以导赤散、莲子清心饮治疗，只因补肾水之力不足而致疗效不佳。四诊中根据患者心烦失眠、头晕耳鸣等肾阴亏虚诸症，辨证为心肾不交，改方用黄连阿胶汤，清心火，滋肾水以交通心肾。方中又入肉桂为引火归原，与黄连共用，以取交泰之意，使心神得安；生地增强滋阴之力；炙甘草调和诸药。诸药共用使水火既济，心肾相交，诸症减轻。五诊时，守方继服，以巩固疗效而痊愈。

六、脓疱疮（毛囊炎）

案1　安某，男，21岁，2005年12月27日初诊。

头部脓疱疮三月余。就诊时患者满头部如豆粒大小疱疮，颜色鲜红，自觉微痒，或有分泌物渗出，色黄而黏稠。颜面伴发痤疮，遍布额、颊、颌，颜色焮红无脓，口味臭秽，口咽干燥，声音嘶哑，小溲黄赤，大便如常，日行一次。舌尖边红，苔黄厚，脉滑略数。辨为火毒炽盛，湿热内壅之证。治以泻火解毒，清热燥湿。处以黄连解毒汤合三黄泻心汤加味：黄连10g，黄芩10g，生大黄4g，蒲公英20g，牡丹皮20g，生地黄15g，滑石20g（包煎），生石膏20g（先煎），寒水石20g（先煎），栀子10g，竹茹10g，连翘10g，地丁10g，土茯苓20g，蝉蜕10g，生甘草10g，十剂水煎服。

2006年1月10日二诊。服药后头部脓疱再无新发，原有脓疱明显减少，皮色由红转为正常，已无脓水；面部痤疮亦大部消散，口臭减轻，舌边尖仍红但较前转淡，苔黄不厚，脉略数。效不更方，上方去竹茹、蝉蜕，加竹叶10g、赤小豆10g，继服六剂。

2006年1月18日三诊。服上药后，头部脓疱全部消失，颜面痤疮亦消，其疾痊愈。

按：《素问·至真要大论》曰"诸痛痒疮皆属于心"。心属火，火毒内盛，充斥上、中二焦。上焦实热，可见头部脓疱；热灼津伤，而见口干咽燥，声音嘶哑；热扰中焦则见恶心呕吐，口气臭秽；湿热交阻，故而脓疱分泌物色黄腥臭，舌红苔黄厚。治以黄连解毒汤合三黄泻心汤加减，以清

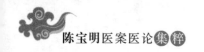

泻实火，酌加凉血解毒之品，以增解毒泻火之力，佐以滑石清利湿热，竹茹、连翘清热降逆止呕。全方共奏凉血解毒，清热利湿之功，故药进症除。

案2　李某，男，32岁，2006年8月29日初诊。

全身脓疱疹半月余。半月前，因蚊虫叮咬后，全身水疱泛起，状如豆粒大小，此伏彼起，初起为红疹，继发为水疱，周边红晕，自觉瘙痒，不日水疱变为脓疱，挑破后流黄水，创面色红疼痛。伴口干溲黄，大便干结，舌红苔白厚，脉滑数。辨为湿热内蕴证。治以清热利湿，凉血解毒。方用黄连解毒汤加减：土茯苓20g，蒲公英20g，金银花10g，连翘10g，板蓝根20g，黄连10g，黄芩10g，栀子10g，黄柏10g，生甘草10g，滑石20g（包煎），生石膏20g，寒水石20g，牡丹皮20g，生地黄20g，赤小豆10g，竹叶10g，生大黄4g（后下），六剂水煎服。

2006年9月7日二诊。药后效佳，脓疱消之过半，近日再无新起，但是病发局部仍感瘙痒，小便清，大便转常。舌淡红苔薄白，脉略滑。此火热得清，上方加蛇床子15g（包煎），地肤子15g（包煎），继进十六剂。

2006年9月24日三诊。服上药后，水疱全消，瘙痒亦止，终至皮肤光洁如常，其病告愈。

按：本案患者，原本湿热之体，复受蚊虫之毒，故为湿、热、毒三邪致病。治疗以清热、解毒、利湿为大法，方用黄连解毒汤清热解毒为主方，配凉血之品，以助清热之力，加利湿之药，以解湿热之交结。如是主次分明，缓急有序，故其效若桴鼓。

七、瘾疹（荨麻疹）

案1　侯某，男，36岁，1998年4月24日初诊。

全身瘙痒数年。患者自述每于饭后或大量饮水后，因汗出而全身瘙痒，继之疹出连连，抓痕累累，甚则融集成片，高出皮肤。如此反复发作数年，经多方诊断为"慢性荨麻疹"。予以多种抗过敏药及维生素制剂，初服时有效，但连续服用数日则无效。近日发作较剧，入夜后瘙痒尤甚，渐至失眠，遂就诊于中医。刻诊：患者全身瘙痒剧烈，抓痕累累，局部融合成片，疹色赤红，轻度水肿，并不时以手搔抓。每日饭后或饮水后即出疹一次。观其舌质红，苔少，脉沉数。此乃血虚风热之证，治以凉血散风，用凉血消风散加减，处方：生地黄 10g，当归 10g，蝉蜕 10g，荆芥 10g，防风 10g，苦参 10g，苍术 10g，白鲜皮 10g，蛇床子 15g（包煎），地肤子 15g（包煎），生石膏 20g，黄芩 10g，生甘草 10g，六剂水煎服。

1998 年 5 月 10 日二诊。患者服上药后，出疹明显减少，瘙痒减轻，但胃部略感不适，舌脉如前，遂以上方加减继服，处方：生地黄 10g，当归 10g，蝉蜕 10g，荆芥 10g，防风 10g，苦参 10g，苍术 10g，白鲜皮 10g，白蒺藜 10g，陈皮 10g，蛇床子 15g（包煎），地肤子 15g（包煎），生石膏 20g，黄芩 10g，生甘草 10g，六剂水煎服。

1998 年 5 月 17 日三诊。服上药后，出疹、瘙痒已止，在劳作出汗后亦无疹出，舌转淡红，苔薄白，脉略细。唯原出疹处略有黑色素沉着。又处逍遥散加减，前后共服药二十余剂，黑色素消失而愈。

按：该患者虽然患病数年，但证属风热夹湿。风热之邪侵袭人体，与湿邪相结，外不能透达，内不得疏泄，郁于肌肤腠理之间，发为瘾疹。风性善行而数变，风胜则动，故痒自风来，因而每发则瘙痒剧烈难忍，并于搔抓或解衣取凉。根据"治风先治血，血行风自灭"的原则，治以凉血清热，散风除湿，方用凉血消风散加味。方中防风配荆芥，以增强祛风之力；苍术燥湿解表；同时加入蛇床子、地肤子清热利湿，祛风止痒；白鲜皮、白蒺藜，清热燥湿祛风；黄芩、生石膏清热，全方共用，使风热得清，湿热得除，而诸症自愈。

案 2 郭某，男，1998 年 7 月 16 日初诊。

全身瘙痒伴疹块半月。患者于半月前与同学在饭店聚会，因食用鱼虾等海鲜食物，次日自觉全身瘙痒，抓之不解，直至出血。自服"氯苯那敏""氯雷他定片"等西药，瘙痒虽有缓解，但是终不能痊愈。自述全身瘙痒，疹块泛起，夜间难以入睡，且觉全身燥热，扪之烫手，伴口干欲饮，大便干燥，三至五日一行，小便短赤如茶，舌红苔黄厚而腻，脉滑数有力。视其皮肤疹块累累，血迹斑斑，询问其病史，患者平素嗜好肥甘厚

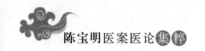

味，故辨为燥热夹湿证，治以清热泻火兼以祛湿散风止痒。方用茵陈蒿汤加减：茵陈20g（先煎），栀子10g，生大黄10g（后下），黄柏10g，生石膏20g，滑石20g（布包），地肤子10g（布包），蛇床子10g（布包），炙甘草10g，五剂水煎服，并嘱咐其近日忌食辛辣及鱼虾等食物。

1998年7月22日复诊。服上药五剂，大便已通，日一行，周身燥热亦解，疹块有所缓解，但是全身瘙痒不止，尤以夜间为甚，舌脉如前。继以上方加减：茵陈20g（先煎），栀子10g，生大黄10g（后下），滑石10g（包煎），地肤子10g（包煎），蛇床子10g（包煎），白鲜皮10g，白蒺藜10g，炙甘草10g，五剂水煎服。

1998年7月28日三诊。服上药五剂，全身疹块明显减少，瘙痒亦止，舌质已转淡红，舌苔薄白而不滑，脉见和缓。以上方加减又进五剂而痊愈。

按：急性荨麻疹，类属于中医的瘾疹范围。中医认为，本病多由感受风热邪气所引起，故其病情变化多端，治疗多以凉血散风之法。但是，本例患者则表现以身热口干，大便不通等燥热症状为主，同时又兼见舌苔黄厚而腻等湿象，故辨为燥热夹湿证，治用茵陈蒿汤加减，以清热泻火为主，兼祛湿邪而取效，此亦体现出中医同病异治的辨证论治的特点。

案3　李某，男，37岁，1983年7月18日初诊。

全身瘙痒伴疹块两天。前天因下地劳动，晚间归来，全身痒甚，疹块累累，状如地图而连成一片，以手搔之，则缕缕成痕，高出皮肤。服"苯海拉明"等药其效不显。自述口苦口干，全身恶风怕冷，望其舌略红苔薄白，脉见浮略数。辨为中风之证。故处麻黄连翘赤小豆汤加减：麻黄3g，连翘12g，赤小豆30g，桑白皮10g，杏仁10g，炙甘草10g，生姜3片，大枣5枚，白鲜皮10g，白蒺藜10g。三剂水煎服。

1983年7月21日二诊。上药服一剂，微微汗出，其痒减轻，三剂尽，瘙痒止，风块全消，其病则愈。后又以此方服三剂，以巩固疗效。

按：风疹初起，多以表证为主，但是，同为表证，当有虚实寒热之分。该患者在见有疹出瘙痒的同时，又见恶风怕冷脉浮，说明风邪在表；口苦口干，舌略红，脉见略数，此乃风热之象，故治以麻黄连翘赤小豆汤，散风清热而取效。

案4　李某，女，38岁，2006年9月14日初诊。

全身泛发丘疹五月余，时隐时现，每遇风而作，初觉瘙痒，搔之见斑，由少及多，皮色潮红，直至融合成片，遍布全身，抓痕密布，随处可见。近日因不经意受风而病情加重，瘙痒日甚，苦不堪言，且伴汗出恶风，舌红苔薄白，脉见浮缓。辨为风邪外袭，营卫不和之证。治则：调和营卫，散风止痒。处自拟乌蛇桂枝汤加味：桂枝10g，生白芍10g，炙甘草10g，生姜3片，大枣5枚，乌梅15g，蛇蜕10g，蝉蜕10g，白蒺藜10g，白鲜皮10g，蛇床子15g（包煎），地肤子15g（包煎），防风10g，六剂水煎服。

2006年9月21日二诊。服上药后，瘙痒诸症大减，舌淡红苔薄白，脉略浮。效不更方，前方加减：桂枝10g，生白芍10g，炙甘草10g，生姜3片，大枣5枚，乌梅15g，蛇蜕10g，蝉蜕10g，蛇床子10g（包煎），地肤子10g（包煎），防风10g，继服六剂。

2006年9月28日三诊。服上药后，诸症悉除，其病若失，但因连进中药，近日纳呆，胃脘不适，舌淡红苔薄白，脉略浮。遂处：党参10g，炒白术10g，茯苓10g，炙甘草10g，半夏10g，陈皮10g，木香10g（后下），砂仁10g（后下），焦三仙各10g，服六剂后纳增，其病告愈。

按：患者全身泛发丘疹瘙痒，时隐时现，乃因风邪外袭，留着肌腠，此为病之标；汗出恶风，营卫不和，腠理不固，是为病之本。风邪入内，郁而化热，故局部潮红，舌红脉数。治疗以桂枝汤调和营卫治其本，加防风、蝉蜕、蛇蜕，宣散风邪；白蒺藜、白鲜皮、地肤子、蛇床子，散风止痒以治其标。诸药同用，风散痒止，营卫调和，则本固而标解。

八、浸淫疮（急慢性湿疹）

案1　陈某，女，27岁，2020年4月14日初诊。

产后湿疹半月余。患者自诉产后养护不慎，导致湿疹遍身，全身泛发，瘙痒极甚，抓之不解，痛苦不堪，严重时无法继续喂奶。舌红少苔，

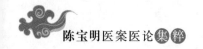

脉细数。辨证为湿热蕴留肌表之浸淫疮。治以清热利湿，祛风止痒，处以黄柏10g、炒苍术10g、苦参10g、生地黄10g、牡丹皮10g、蛇床子20g（包）、地肤子20g（包）、白鲜皮10g、炒蒺藜10g、蝉蜕10g、赤小豆10g、生甘草10g、苍耳子10g，六剂水煎服。

2020年4月21日二诊。患者自诉，服上药后，湿疹已去大半，于上方去赤小豆，加防风10g、益母草10g，四剂水煎服。另配外用药两剂：苦参20g、黄柏20g、土槿皮20g、枯矾10g、蛇床子20g、地肤子20g、五倍子20g、苍耳子20g、川椒20g。

2020年4月25日三诊。全身痒止疹退，其病告愈。上方加当归10g、荆芥10g，六剂水煎服。以资巩固。

按：本案湿疹为湿热蕴表，方用二妙散治其本，苦参、赤小豆清热利湿，所谓"治湿不利小便，非其治也"，故用赤小豆以利湿；遵"治风先治血"之意，用生地黄、牡丹皮，凉血和血；另以地肤子、蛇床子、白鲜皮、炒蒺藜、苍耳子、蝉蜕祛风止痒以治标；生甘草调和诸药兼清其热。标本同治，其病得愈。二诊以益母草易赤小豆，以养血行血兼利小便；加防风祛风以止痒。三诊更加当归、荆芥，亦为养血息风。

案2　贺某，女，37岁，2020年7月27日初诊。

患者泛发性湿疹三年。自述三年前，无明显诱因，在腹部及大腿内侧，出现红色丘疹，范围较小，未予以重视。今年湿疹蔓延至上下肢，尤以下肢为甚。此起彼伏，久久不愈。局部瘙痒，痛苦不堪。检查腹部及后背、四肢，可见红斑、丘疹，渗水糜烂，抓痕结痂，部分呈暗褐色。伴见畏寒恶风，头晕，平素四肢逆冷，舌苔白腻，脉沉迟，辨为寒湿内蕴之浸淫疮。治宜温阳散寒除湿，处附子理中汤加减：制附子10g（先煎）、党参10g、干姜10g、炒白术10g、当归10g、鸡血藤10g、川牛膝10g、蛇床子20g（包）、地肤子20g（包）、苍耳子10g、土茯苓20g，六剂水煎服。

2020年8月10日二诊。药后未发新疹，且瘙痒减轻大半，但仍觉下肢冷，舌苔白腻稍退，继续处前方，加仙茅、淫羊藿各10g，六剂水煎服，以加强温补脾肾之功。

2020年8月17日三诊。服上药后，手脚渐热，湿疹已褪，偶有夜半露出脚时，自觉脚部有风钻入，继处上方，加路路通 10g，王不留行10g。再疏十剂，以资巩固。嘱其经常热水泡脚，按时休息，少食生冷油腻食物。随访至今未犯。

按：湿疹是一种具有明显渗出倾向的皮肤炎症反应。中医认为，湿疹主要由风、湿、热相合，浸淫肌肤所致。根据其临床特征，主要归属于"浸淫疮""湿毒"之范畴，多为湿热毒邪所致。本案则为阳虚寒湿内盛，临床较为少见。其突出证候为脾肾阳虚，运化失健，水湿停滞，浸淫肌肤而发浸淫疮。治以温阳散寒除湿之剂，且考虑其寒凝血滞，故酌加活血之品，药症相符，病虽三年，服药月余，其病告痊愈。

两案并列，同为湿疹，寒热不同，治亦不同，可观中医"同病异治"之妙！

案3　史某，男，40岁，2006年2月16日初诊。

散发性皮疹五十天。患者于五十天前，因食海鲜诱发胸、腹部散在皮疹，迅速蔓延，遍及胸、腹、背、腰、双下肢，皮疹成片出现，密密麻麻，呈多形状分布，皮色潮红，大小不等，小者似粟，大者如麻，抓破流淡黄汁液，瘙痒异常，抓之尚不解痒，夜晚尤甚，不能安寐，严重影响生活和工作。西医诊断为"湿疹"，并住院治疗，予口服抗过敏药物（不详），静脉注射葡萄糖酸钙、地塞米松等药不效，同时，服中药四十余剂，仍此伏彼起，未收寸功。由于病发已久，故就诊时信心不足，情绪低沉，精神抑郁。刻诊，全身遍布皮疹，疹色潮红，满布抓痕血痂。问其大便，每日一行。舌边红苔薄腻，脉略细弦。辨证为湿热熏蒸，血热生风。治以清热凉血，燥湿散风。处二妙散加味：黄柏 10g，苍术 10g，黄芩10g，生地黄 10g，牡丹皮 10g，土茯苓 20g，重楼 10g，滑石 20g（包煎），生甘草 10g，苦参 10g，蛇床子 15g（包煎），地肤子 15g（包煎），白鲜皮15g，白蒺藜 15g，赤小豆 10g，防风 10g，连翘 10g，六剂水煎服。嘱其忌食辛辣、海鲜，宜清淡饮食。

2006年2月23日二诊。药进两剂，瘙痒大减，已可忍耐。六剂药尽，再无新起皮疹，且原有皮疹已退大半，舌尖微红，苔薄白，脉细弦。效不更方，原方继服六剂。

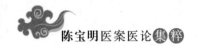

2006年2月28日三诊。服上药六剂，疹消痒止，其病告愈。

按：该患者，尽管病变迁延五十余日，但是仍表现以湿热为主，故见皮疹色红，灼热瘙痒。因湿热交阻，熏蒸肌肤，可见皮疹流水。治予清热解毒的同时，佐以燥湿祛风，故能尽收全功。

案4　柴某，女，20岁，2005年5月11日初诊。

全身起疹两月余，以四肢及躯干为多，呈散在分布，形状不规则，初起如粟，搔之浸淫黄水，皮损渐大，皮色潮红，瘙痒难忍。西医诊断为"泛发性湿疹"，口服外用西药，其效不显，故就诊于中医。就诊时，除有上述症状外，还伴有心烦口干，溲短赤，大便干结，每日一次，舌红苔黄，脉滑数。辨为湿热所致之浸淫疮。治以清热燥湿，祛风止痒。处方：黄柏10g，苍术10g，生地黄10g，牡丹皮10g，蝉蜕10g，荆芥10g，防风10g，苦参10g，蛇床子15g（包），地肤子15g（包），白鲜皮10g，白蒺藜10g，滑石20g（包），生甘草10g，五剂水煎服。

2005年5月16日二诊。药入有效，瘙痒减轻，新起皮损减少，舌红苔转白厚，脉滑数。治疗仍遵循原旨，上方加土茯苓20g，继服六剂。

2005年5月22日二诊。上药服尽，瘙痒大减，皮疹十退七八，舌红较前好转，苔白，脉滑数。效方不辍，续进二十剂，尽收全功。

按：痒甚属风，本案瘙痒，此起彼伏，乃因风邪"善行数变"之性，故知风毒之邪侵袭人体；案中皮损色红，搔破浸流黄水，可知湿热为患；心烦口干，舌红苔黄、脉滑数，均为湿热俱感之症。风、湿、热三邪，相互搏结，郁于肌肤腠理之间，治疗以清热解毒、散风祛湿为法。遵"止痒必先疏风"之旨，在大队清热燥湿药品之中，配伍散风透邪之品，使热毒之邪从外而解，又渗利湿热从下而去，上疏下渗，邪尽病愈。

九、白疕（银屑病）

案1　李某，女，26岁，2008年2月21日初诊。

白疕十七年余。患者十七年前，无明显诱因四肢出现红斑、丘疹，且上面覆盖有鳞屑，瘙痒难耐。曾在当地医院诊断为寻常性银屑病。曾服用

"维生素 B$_6$""维生素 B$_{12}$""消银片""雷公藤多苷片""青黛丸"等，疗效甚微，病情时轻时重，迁延不愈。查体：皮肤干燥，头皮、四肢伸侧及臀部，可见大小不等的丘疹，上面覆盖有鳞屑，抓去鳞屑可见点状出血。疹色暗红，舌体胖，边有齿痕，苔白，脉细弱。患者自觉全身怕冷，手足冰凉，但又异常燥热，皮肤瘙痒剧烈。据此辨为卫阳不足，营卫不和之证。治以温补卫阳、调和营卫。方用桂枝加附子汤加减：桂枝10g，生白芍10g，炙甘草10g，生姜3片，大枣5枚，制附子10g（先煎），板蓝根20g，土茯苓20g，金银花10g，连翘10g，丹参20g，牡丹皮10g，蛇床子10g（布包），地肤子10g（布包），生薏苡仁20g，六剂水煎服。

2008年2月28日复诊。服上药后，全身怕冷减轻，手足稍温，仍燥热，皮肤干燥，皮损处色红，大量银白色鳞屑，皮肤瘙痒。舌尖红，苔白。处上方去金银花、连翘、生薏苡仁，加当归10g，麦冬10g，蛇床子、地肤子加至20g，六剂水煎服。

2008年3月7日三诊。服上方后，患者全身怕冷明显减轻，手足温，皮肤瘙痒、干燥亦缓解，鳞屑减少，未见新出之疹。故守上方加麦冬至15g，生地黄10g，苦参10g。六剂水煎服。

其后用上方加减，使用五十余剂后，全身大部分丘疹已退，仅留少量的瘀斑，未发瘙痒，鳞屑基本消失，身已转温，仅后背汗出，舌尖红，有瘀点。乃疏桂枝加附子汤加干姜6g，当归10g，桃仁10g，红花10g，鸡血藤10g，川芎10g，生地黄10g，丹参10g。加减使用二十余剂而愈。随访至今未犯。

按：银屑病，俗称牛皮癣，相当于祖国医学的白疕。又称"干癣""松皮癣"等，是一种有特征性红斑鳞屑性慢性复发性皮肤病。本病的病因病机复杂，可能与遗传、感染、免疫、代谢、内分泌等因素有关。中医认为，此病初期多为热毒炽盛，治疗总以凉血解毒为主。后期多为营血亏损，化燥生风，治疗总以滋阴养血、散风止痒。此例患者，虽然皮疹发红，但全身恶寒怕冷较为明显，据《灵枢·本脏》"卫气者，所以温分肉、充皮肤、肥腠理、司开阖者也……卫气和则分肉解利，皮肤调柔，腠理致密矣"的论述，辨为卫阳不足，营卫不和之证，治以温补卫阳、调和营卫。方用桂枝加附子汤加减。方中制附子温补卫阳，桂枝汤调和营卫。其

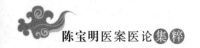

疹块焮红，乃阳虚且郁，郁久化热，加土茯苓、金银花、板蓝根、牡丹皮等清热解毒，兼以凉血活血。因其瘙痒，加蛇床子、地肤子等去风止痒，皮肤干燥加麦冬、生地黄、当归等，养血润燥。后期遗留瘀斑时，加桃仁、红花等，祛瘀生新，其病告愈。

案2　陈某，男，28岁，2005年8月5日初诊。

全身泛发性散在斑丘疹二十余日。患者于二十日前，腹部出现散在性斑丘疹，日渐加重，一直扩散到四肢、胸、背及颈项部。初出之疹，色泽猩红，呈扁平状，干燥而脱屑，久则皮肤增厚有纹，西医诊断为"银屑病"，并口服"复方氨肽素""盐酸赛庚啶片"、静脉滴注"青霉素"等均无效，遂求治于中医。患者自述，近日全身瘙痒难忍，夜间难以入睡，且皮损脱屑日渐增多，小便短赤，大便略干，舌质红，苔黄腻，脉略数。辨为风热外袭，热毒内蕴之证。治当凉血疏风，清热解毒。处方：土茯苓20g，重楼10g，金银花10g，连翘10g，蒲公英30g，黄芩10g，板蓝根20g，生地黄10g，牡丹皮20g，生甘草10g，苦参10g，菊花10g，地丁10g，蛇床子15g（布包），地肤子15g（布包），栀子10g，六剂水煎服。

2005年8月12日二诊。服上药后，瘙痒有所减轻，全身再未新起斑丘疹，但是近日出现鼻衄，日2～3次，口唇发红，咽干，舌质红，苔薄黄，脉细数。此热邪未清，渐入于血分，血热妄行。故其治疗在清热解毒的同时，酌加凉血止血之品。处方：土茯苓20g，生槐花30g，蒲公英30g，黄芩20g，苦参10g，生地黄10g，牡丹皮20g，紫草10g，金银花10g，连翘10g，板蓝根20g，玄参10g，山豆根10g，重楼10g，白鲜皮10g，生甘草10g，怀牛膝10g，水煎服六剂。

2005年8月19日三诊。服药后，鼻衄次数减少，每日1次，斑丘疹由红色转为淡红色，无新起斑丘疹。舌质红苔薄，脉细数。效不更方，予上方继服十剂。

2005年8月30日四诊。服上药十剂后，鼻衄止，四肢及背部斑丘疹皮损渐消，他处皮损颜色或如皮色，或转黯淡，皮纹变细，舌质红苔少，脉细数。治宜清热解毒。处方：黄连10g，黄芩10g，黄柏10g，生大黄6g（后下），生地黄10g，牡丹皮20g，紫草10g，怀牛膝10g，竹叶

10g，生石膏 30g（先煎），土茯苓 20g，山豆根 10g，板蓝根 20g，生槐花 20g，白茅根 20g，蒲公英 20g，十剂水煎服。

2005 年 9 月 11 日五诊。十剂药尽，全身皮损彻底消退，肤色转为正常，鼻衄再未出现。现症状为心烦失眠，偶有心慌，大便如常，舌尖边红，苔薄，脉弦细小数。此热病伤阴，而成少阴阴虚热化证，予黄连阿胶汤加减，处方：黄连 10g，黄芩 10g，阿胶 10g（烊化），生地黄 20g，生白芍 10g，炙甘草 10g，牡丹皮 20g，天花粉 30g，桑椹 10g，枸杞子 10g，沙参 20g，麦冬 20g，肉桂 3g，六剂水煎服。

2005 年 9 月 17 日六诊。服上药后，心烦止，眠转佳，余症皆除，其病告愈。

按：风毒之邪侵袭人体，稽留肌肤之间，内不得疏泄，外不得透达，故见皮肤起疹瘙痒；风善行数变，故疹发无定处，此伏彼起；其疹色猩红，舌红脉数，可知热毒炽盛；热入营血，血热妄行而鼻衄。治疗以清热解毒凉血，疏风散热之剂取效。然热病既久，必伤其阴，后期可见一派阴虚热化证，治以黄连阿胶汤以泻南补北，交通心肾，以善其后，少佐肉桂取引火归元之意。

案3 姜某，男，28 岁，2006 年 3 月 4 日初诊。

头顶部患"牛皮癣"已逾半年，皮损弥漫，大如钱币，小如蚕豆，形状各异，斑块相连，其色猩红，已及额、颞、发际等部位。皮损处，布满白屑，其底潮红。辗转市内各家医院治疗，其效不佳，故来求治中医。舌红少苔，脉数。辨证为热毒内盛，血热生风。治以清热解毒，凉血祛风。处方：土茯苓 20g，重楼 10g，板蓝根 20g，蒲公英 20g，金银花 10g，连翘 10g，牡丹皮 10g，生地黄 10g，山豆根 10g，重楼 10g，紫草 10g，白鲜皮 10g，白蒺藜 10g，蛇床子 15g（包煎），地肤子 15g（包煎），生甘草 10g，十剂水煎服。

2006 年 3 月 15 日二诊。药后瘙痒大减，无新起皮疹，既往皮损处已由猩红色变为淡红色，舌脉如前。原方去蛇床子、地肤子、紫草，另加黄芩 10g，继服十剂。

2006 年 3 月 26 日三诊。头部皮损基本消失，唯发际残余二至三片，

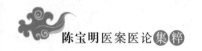

色微红。下肢皮损颜色变淡，瘙痒不重，大便正常，舌微红苔薄黄，脉弦滑。处方：土茯苓 20g，板蓝根 20g，蒲公英 20g，金银花 10g，连翘 10g，牡丹皮 10g，生地黄 10g，山豆根 10g，白鲜皮 10g，白蒺藜 10g，苦参 10g，黄芩 10g，生甘草 10g，十剂水煎服。

2006 年 4 月 7 日四诊。药进十剂，头皮皮损已退尽，皮色如常。双下肢皮损范围变小，陆续减退，亦无瘙痒。继服上方十剂。

2006 年 4 月 17 日五诊。下肢皮损已基本痊愈，痒止，已无脱屑，偶感发热，心烦，口干欲饮，小便微黄，大便不干，舌边微红，舌苔略白。此乃热病伤阴，于上方加麦冬 10g，玄参 10g，继服十剂，其病告愈。

按：其人平素嗜好烟酒、辛辣之物，久而生热，热毒内壅，发于肌表而生皮疹。疹色猩红，舌红脉数，均为邪热炽盛之象。本案立清热解毒、凉血消风为法，以土茯苓、重楼、板蓝根、蒲公英、山豆根、金银花、连翘清热解毒为主，生地黄、牡丹皮、紫草清热凉血为辅。白鲜皮、白蒺藜、蛇床子、地肤子，散风、清热、止痒，以治其标；配伍生甘草，导热下行，并可调和诸药。后期口干引饮，乃热邪伤津之象。故去蛇床子、地肤子，加麦冬、玄参润燥养阴，以收其功。

十、顽癣（神经性皮炎）

胡某，男，75 岁，于 2005 年 3 月 1 日初诊。

腰及头部瘙痒、脱屑三年，在当地医院诊断为"神经性皮炎"。经多方治疗无效，故求治于中医。刻诊：腰及头颈部皮肤瘙痒，局部皮损粗糙脱屑，每当入夜，瘙痒加重，难以入睡，直至抓破流血，方可罢休。皮肤抓痕累累，血迹斑斑。舌红，苔白腻，脉弦数。诊为血热风盛之证，治以清热解毒、凉血散风，方用凉血消风散加减，处方：当归 10g，生地黄 10g，蝉蜕 10g，荆芥 10g，防风 10g，苍术 10g，苦参 10g，益母草 10g，蛇床子 15g（包煎），地肤子 15g（包煎），百部 10g，牡丹皮 10g，生甘草 10g。六剂水煎内服。

另处：苦参 30g，黄柏 30g，蛇床子 30g，地肤子 30g，川椒 30g，枯矾 30g。三剂水煎外洗。

2005年3月8日二诊。服用上方后，腰、头部瘙痒大减，患处脱屑亦减少，但仍眠差，舌红苔白，脉弦大。因痒不甚，故停外用药。继服上方十剂。

2005年3月19日三诊。药后瘙痒基本消除，睡眠好转，舌淡，苔白，脉微弦。处以当归10g，生地黄10g，蝉蜕10g，蛇蜕10g，苦参10g，苍术10g，荆芥10g，防风10g，益母草10g，蛇床子15g（包煎），地肤子15g（包煎），百部10g，牡丹皮10g，炙甘草10g，浮小麦20g，蒲公英20g，黄柏10g。十剂水煎服。

2005年3月29日四诊。服药后痒止，而皮肤转为正常，其病痊愈。

按：神经性皮炎，俗称"牛皮癣""风癣"或"刀癣"。多因血热毒盛所致。故其治疗，当以清热解毒凉血为主。但是，患者常因热毒蕴郁日久而致阴伤，故于后期治疗，在清热解毒凉血的同时，兼顾养阴。

十一、疣（扁平疣）

程某，女，21岁，2007年11月19日初诊。

颜面及颈部患扁平疣四年余，经中西医治疗罔效，近两月来日渐加重，遂求治于中医。刻下：颜面及颈部散在性疣赘，且伴瘙痒，面目红赤，自觉脸部发烫，口干口苦，尤以晨起为甚，小便色黄，大便正常，舌红苔薄黄，脉细弦。辨为肝胆实热、热毒上壅之证。治以清利肝胆，泻火解毒。处龙胆泻肝汤加减：柴胡10g，黄芩10g，龙胆草10g，栀子10g，生地黄10g，泽泻10g，车前子10g（包煎），通草10g，当归10g，生薏苡仁20g，土茯苓20g，六剂水煎服。

2007年11月25日二诊。服上药后，患者欣然来告，疣赘已退十之八九，口苦减轻，但面部仍感发热，舌红苔薄白，脉细弦。守上方加怀牛膝10g，继服六剂。

2007年12月2日三诊。服上药后，面部发热诸症除，疣赘全部消退而病愈。

按：扁平疣，俗称"扁瘊"，是皮肤科常见病之一，西医认为，本病是由人乳头瘤病毒感染引起，时下中西医治疗方法繁多，但其效果平平。

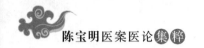

朱仁康老师认为，本病多与肝有关，治疗当以清肝解毒利湿之法。该患者，虽然病发多年，初诊时却一派肝胆火旺之象，故见口苦，目赤，舌红苔黄，脉弦。根据《内经》"热淫于内，治以咸寒"的治疗原则，治用龙胆泻肝汤加减。方中以龙胆草、黄芩、栀子之苦寒，以清肝胆实火；土茯苓、通草、泽泻、车前子，清热利湿，引热从小便而出；生地黄、当归滋阴养血；柴胡疏理肝胆，以开其郁滞；怀牛膝引热下行；生薏苡仁清热利湿，据现代药理研究，生薏苡仁有抗病毒的功效。

十二、蛇串疮（带状疱疹）

中某，女，57岁，2001年12月16日初诊。

患者右下腹部水疱样丘疹疼痛一周。一周前，患者右侧下腹部皮肤局部发红，有阵阵烧灼样疼痛，次日疼痛部位出现散在性疱疹，且逐渐增多，密集成簇，皮损处疼痛剧烈，烧灼难忍，疱疹基底部及周边发红。在某医院诊断为"带状疱疹"，并口服"盐酸吗啉胍"等无效，故来中医门诊治疗。刻下望其舌红赤，苔黄厚，切其脉滑数有力，伴口苦口干，心烦易怒，大便干结，数日一行。证属肝胆湿热蕴蒸肌肤，治以清利肝胆，利湿止痛。方用龙胆泻肝汤加味：柴胡10g，黄芩10g，龙胆草10g，栀子10g，生地黄10g，车前子10g（包煎），泽泻10g，通草6g，当归10g，牡丹皮10g，生大黄10g（后下），延胡索10g，生甘草10g，六剂水煎服。

2001年12月23日二诊。服上药后，皮损处烧灼疼痛大减，疱疹皮损处开始结痂，大便通，日行一次。于上方去大黄，加贯众10g，再进六剂。

2001年12月30日三诊。服上药后，皮损部疼痛已止，周边皮肤恢复如常，于上方增减：柴胡10g，黄芩10g，龙胆草10g，栀子10g，生地黄10g，泽泻10g，通草6g，当归10g，牡丹皮10g，生甘草10g，六剂水煎服。

2002年1月6日四诊。皮损部疼痛完全消失，局部已无红肿，疱疹结痂脱落，少许色素沉着，大便日行一次。口不苦，近日唯觉纳呆不食，时有泛酸，此因苦寒之药败胃，故于上方去龙胆草、栀子、牡丹皮、生地黄等药，另加陈皮 10g，木香 10g（后下），海螵蛸 20g，继服六剂，以巩固疗效。

按：带状疱疹，是由水痘-带状疱疹病毒引起的急性疱疹性皮肤病。相当于中医文献中的"缠腰火丹""缠腰龙"，俗称"蛇串疮"。中医认为，本病多由肝胆湿热内蕴引起，起病较快，多发于腰部，其次为后背及头面部和颈部，常伴剧烈疼痛。治以龙胆泻肝汤加减，清肝胆利湿热，多获佳效。如果疼痛严重者，可加延胡索、川楝子等行气止痛之品，或用炉甘石洗剂外涂，亦有很好的止痛效果。

十三、疝气（睾丸结核）

李某，男，32 岁，2001 年 12 月 2 日初诊。

左侧睾丸肿胀疼痛三月余。患者三月前，因左侧睾丸肿胀疼痛，就诊于某医院，诊断为"睾丸结核"。予口服抗结核药"异烟肼"及"利福平"，未见明显好转。经人介绍，求诊于中医门诊。自述左侧睾丸肿胀疼痛，日渐加重，严重时疼痛掣引左侧少腹，阴囊部经常潮湿阴冷，且时时有下坠感。触诊左侧睾丸肿胀疼痛，舌淡白，苔薄白，脉弦紧。辨为寒滞肝脉，寒凝气滞之证，治以行气疏肝，散寒止痛。方用暖肝煎合天台乌药散加减：制附子 10g（另包先煎），小茴香 10g，沉香 6g（另包后下），乌药 10g，肉桂 10g，怀牛膝 10g，当归 10g，荔枝核 15g，山楂核 10g，橘核 10g，川楝子 10g，延胡索 10g，青皮 10g，生白芍 10g，炙甘草 10g，六剂水煎服。

2001 年 12 月 9 日二诊。服上药后，左侧睾丸疼痛坠胀较前减轻，阴囊部仍感潮湿阴冷，舌淡红苔薄白，脉弦。此药虽对症，然病重药轻，故于上方沉香改为 10g，乌药改为 20g，继进六剂。

2001 年 12 月 16 日三诊。自服上药后，睾丸肿胀疼痛明显减轻，阴囊部潮湿阴冷，亦有所缓减，但左侧睾丸质地仍较坚硬，舌淡红苔薄白，脉略弦。此阳气得复，大寒已去。故在上方的基础上减去小茴香、沉香，制附子改为 6g，加甲珠 6g（另冲），煅龙牡各 20g（先煎），以加大活血化瘀、软坚散结之力，六剂水煎服。

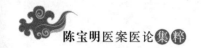

2001年12月30日四诊。服上药后，睾丸肿胀疼痛全消，阴囊部亦不潮湿发凉，左侧睾丸硬结变软，且不坠胀，舌脉正常。唯左侧精索静脉少许曲张，嘱其服"茴香橘核丸"，以巩固疗效。

按：本案睾丸结核，属中医的疝气范畴。临床初起可见睾丸肿胀疼痛，久则寒凝气滞血瘀，而见睾丸肿大坚硬，坠胀疼痛，严重时绞痛剧烈，掣引少腹。在病因病机方面，多因寒湿之邪侵袭，气血凝滞肝脉所致。其病位主要在肝肾。前人称睾丸为外肾，因足厥之脉，络于阴器，上抵少腹。张子和《儒门事亲》曰"诸疝皆归肝经"。明代张景岳《景岳全书》亦云"治疝必先治气"。所以，治疝总离不开疏肝散寒、行气活血止痛。本案以温经散寒为主，佐以行气活血，软坚散结为辅。药证相合，故能取效。

十四、子痛（急性附睾炎）

刘某，男，23岁，2005年8月16日初诊。

患者于五天前，自觉左侧睾丸出现灼热肿痛，其后逐渐加重，疼痛时牵引至左侧腹股沟、会阴及少腹部。舌质红，苔腻，脉滑小数。查体：36.8℃。查左侧阴囊水肿明显，皮色发红，扪之痛甚。实验室报告 WBC：8.0×10^9/L。诊断为"左侧附睾炎"。辨为肝经郁滞，下焦湿热之子痛，治以行气散结，清热利湿。处三妙散加减：黄柏10g，苍术10g，怀牛膝10g，牡丹皮10g，丹参20g，川楝子10g，延胡索10g，蒲公英20g，荔枝核10g，橘核10g，枳实10g，栀子10g，穿山甲6g（冲服），夏枯草15g，六剂水煎服。

2005年8月23日二诊。服上药后，左侧睾丸肿胀疼痛有所缓减，但仍有坠胀之感，舌质略红，舌苔白腻，脉滑而不数。于上方去栀子、夏枯草，加乌药10g，炙甘草10g，六剂水煎服。

2005年9月1日三诊。服上药后，左侧睾丸肿痛诸症大减，舌转淡红，舌苔薄白，脉略滑。效不更方，上方继服六剂。

2005年9月7日四诊。服上药后，睾丸已不肿痛，惟睾丸有灼热感，偶有抽掣疼痛，舌淡红苔薄白，脉略滑。于上方继服六剂，后随访药尽病愈。

按：急性附睾炎，属于中医子痈范畴，临床以睾丸或附睾肿胀疼痛为特点。本病多由湿热循经下注，气血凝滞而成。本例患者，睾丸肿胀，灼热疼痛，舌红苔腻，脉滑数，此乃肝经气滞，湿热循经下注，瘀血阻络所致。治以三妙散为主，清利下焦湿热，兼行气散结，活血通络。药进病知，诸症有所减轻，然二诊中，在大队苦寒泻火药中，略加乌药，温散行气，以增行气活血止痛之用，此用药之妙，如用兵也。

十五、肠痈（阑尾炎并发周围脓肿，慢性阑尾炎）

案1 王某，女，32岁，1986年12月3日初诊。

患者十多天前，突发右下腹部抽掣性疼痛，放射至右侧大腿内侧，疼痛严重时，不能直腰行走。曾口服消炎止痛药，未能缓解，遂至市某医院检查，发现右下腹部可及一10cm×15cm之包块，诊断为"阑尾炎并发周围脓肿"，因其并发肠粘连，故不能手术，建议服中药保守治疗，遂就诊于中医。自述：右下腹疼痛，触之更甚，伴有低热，乍冷乍热，恶心欲呕，口臭口干，食欲不佳，大便干结，数日一行，舌边尖红，苔薄黄欠津，六脉滑数，辨为少阳阳明瘀热之证，治以泻热破瘀，消痈止痛。处以大柴胡汤合大黄牡丹汤加减：柴胡12g，黄芩10g，半夏12g，生姜10g，生白芍12g，枳实10g，大黄5g（后下），牡丹皮14g，桃仁15g，冬瓜仁30g，芒硝3g（兑服），金银花15g，大枣5枚，三剂水煎服。

1986年12月6日二诊。服上药三剂，右下腹疼痛明显减轻，大便已通，日行二次，低热退，但仍有呃逆，舌淡红苔薄白，脉略滑。处方：柴胡10g，黄芩10g，半夏10g，生姜10g，生白芍12g，大黄4g（后下），枳实10g，金银花20g，败酱草12g，桃仁15g，冬瓜仁30g，牡丹皮12g，鸡血藤16g，四剂水煎服。

1986年12月10日三诊。进上药四剂后，右下腹疼痛愈，呃逆亦止，舌淡红苔薄白，脉微弦。于上方去半夏、生姜，继进四剂，后随访告愈。

按：《伤寒论》第101条曰："伤寒中风，有柴胡证，但见一证便是，不必悉具。"在对本例患者的辨治中，抓住了"乍冷乍热""脉弦""便秘

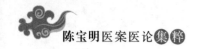

口渴"等少阳阳明合病之主症主脉，投用大柴胡汤加减而取效。可见于临床"抓主症，用主方"是组方遣方的关键。

案 2　韩某，男，52 岁，2002 年 10 月 24 日初诊。

患者罹患慢性阑尾炎三年余，右少腹疼痛反复发作，每遇劳累及受寒后，右少腹疼痛必作，经中西药治疗效果不佳，遂就诊于中医。自述一周前因劳累过度其病复发，刻下：右下腹疼痛，绵绵不已，全身恶寒怕冷，四肢厥逆，精神欠佳，几天来食纳甚少。查其右下腹麦氏点有压痛，舌淡苔水滑，脉弦紧，小便清长，大便稀溏。辨为阳虚寒湿壅滞之肠痈。治以薏苡附子败酱散加减：薏苡仁 30g，制附子 10g（先煎），败酱草 10g，大血藤 10g，川楝子 10g，延胡索 10g，四剂水煎服。

患者经服上药四剂后，少腹疼痛明显减轻，且大便成形，手足转温，舌淡红，苔不水滑，脉弦，后继服上方六剂，少腹疼痛诸症尽愈。一年后随访，再未见复发。

按：本例患者，与上例患者相比，同为肠痈，但是上例患者是以腹痛拒按，身热，大便干结为主，辨为实证热证，治用大柴胡汤加减，泻热祛实，以通腑气；而本例患者，则以腹痛绵绵，恶寒，便溏为主，故辨为虚证寒证，治用薏苡附子败酱散加减，化湿散寒，以消瘀滞。两例患者，病虽相同，治法用药迥异，此乃辨证论治之妙用也。

十六、脐痈（脐炎）

孙某，男，53 岁，2021 年 1 月 26 日初诊。

患者自述，于 2020 年 12 月下旬开始，发现脐部红肿发炎，有液体从脐部渗出，腥臭难闻，自己使用"双氧水""碘伏"清洗，并且使用"百多邦"涂敷患部，多日未见好转，遂至我处就诊。刻诊：脐部有黏液渗出，气味难闻，全身无其他不适，舌质红，舌苔薄白，脉弦滑。辨为湿热壅盛之脐痈，治以清热利湿，解毒消痈，处三妙散合六一散加味：盐黄柏 10g，苍术 10g，怀牛膝 10g，黄连 10g，水牛角 10g（先煎），蒲公英 20g，连翘 20g，栀子 10g，黄芩 10g，滑石 20g（包煎），生甘草 10g，板蓝根 20g，紫花地丁 10g，野菊花 10g，六剂水煎服，并嘱患者注意患部清洁。

2021 年 2 月 2 日二诊。患者自述服用上方后，脐部液体渗出减少，局部肿痛极大减轻。处三妙散合五味消毒饮加减：苍术 20g，黄柏 10g，怀牛膝 10g，金银花 20g，野菊花 10g，蒲公英 20g，紫花地丁 10g，土茯苓 20g，栀子 10g，生甘草 10g，黄连 10g，六剂水煎服。

2021 年 2 月 9 日三诊。服药后，脐部已无分泌物渗出，恢复如初，诸症亦消，无任何不适，即告痊愈。

按：《灵枢·痈疽》："岐伯曰：营气稽留于经脉之中，则血泣而不行，不行则卫气从之而不通，壅遏而不得行，故热。大热不止，热胜，则肉腐，肉腐则为脓。然不能陷于骨髓，骨髓不为燋枯，五脏不为伤，故命曰痈。"脐痈，成年人多因心脾湿热，火毒下注于小肠。瘀血火毒，凝于脐中，遂发为脐痈。处以三妙散为主方，加清热解毒消痈之品。全方标本兼治，故服药两次，可收全功。

十七、湿疮（肛周湿疹）

郭某，男，29 岁，教师，2005 年 12 月 13 日初诊。

患者肛门周围瘙痒疼痛半年，西医诊断为"肛周湿疹"。辗转于当地多家医院求治，并予口服"西咪替丁""酮替芬"，外用"丙酸氯倍他索软膏"，病情时好时坏，迁延至今不愈。近一月来，肛周瘙痒日渐加重，且逐渐向股内侧扩散，经人介绍，就诊于中医。刻诊：肛周瘙痒红肿，触之疼痛。大腿内侧潮红，布满弥漫性红色丘疹，状如粟米，奇痒难耐，搔抓至出血，痒感稍减，极为痛苦。局部可见明显抓痕。舌体略小，舌质微红，苔薄白，脉细数。辨为下焦湿热证，治以清热燥湿，祛风止痒。处方：苦参 10g，土茯苓 20g，滑石 20g（布包），蛇床子 20g（布包），地肤子 20g（布包），荆芥 10g，防风 10g，苍术 10g，黄柏 10g，怀牛膝 10g，白鲜皮 10g，白蒺藜 10g，苍耳子 10g，生甘草 10g，六剂水煎内服。

另处：黄柏 30g，苍术 30g，苦参 30g，蛇床子 30g，地肤子 30g，三剂水煎外洗。并嘱其忌食辛辣等刺激性食物。

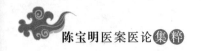

2005年12月20日二诊。服用上药后，病情无进退，近日大便干结，日行一次，便后偶有鲜血。舌微红，苔薄，脉细数。于上方略行加减。处方：黄柏10g，黄连10g，生大黄6g（后下），苍术10g，怀牛膝10g，土茯苓20g，苦参10g，滑石20g（布包），蛇床子15g（布包），地肤子15g（布包），苍耳子10g，生甘草10g，六剂水煎服。

2005年12月27日三诊。服上药后，其效仍然不显。现症：肛周瘙痒尚可忍受，因外用"洁尔阴"洗液，痒虽减，局部脱皮，肛周裂口。两股内侧大片皮疹，密集成簇，奇痒难耐，入夜后尤甚，不能安眠。经反复思忖，局部及疹色发红，大便干结，舌质偏红，此乃热毒较重，故治以凉血解毒为主，兼散风止痒。处方：生地黄10g，牡丹皮20g，黄柏10g，黄芩10g，生大黄6g（后下），蝉蜕10g，荆芥10g，防风10g，苦参10g，苍耳子10g，益母草10g，土茯苓20g，当归10g，生甘草10g，六剂水煎服。

另处：五倍子20g，川椒20g，苦参20g，蛇床子20g，地肤子20g，黄柏20g，苍耳子20g，三剂水煎服外洗，每日两次。

2006年1月5日四诊。药入六剂，瘙痒大减，双股内侧皮疹均明显减轻。舌淡苔薄，脉细滑略数。治仍以清热凉血，散风止痒。处方：生地黄10g，牡丹皮10g，当归10g，防风10g，地肤子15g（布包），蛇床子15g（布包），白鲜皮10g，苦参10g，苍耳子10g，土茯苓10g，益母草10g，黄芩10g，黄柏10g，生大黄6g（后下），生甘草10g，六剂水煎内服。

另处：五倍子20g，川椒20g，苦参20g，蛇床子20g，地肤子20g，黄柏20g，苍耳子20g，三剂水煎外洗，每日两次。

2006年1月12日五诊。双股内侧皮肤正常，且无瘙痒。惟肛周围偶尔仍微痒，舌尖红苔薄，脉小略数。处方：黄芩10g，黄柏10g，生大黄6g（后下），苍术10g，苦参10g，苍耳子10g，土茯苓20g，生地黄10g，牡丹皮10g，荆芥10g，防风10g，蝉蜕10g，蛇床子15g（布包），地肤子15g（布包），白鲜皮10g，白蒺藜10g，六剂水煎服。

2006年1月19日六诊。服上药后，肛周及双股内侧湿疹已消，瘙痒止。舌淡红苔薄白，脉略数。继予前方内服六剂，以收全功。

按：湿疹，属中医湿疮范畴。根据病程可分为急性、亚急性和慢性，但总的病机是以湿热者为多，然湿与热邪，孰轻孰重，法当细辨。本例患者，初诊之时，循其常规而用清热燥湿，祛风止痒之剂，入药十余剂，却无寸功。其后，根据患者局部皮色鲜红，肛门常伴出血，舌质偏红，可知以热为重，故于三诊之时，重用清热解毒，凉血祛风之品，连服数剂而收功。

十八、疥疮

于1989年深秋，曾治一男性患者，29岁。两手瘙痒一周，市某医院皮肤科诊断为"疥疮"，给予西药治疗，其效不显，自述近来瘙痒加重，尤以双手指间为甚，因痒而夜间不能入睡，常常两手使劲搔抓，甚则抓破，而不得其解，且伴心烦口渴，小便短赤，舌尖红苔薄黄，脉弦数。辨为湿热毒邪郁表之证，拟清热解毒、解表之方，处麻黄连翘赤小豆汤加味：麻黄5g，连翘10g，赤小豆20g，杏仁10g，桑白皮10g，生甘草10g，生姜10g，大枣7枚，苦参10g，当归10g，蛇床子10g（包煎），地肤子10g（包煎），三剂水煎服。服上药，瘙痒明显减轻。其后连服十二剂，其病告愈。

按：观其脉症，中医认为，此乃湿热毒邪熏蒸肌肤而致。处麻黄连翘赤小豆汤加味治疗。此方在《伤寒论》中记载："伤寒瘀热在里，身必黄。"临床多用于急性黄疸而兼见表证者，亦可用于其他皮肤瘙痒诸症。方中麻黄、杏仁、生姜，宣散表邪；赤小豆、生梓白皮（现多用桑白皮代）、连翘，清热解毒利湿；甘草、大枣，调和脾胃。加苦参，清热燥湿杀虫；当归，养血活血；地肤子，清利湿热止痒。诸药合用共奏解表清热、解毒利湿之效。

十九、鼻腔黏膜糜烂

1986年春，曾治一男性患者，43岁。左侧鼻腔黏膜溃烂两年，经常流水疼痛，痛苦不堪。经多方治疗不愈。余开始以清热解毒之品治疗而不效，其后思之良久，乃悟道，足阳明之脉起于鼻翼旁，夹鼻上行，左右侧交会于鼻根部。故当从阳明之经治之。遂处葛根汤：葛根12g（先煎去沫），桂枝10g，麻黄6g（先煎去沫），生白芍10g，甘草6g，大枣7枚，生姜10g，五剂水煎服。

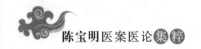

患者服上药五剂，症状明显好转，疼痛减轻，溃疡流水亦减少，又连服十余剂而愈。

按：鼻腔黏膜糜烂，多因风热入侵，引起肺胃积热上攻鼻窍，或脾胃失调，湿热郁蒸，熏灼鼻之肌肤所致。治疗宜清热泻肺、疏风解毒或清热燥湿、解毒和中。本案开始投以清热解毒之品而不效，后从经脉循行入手治疗，处葛根汤而取效。葛根，甘、辛、凉，为阳明经药，兼入脾经，如张元素云"通行足阳明经"，既可解肌表之邪，又可清解阳明在表之热。由是可见，经络之重要性非同一般。

二十、天行赤眼（急性结膜炎）

毕某，男，34 岁，1986 年 4 月 13 日初诊。

患者于半月前出现左眼红赤痒痛，流泪畏光，未几则延及右眼。曾在某医院诊断为"急性结膜炎"。肌内注射大量"青霉素""链霉素"，外用"氯霉素滴眼液"滴眼，效果不显。近日目赤涩痛，时觉有砂石入目。且伴头痛，口渴，小便短赤。舌偏红苔薄黄，脉滑数，辨为热郁肺闭之证，遂处自拟麻夏石甘汤：麻黄 10g，生石膏 30g，夏枯草 30g，生甘草 6g，三剂水煎服。

1986 年 4 月 17 日二诊。上药服三剂，目赤涩痛明显减轻，口渴止，小便转清，余症亦明显好转，舌淡红苔薄白，脉滑略数。此火郁得发，内热始清。又处：麻黄 6g，生石膏 20g，夏枯草 20g，生甘草 6g，三剂水煎服。

1986 年 4 月 20 日三诊。上药三剂尽，诸症消，结膜恢复正常而痊愈。

按：天行赤眼，相当于现代医学之"急性卡他性结膜炎"或"流行性出血性结膜炎"。它是一种以起病急骤、蔓延迅速为发病特点的常见病和多发病，常发生于春秋季节。本病以结膜充血发赤，羞明流泪等症状为临床表现。在五轮学说中，气轮属肺，故本病病位偏重于肺，其病因病机多为郁热所致，故其治疗当本《内经》"火郁发之"之意，以宣郁泄肺为主。取麻黄辛散宣透之力，以宣泻肺经之郁热；生石膏之甘寒，一则可以清泻肺热，二则制麻黄之温燥，易辛温发散为辛凉宣散之用；夏枯草，辛苦微寒，据《本草图解》云，本药能散结气、止目珠痛；甘草，以调和诸药。诸药相伍，共奏宣泄肺热之功。

二十一、青蛇毒（左上肢浅静脉炎）

高某，女，45 岁，2005 年 3 月 24 日初诊。

患者子宫肌瘤切除术后，因高热不退而住院月余，其间每日静脉滴注大量液体（不详），同时给予解热镇痛药降温。今身热虽解，但又出现左侧上肢肘关节以下肿胀、疼痛，静脉扩张变粗，扪之硬如琴弦，局部发热，纳食尚可，二便如常，舌淡苔薄白，脉细。西医诊断为"左上肢浅静脉炎"。辨为湿热痹阻之证，治以清热燥湿，通络柔筋。处以加味苍白散加减：当归 10g，羌活 10g，苍白术各 10g，党参 10g，茵陈 10g（先煎），葛根 10g，生白芍 10g，黄芩 10g，丹参 10g，牡丹皮 10g，鸡血藤 10g，地龙 10g，炙甘草 10g，六剂水煎服。

2005 年 3 月 30 日二诊。药进六剂，左上肢疼痛减轻，继服十二剂，诸症尽失，其病告愈。

按：该患者，因手术之后耗气伤血，湿热毒邪内侵，阻于血脉，而成湿热毒邪瘀阻之证。治疗以党参、白术、炙甘草，健脾益气；当归、生白芍，养血通脉；白术、苍术，燥湿健脾，祛湿之源，与茵陈、黄芩相配，清热利湿；当归、鸡血藤，补血行血，与地龙、牡丹皮、丹参相伍，清热活血，以通其络；生白芍养血柔筋，以缓其痛，少佐葛根、羌活，解肌发表，外散其邪。纵观本案，湿、热、瘀诸邪俱现，然轻重有别，治疗亦主次有序，缓急有别焉。

二十二、阴囊潮湿

宋某，男，30 岁，2004 年 11 月 21 日初诊。

阴囊潮湿半年。患者半年前，出现阴囊部潮湿，曾服中药治疗不效。近来病情日渐加重，伴局部皮色潮红，瘙痒，但无皮疹，腰膝酸困，饮酒后更甚，舌苔黄，脉沉细。辨为肝肾不足，湿热下注之证，治以清热燥

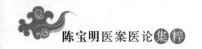

湿，补益肝肾。处三妙散加减：黄柏10g，苍术10g，怀牛膝10g，滑石20g（包煎），蛇床子15g（包煎），地肤子15g（包煎），山茱萸10g，桑椹10g，枸杞子10g，生甘草10g，六剂水煎服。

2004年11月28日二诊。服药后阴囊潮湿大减，瘙痒亦有所减轻，仍有腰膝酸困，舌红苔白，脉沉细。效不更方，上方加生白芍20g，生山药10g，继服六剂。

2004年12月5日三诊。服上药后，阴囊潮湿瘙痒已止，但仍有腰膝酸困，舌淡红苔薄白，脉沉细。治以补肾壮腰。处六味地黄汤加减：生地黄20g，山茱萸10g，生山药10g，茯苓10g，牡丹皮10g，泽泻10g，桑椹10g，枸杞子10g，生杜仲10g，六剂水煎服。

2004年12月12日四诊。服上药后，腰膝酸困消失，舌淡红苔薄白，脉已不细，其病告愈。

按：《素问·厥论》篇云"前阴者，宗筋之所聚"，为肝所主。患者阴囊部潮湿瘙痒，搔抓潮红，乃为肝经湿热下注所致。伴腰膝酸困，为肾气不足，治疗以三妙散加滑石，清利下焦湿热；生甘草导邪由小便而出；蛇床子、地肤子，燥湿清热，祛风止痒；山茱萸、桑椹、枸杞子、山药、白芍，补肾益肝；诸药合用，清热利湿，补肾益肝。如是，则邪去正安，阴囊潮湿瘙痒自除。三诊以六味地黄汤加减，补益肝肾，以善其后。

第五章
杂病

一、酒客病

韩某，男，46 岁，1983 年 11 月 3 日就诊。

患者平素嗜酒为弊，两天前因饮酒过量而出现恶心呕吐，胃脘部痞满，饮食乏味，头面部胀热，心中懊憹，口苦咽干，大便两日未行，舌红苔黄厚少津，脉弦滑有力。辨为湿热壅滞之酒客病。处以大黄黄连泻心汤加味：大黄 10g，黄连 10g，黄芩 10g，葛花 10g，三剂，取《伤寒论》的煎服方法，即用滚开水，浸泡之后，频频服用。

1983 年 11 月 7 日二诊。自述服上药一剂后，大便通，恶心呕吐及胃脘部痞满除，三剂尽，诸症若失。

按：酒客，是指平素嗜酒之人。酒客病，是指酒客所特有的病证。李时珍《本草纲目》指出：酒性升散，性味辛甘，少饮则和血行气，多饮则助湿生热，伤害脾胃。平素嗜酒之人，脾胃多生湿热，又卒然暴饮，必使湿热剧增而胃失和降，故见恶心呕吐，胃脘部痞满堵塞。对于酒客病的治疗，宋代严用和主张用葛花解酲汤，以温脾胃、消酒积、化湿热。近人主张用桂枝汤加葛花或半夏泻心汤治疗，余在辨证时，抓住本病中焦湿热、以热为主的病机特点，用大黄黄连泻心汤加减治疗，其效亦佳。特别是本方的煎服方法，仿《伤寒论》治疗"火痞"之法，是以滚开之水即麻沸汤，渍泡后频服，取其气而薄其味，以清中焦气分之湿热，虽非火痞，亦可取效，此亦异病同治焉。

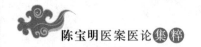

二、阴部发冷症

案1 一老妪，年逾花甲。

前阴部发冷两年余，自觉常有如风吹之感，入夏尤甚。曾在当地某医院做膀胱镜检查，未见任何异常，妇科检查亦无异常。两年来服中药四百余剂，竟无寸功。于1987年8月16日邀先生为其诊治。自述近半年来，前阴部发冷，日渐加重，时值炎热盛夏，仍以重棉加身，并伴心烦失眠，腰困乏力，小便频数量少，舌尖红赤起刺，苔薄略黄，脉细弦。索其前服之方，尽为附子、鹿茸等，温阳补肾之品。先生思之良久，乃辨为水火失济，心肾不交之证，治以泻南补北、滋阴泻火之法。处以黄连阿胶汤加味：黄连10g，黄芩6g，阿胶10g（冲服），鸡子黄2枚（兑服），生白芍10g，肉桂6g，六剂水煎服。

1987年8月22日二诊。服上药后，心烦顿减，睡眠转佳，阴冷明显减轻，小便次数减少，仍腰困乏力，舌尖略红，苔薄白，脉弦。原方继服六剂。

1987年8月29日三诊。服上药后，阴部已不发冷，唯腰部仍觉困痛，其后又以肾气丸，服数日而愈。

按：肾属水，位居下焦；心属火，位居上焦。正常情况下，肾阴上济于心，与心阴共同滋养心阳，使心火不亢；心火下归于肾，与肾阳共同温暖肾阴，使肾水不寒，即为心肾相交，水火既济。该患者心烦失眠，腰困乏力，小便频数量少，舌尖红赤起刺，苔薄略黄，脉细弦，实为肾阴不足，水不济火，而致心火独亢之心肾不交证。因心火炎上，不能下归于肾，而使上热者自热，下寒者自寒，而成水火阴阳格拒之势。故见心火上扰心神之心烦失眠，因火不归元，前阴部发冷，小便频数。治用黄连阿胶汤，滋阴泻火，使心肾相交，水火既济；妙在少加肉桂，不但温补肾阳，亦可引火归原。其后以肾气丸善后。以取《内经》阴病治阳之意也。

案2 王某，女，71岁，2006年9月24日初诊。

患者在三伏之日，因久坐冷地玩牌，其后自觉肛门部似经常有冷风吹感，且日渐加重，虽值赤日炎炎，尚觉冷风飕飕，加衣覆被，毫不减缓。患病已两月余，延医数人，病情未缓，终日苦不堪言。并伴腹部胀满，畏寒喜温，纳呆不食，大便稀薄，日行一次，舌淡苔白，脉沉迟。辨为中焦虚寒证，治以温中祛寒。处以附子理中汤：制附子 10g（先煎），党参 10g，炒白术 10g，干姜 10g，炙甘草 10g，六剂水煎服。

2006 年 9 月 30 日二诊。药进六剂，自觉肛门部冷感减轻，腹部胀满亦减，食欲增，大便仍稀薄，舌淡苔白，脉沉迟。效不更方，继进六剂。

2006 年 10 月 7 日三诊。服上药尽后，肛门部冷感已除，腹部亦不胀满，大便转常，舌淡红苔薄白，脉略沉而不迟，其病告愈。

按：附子理中汤，是由理中汤加附子而成。因附子大辛大热，为温肾扶阳之第一要药，故其温阳祛寒之力更强，主治肾阳虚之阴寒重证。患者已为古稀之年，中阳本虚，久坐寒凉之地，寒邪内侵。寒为阴邪，重伤阳气，脾肾阳虚，阴寒内盛，故见肛门部似有冷风吹感，同时还见腹部胀满，畏寒喜温，纳呆不食，大便稀薄，舌淡苔白，脉沉迟等虚寒之症。取附子理中汤，辛热甘温之剂，以补脾肾之阳虚，温中散寒而取效，此亦阴病治阳之意焉。

三、恐油症

1997 年中秋节前，曾治一女性患者，45 岁。患者症状奇异，自述半年来，不敢接触食油，每看见食油后，马上心悸心慌，心中极度害怕，甚则看见月饼，亦感到恐慌害怕，很长时间不能为家人做饭，生活极为不便。经人介绍，造访于先生门下，并求其诊治。患者平素眠差梦多，身体丰腴臃肿，咳痰较多，望其舌红苔白，脉细滑。辨为痰热内扰，胆气不足证，治以清化痰热，和中安神。处酸枣仁汤合芩连温胆汤加减：茯苓 10g，陈皮 10g，制半夏 10g，竹茹 10g，枳实 10g，瓜蒌 20g，黄芩 10g，黄连 6g，炒酸枣仁 20g，知母 10g，茯神 20g，远志 10g，合欢皮 10g，川芎 10g，生姜 10g，大枣 5 枚，炙甘草 6g，六剂水煎服。

二诊时，患者自述药后咳痰减少，睡眠较前好转，守上方继进六剂。

三诊时，患者自述症状明显减轻，见到食油已不像原来那么害怕，且能吃少量月饼，守上方继进六剂。

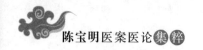

　　中秋节后，患者欣然来告，最近已能为家人做饭，中秋节已能吃月饼，但害怕病情复发，亦不敢多吃，余症均已好转。其后又以上方调理数十剂，其病告愈。

　　按：本案乃痰郁化热，阻于中焦，以致中土壅滞，木郁不伸所致。胆气失和，心胆气虚，神志不宁，则见心慌、胆怯、夜梦多。用酸枣仁汤合芩连温胆汤加减治疗，诸药共用，清热化痰，宁心安神，使土疏木达，胆木得伸，其气自和。

医论

第一章 学术争鸣

一、论"燥"邪的阴阳属性

燥，是六淫邪气之一。六淫邪气，总以阴阳来统。但对燥邪的阴阳属性，历代医家众说纷纭，各执一端。特别自明清以来，把燥同寒热并论，提出"温燥"与"凉燥"。有中医学院之学报，根据古人"温燥"与"凉燥"之说，把温燥归为阳邪，凉燥归为阴邪，故使一邪兼备二性。可见，燥邪的阴阳属性，是值得研究探讨的一个问题。本文就燥邪究竟是属于阴邪还是阳邪谈个人的一点认识。

燥，为秋令之主气。在五行属金，通于肺。秋令天高气爽，西风肃杀，万物凋零。因其近于冬，故为次冬，阴长阳消。正如《素问·异法方宜论》所云："西方者，金玉之域……天地之所收引也。"金性刚劲，肃杀收引。肺气清肃下降，故曰"肺降于右"，右为阴，阴气下行于阴道，故燥当属阴邪。

关于燥和温凉的关系，前人有过众多论述。如清代俞根初《通俗伤寒论》曰："秋深初凉，西风肃杀，感之者多病风燥，此属燥凉；若久晴无雨，秋阳以曝，感之者多病温燥，此属燥热，较暮春风温为重。"又如费晋卿《医醇賸义》曰："初秋尚热，则燥而热；深秋既凉，则燥而凉。"由此可把燥邪分成"温燥"与"凉燥"两种。

本人认为，就证候分类，将燥邪所致病证分为"温燥证"与"凉燥证"是可以的，但就其六淫邪气本身的特性，把燥与温凉混谈是欠妥的。盖夏末秋初，余温未尽，常与燥邪相兼致病，不为鲜见。而深秋近冬，初凉与燥气同感，亦不必置疑。但决不能因燥与温凉相兼而改变了燥邪本身的特性。结合临床来看，两种以上的邪气相兼致病是屡见不鲜的，诸如"风寒""风热"等等，但决不能因风与寒相兼而把风说成是阴邪，或把寒说成是阳邪。因此，"温燥"与"凉燥"只能是证候上的一种分类，而不能将其说成是燥邪本身的特性。

也有人据"阴盛伤阳""阳盛伤阴"的理论，便以"燥邪伤津"而推断燥为阳邪。本人认为，邪气是对正气而言，邪客人体，正气因抗邪势必受伐。而人体正气，既包括功能的一面——阳，又包括物质的一面——阴，任何一种邪气，既然言其伤正，则既可伤人的阳气，又可伤人的阴气。如火邪，不但易伤人之津液，且易伤人之阳气，即"壮火食气"。总不能因火邪既能伤阳又能伤阴而把火邪说成既属于阳邪又属于阴邪吧？《素问·太阴阳明论》说："伤于风者，上先受之；伤于湿者，下先受之。"《伤寒论条辨》也说："太阳病……风伤卫……寒伤荣。"等等，这些足以说明，以阳伤阴或以阴伤阳只是其病理的一方面。因此，用"燥易伤津"的特点来确立燥邪的阴阳属性，是值得商榷的。

根据以上分析，燥当属阴邪，燥不可与温凉混谈。正如王孟英所云："所谓六气，风寒暑湿燥火也，分其阴阳……暑统风火，阳也；寒统燥湿，阴也。"此才是对燥邪属性正确的归类法。

二、再论"燥"邪的阴阳属性——兼驳燥为阳邪之非

关于"燥"邪的阴阳属性，历代医家争执不休，或云属阳，或云属阴，或云既属阴且属阳等等。各执一端、莫衷一是，至今尚无定论。作者1985年在《山西中医》第5期，陈述其管见，曾引起同仁界的争鸣和商榷，故有必要进一步探讨，欠妥之处，冀高贤不吝匡正。

（一）病邪之间的比较

比较的方法，是确立对象之间差异点和共同点的逻辑思维方法，有比较才有鉴别。无疑，六淫邪气阴阳属性的确立，也必须遵循这一方法。但是，这种比较的方法，必须是建立在事物之间的差异性和同一性这个客观的基础之上，因为在任何事物之间，不仅存在着现象上的同一性和差异性，而且还存在着本质上的同一性和差异性。事实证明，现象上的同一和差异是容易识别的，因而，自然科学研究中的比较，就不能只停留在现象

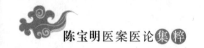

上，相反正是要在表面上差异极大的事物之间，寻找出它们之间在本质上的同一性，而在表面上极为相似的事物之间，要寻找出它们之间在本质上的差异性，这是比较方法的基本内容。在对"燥"邪阴阳属性的探讨中，有人举出了"湿"与"燥"的比较，认为"湿"是"空气的潮湿而多水分"，"燥"是"空气的干燥而少水分"。故以此推断"湿属阴""燥属阳"。个人认为，空气中水分的多少以及干燥与潮湿，仅仅是"燥"与"湿"显而易见的一种自然现象，而湿性"重浊下移"，燥性"肃杀凋零"（王冰《黄帝内经素问》）才反映了"湿"与"燥"的本质，因而，"燥"与"湿"尽管在现象上存在着一定的差异，但就其本质而言，则是同一的，故其性当同属于阴。若只注重现象上的差异性，而忽略了本质上的同一性，势必要导致出一种错误的结论。因为"假如一个人，能见出当下显而易见之异，譬如能区别一支笔与一个骆驼，则我们不会说这人有了不起的聪明"（黑格尔）。

在比较中，有人还引用"水流湿，火就燥"以说明水湿同气，燥火同性。此说如不加分析，容易给人以错觉和疑惑。但是，如果仔细训释一下这段原文，就会对其有正确的理解。《易传》曰："水流湿，火就燥。云从龙，风从虎。"《说文解字》谓："流，水行也。"故水流湿当理解为水流于湿。《古汉语常用字字典》谓："就，趋向之意。"故火就燥乃火易趋向于燥。从其自然现象来看，燥物易燃火，故曰火趋于燥。从，有随从之意（《辞源》），故"云从龙，风从虎"即是人们通过对自然现象的观察，认识到龙与云相从，风与虎相随。结合全句的内容来看，水流于湿，火趋于燥，都是从自然界物理现象而言，是以"水湿相求，火燥相迎"的特点而论述水与火的自然趋向，决不能把水与湿、火与燥等同起来，更不能因此说明燥邪的阴阳属性。

其次，有人还引用"燥万物者，莫熯乎火"来说明燥与火同性。我们细析一下此语的前后原文。《易传》曰："动万物者，莫疾乎雷，桡万物者，莫疾乎风，燥万物者，莫熯乎火，说万物者，莫说乎泽，润万物者，莫润乎水。"文中"动""桡""燥""说""润"，皆用作动词，分别以说明"雷""风""火""泽""水"的作用表现，因此"燥万物者，莫燥乎火"之"燥"，是言火的作用表现，能够使万物干燥，如果因此而把火与燥等同起来，那么，文中的"雷"与"动"，"风"与"桡"，"泽"与"说"，

"水"与"润"又该如何理解呢？因此，剖析一下原文之本意，就会感到此论确实使人难以理解。

（二）还有人提出，划分六淫阴阳属性，要结合临床病证，亦即审证求因

诚然，"审证求因"是中医辨证论治的重要内容，中医对于病因的审查，必须结合自然界气候的变化，从临床表现而求得，诸如恶寒发热、无汗体痛、脉见浮紧者，乃伤寒表实证，为感受风寒之邪；若少腹硬满或急结，其人如狂或发狂，则为下焦蓄血证，为瘀血蓄结于下焦等等。由此可见，通过"审证"，只能求得致病之因，决不能以此来定病因之性，如果以证来说明病因之性，因见口干鼻燥等津液亏损证，而定燥为阳邪，那么上例太阳表实证和下焦蓄血证，难道亦能因表证为阳，狂证亦为阳，说明寒邪与瘀血是阳邪吗？就燥证而言，由于发生的时间及个人体质的差异，则表现出温燥和凉燥之不同。温燥证，因燥与温邪相兼致病，故多表现出一派温热的特征，而凉燥证，则因燥与凉邪相兼致病，故可见一派寒凉的表现。同一燥证，出现如此天壤之不同，那么燥邪又该属阴抑或属阳呢？显然，从临床来看，阳证的病因，不一定都是阳邪，而阴证的病因，也未必都是阴邪。因此，这种论证推理的方法是欠妥的。持此论的学者，主要是为了说明因燥证与火证还都有津液不足的表现，故以此断为火与燥同属阳邪。其实，燥证与火证之所以都有津液不足的现象，主要是因为火与燥都能伤人体之津液，而且在自然现象中，火与燥皆可导致物体干枯，若仅从这一点来看，两者是有其相似之处。但是，因燥火之主令不同（燥为秋令之主气，火为夏令之主气）且其各自升降动静的特点不同（燥主肃杀凋零，火主炎热蒸腾）所以，致病特点俨然有别。故火胜则见"瞀瘛""疼痛酸痒""烦燥狂越""胕肿疼酸惊骇"等症（《素问·至真要大论》），而燥胜则仅见"诸涩枯涸，干劲皴揭"（刘河间）。因此，燥证中不包含火热的症状，火证也不全等于燥证，火证与燥证截然不同，火邪与燥邪天壤有别，两者决不能混为一谈，纵然在温燥证中，可以出现火热的症状，也只能责于燥夹温邪，是因温热邪气所致，决不可以温之阳性而取代燥之阴性。

再从临床角度而言，若因火热伤津而燥者，须清火生津，即"火淫于内，治以咸冷"（《素问·至真要大论》）。若因燥邪而伤津者，当以润燥

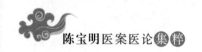

养阴，即"燥淫于内，治以苦温"（《素问·至真要大论》）。如果因燥兼温而伤津者，治当以润燥养阴，兼以清火。论其证，三者皆有伤津的特点，但其治法则迥然有别，故清代吴鞠通谓："风、火、暑，三者为阳邪……湿、燥、寒，三者为阴邪……"吴氏对火与燥作了正确的归类。

（三）有的学者根据《内经》"阴盛伤阳""阳盛伤阴"的理论，便以"燥邪伤津"的特点，推断燥为阳邪

本人认为，邪气是对正气而言，邪气侵犯人体，正气必然会受伤，而人体正气，既包括功能的一面，又包括其物质的一面。所以，任何一种邪气，既言其伤人之正气，既可伤人的阳气（功能方面），又可伤人之阴气（物质方面），如火邪，不但可伤人之津液，而且亦可伤人之阳气，即"壮火食气"，如果根据燥邪伤津而定为阳邪，那么，火邪伤气伤津，又该定为何邪？因此，这种推论方法，确实使人感到勉强。

那么，对于六淫邪气的属性分类，究竟当以什么为标准，以什么为前提呢？我们认为，六淫邪气阴阳属性的归类，主要是通过其各自升降动静的性质特点，及其与季节、五行和五脏的关系来推断，也就是说，既要注重其自身的特点，又不能脱离与之相关的事物。如六淫邪气的风，之所以为阳邪，一则因风本身有善行数变的特点，其次，又因风乃春令之主气，春为少阳初生之气，少阳者、小阳也，阳气始生初萌，故使万物欣欣向荣。风又为木之气，木性条达，在人体通于肝，肝主疏泄，因此风当属阳邪。其余五气之属性，皆以此类推。

再从季节与天气的关系来看，六气是自然界正常气候变化的表现，春主风，夏主暑，秋主燥，冬主寒。四季之所以有温热凉寒的变化，完全在于四季气候变化中，阴阳气盛衰出入。亦即春夏之所以属阳，是由于春夏之主气为风为暑，因风暑为阳热之性，故施物于生长，这样使"春三月……天地俱生，万物以荣""夏三月……天地气交，万物华实"。秋冬之所以属阴，也同样是由于秋冬主气为燥为寒，因燥寒肃杀收引之阴性，故施物于收藏，这样使"秋三月……天气以急、地气以明""冬三月……水冰地坼"。也正是由于一年中风暑（湿）燥寒的变化，因而表现出生长（化）收藏。从一般常识而言，一个季节的到来或过去，给人们以最明显的感觉就是气候的变化，如果离开六气阴阳盛衰消长的变化，还有什么季节可言，四季又有什么阴阳可分？故《素问·阴阳应象大论》曰："天有四时五行，以生长收藏，以生寒暑燥湿风……"《素问·天元纪大论》亦云："天有五行，御五位，以生寒暑燥湿风……五运相袭，而皆治之。"等等。

由此可见，四时与六气的关系是密切相关的，如果离开四时、五行、五脏，来谈六气的阴阳属性，就脱离了客观标准，就破坏了时间与空间的统一，就抽掉了中医整体观念的精髓。因此，对六淫邪气的属性，就很难得到一个正确的结论。

三、论温肝补肝法——驳肝无补法之非

五脏之病，皆有气血阴阳之虚实；五脏之治，均有温清补泻之异同。唯肝，因其性刚愎，又为将军之官，内寄相火，外应风木，故言其实证热证者多，论其虚证寒证者少。纵然言其虚证，亦多谓血虚证阴虚证，极少有人论及肝之气虚阳虚，故其治疗鲜有人用温肝补肝之法，如宋代钱仲阳认为肝为相火、有泻无补，明代朱丹溪也指出"肝常有余"云云。故世医多以火热议病，一见肝病，恣用攻伐，迭进苦寒，遂成清肝泻肝之时弊，极大地影响到肝病的临床疗效。那么肝病究竟有无气虚阳虚证，其治疗能否用温肝补肝法？对此，笔者略陈管见，以正名贤。

首先从肝的生理功能来看，肝藏血，主疏泄，以血为本，以气为用。血属阴，气属阳，血为肝之体，气为肝之用，体阴而用阳。故其生理，既有物质的阴血，又有功能的阳气。肝之阳气，具有温煦、升发和条畅的作用，而肝之阴血又是肝阳功能活动的物质基础。故正常情况下，肝阴肝阳、肝气肝血是互相依存，密不可分的，所谓"阳无阴不长，阴无阳不生"，"阴为阳之基，阳为阴之用"。病理情况下，则气血阴阳互相影响，即"阳病及阴，阴病及阳"。因此，在临床中既有肝之血虚阴虚证，必然会出现肝之气虚阳虚证。当然，肝之阳气不足，同样可累及其阴血之亏损。

其次，从肝与肾的关系而言，肝藏血，肾主精，精血互化，肝与肾"盛则同盛，衰则同衰"，故有"乙癸同源，肝肾同治"之说。亦即肾之阴虚，可以导致肝阴之不足。而肾之阳虚，也必然会引起肝阳之虚损。

临床中我们常见一些肝病患者，在发病过程中，出现腹胀便溏，口吐涎沫，四肢厥冷，两胁少腹疼痛，甚或引及睾丸等，一系列肝阳虚、寒湿

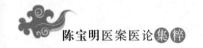

内盛的症状。

其实关于肝气虚，肝阳虚，从《黄帝内经》以降，历代医家都有过论述，如《素问·脏气法时论》云："肝病者，两胁下痛引少腹，令人善怒，虚则目𥆨𥆨无所见，耳无所闻，善恐如人将捕之。"汉代张仲景本《内经》《难经》之意，在《伤寒杂病论》中创立了吴茱萸汤、当归四逆汤、乌梅丸以及乌头煎等方证。遂开后世温肝养肝之先河。唐代孙思邈在《备急千金要方》中拟制补肝汤，用治肝虚寒之"病苦胁下坚，寒热，腹满不欲饮食，腹胀悒悒不乐，妇人月经不利，腰腹痛"等症。清代肝病大家王旭高在《西溪书屋夜话录》中，详述治肝三十法，其中以《金匮》《近效方》白术附子汤，治"风虚头重眩苦极，不知食味"者，"暖土以御风寒之法"。近代名医蒲辅周亦谓"五脏皆有阴虚阳虚之区别"，又谓"肝阳虚则筋无力，恶风寒，善惊惕，囊冷阴潮，饥不欲食"，且主张用附子汤温肝补肝。吾师刘渡舟先生在《肝病证治概要》中亦强调："肝虚证应当包括肝血虚、肝气虚、肝阴虚、肝阳虚四种……任何一脏，都具有阴阳气血不足的病证，肝脏也不能例外。"多年来，余在临床中，凡辨证为肝气虚肝阳虚者，屡用温肝补肝之法而取效。曾治一李姓患者，男，43岁，患慢性乙型肝炎三年余，经中西药治疗，病情仍不稳定，反复加重。近半年来经常腹胀，入夜尤甚，难以入睡，苦不堪言。常伴肢冷便溏，大便日四至五次，两胁及少腹引痛，腰膝困乏，舌淡苔白而水滑，脉沉弦不任重按。最近检查：谷丙转氨酶 84U/L，总胆红素 21μmol/L。乙肝五项：HBsAg（+）、抗 HBe（+）、抗 HBc（+）。肝胆 B 超：（-），西医诊断为"慢性乙型迁延型肝炎"。余辨为肝阳虚、寒湿困脾证，治以温肝散寒、健脾化湿。处方，附子汤加减：制附子 10g、干姜 10g、党参 10g、茯苓 10g、生白芍 10g、苍白术各 10g、柴胡 10g、厚朴 20g、大腹皮 10g、陈皮 10g、炙甘草 10g，六剂水煎服。六剂药尽，腹中始转温，腹胀明显减轻，两胁及少腹引痛亦有所缓解，大便虽溏，但次数减少，舌淡苔白，脉沉弦。继以上方加减：制附子 10g、党参 10g、茯苓 10g、生白芍 10g、炒白术 10g、厚朴 20g、大腹皮 10g、柴胡 10g、川楝子 10g、炙甘草 10g，继服六剂。服上药后，上述诸症若失，眠亦转佳，舌脉正常，唯食欲欠佳。复查肝功：谷丙转氨酶 32U/L，总胆红素 9μmol/L。后又用香砂六君子汤调理数剂而愈。

由此看来，肝之为病，同其他脏腑一样，实证热证有之，虚证寒证亦有之。在虚证中，既有血亏而体不充的血虚阴虚证，也有气衰而用不强的气虚阳虚证。因此，但谓肝之实证热证，不论肝之虚证寒证；但用清肝泻肝法，不用温肝补肝法，则有失于对肝病治疗的整体认识。因此，温肝补肝法，同样也是治疗肝病的一种不可忽略的基本方法。

四、"在卫汗之可也"并非发汗解表

"在卫汗之可也"是清代温病大家叶天士针对"卫分温病"而提出的治疗大法。何谓"汗之"？尚有争议。有人认为"汗之"就是辛温解肌，如清代吴鞠通《温病条辨》第四条："太阴风温、温热、温疫、冬温，初起恶风寒者，桂枝汤主之。"吴氏认为："温病忌汗，最喜解肌，桂枝本为解肌……温病初起，原可用之。"有人还认为，"汗之"就是辛凉解表，如《温病条辨白话解》说"根据前人经验及临床经验，温病初起恶风寒者只宜辛凉解表"云云。为了澄清此说，本文试从如下几点略述管见。

（一）卫分证并非表证

卫气营血辨证，是外感温病辨证论治的纲领，卫气是由下焦元阳化生，依赖中焦水谷精微之气的资助和上焦肺气的宣达，使其敷布于周身。若没有上焦开发的功能，卫气就不能敷布于周身，就无从发挥其作用，故古人谓"肺主气属卫"，且把肺与卫气并称作"肺卫"。

卫分证是指外感热性病的初起阶段，与《伤寒论》之表证不同，在外感病中，两者同属于肺卫受邪，因其感邪性质不同，病机病理各异。如风寒邪气客于人体，邪气多从皮毛而入，直犯足太阳膀胱经。因寒为阴邪，易伤人之阳气，卫阳之气受伤，使肌表失其温煦，故表现恶寒、体痛、脉浮紧等症，尤以恶寒为重。正如《伤寒论》所云："太阳病，或已发热，或未发热，必恶寒、体痛、呕逆、脉阴阳俱紧者，名曰伤寒。"如果感受温热邪气，特别是温病初起，因肺开窍于鼻、为五脏六腑之华盖，咽喉又为肺胃之门户，因此，温热邪气经口鼻首先侵犯于肺，如叶天士所云："温邪上受，首先犯肺。"肺主气属卫，肺受邪而失其宣降，则使卫气闭郁，因此，卫分证的病理特点是肺热卫郁。卫气之所以闭郁，是由于肺热，肺热是

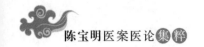

"因"，卫郁是"果"，临床是以发热，微恶风寒为其特点，尤以发热为重。故《温病条辨》云："太阴之为病，脉不缓不紧而动数，或两寸独大，尺肤热，头痛微恶风寒，身热自汗，口渴，或不渴而咳，午后热甚者，名曰温病。"卫分证之所以见微恶风寒，全在于肺热卫闭，它决不同于伤寒卫阳受伤之恶寒。正如吴鞠通所云："肺病先恶风寒者，肺主气，又主皮毛，肺病，则气膹郁不得捍卫皮毛也。"同时卫分证之恶寒，只言其微恶风寒，之所以言微，其一，指温病初起恶寒程度之轻，不若伤寒"必恶寒"之重；其二，是指恶寒时间之短，初起刹那而过，不若伤寒之必有恶寒。其次，温病因其邪气从口鼻而入，所以又以咽喉红肿热痛为征，而伤寒表证，绝无此证。可见，卫分温病同伤寒表证，尽管同属外感病的初起，但以其病理特征和临床表现而言，两者迥然有别，因此卫分证并非表证。

（二）"汗之"并非发汗

温病的病理发展演变过程，体现了它有一定的规律性，即如叶天士所云："大凡看法，卫之后方言气，营之后方言血。"卫气营血各个不同的阶段，不但反映疾病部位的浅深，而且也表现出病情的轻重和病变的传变，是温病论治的前提。据此，叶天士提出对温病初起的治疗大法，即"在卫汗之可也"。何谓"汗之"？王冰云："发，谓汗之，令其疏散也。"《素问·六元正纪大论》云"火郁发之"，又云："风淫于内，治以辛凉，佐以苦。"邪在卫分，病变轻浅，其病理特征是肺热卫闭，故其治疗，以其辛而开郁，以其凉而清热，取其轻清宣泄之剂，以宣肺解郁，方如银翘散、桑菊饮，取诸般辛凉清轻之品，如此使肺热得清、卫闭得开，热清而卫和，窍达而汗畅，诚乃不求汗而自解，不治表而表自开也。方中虽然在大队辛凉剂中，投以少量辛温之品，如银翘散中之荆芥、豆豉等，但取其辛散以开闭，决非用之发汗，故叶天士云：温病"辨卫气营血虽与伤寒同，若论治法则与伤寒大异也"。温病初起，尽管病情初浅，必有伤津之弊，故每见口渴一症，如此再投辛温发汗之剂，势必因其辛温而助热，因其汗出而伤津，变证接踵而至。因此叶天士强调指出"温病忌散"，吴瑭也指出"温病忌汗"，若"汗之则神昏耳聋，甚则目瞑不欲言"。由此可见，叶氏"在卫汗之"决非解表发汗，只不过是一种辛凉宣泄之法，难怪吴鞠通用桂枝汤治温病一说，遭到后世诸医家的诽议。

第二章 理论探讨

一、论经方的特点及其应用规律

所谓经方，从历史沿革的角度来看，在宋代以前，是指经验之方。诸如六朝诸家的经验方，经方十一家，以及唐代的《肘后备急方》《备急千金要方》《外台秘要》等所记载的方子。如《汉书·艺文志》所说："经方者，本草石之寒温，量疾病之浅深，假药味之滋，因气感之宜，辩五苦六辛，致水火之齐，以通闭解结，反之于平。"宋代以后，我国医学界出现了百花齐放、百家争鸣的繁荣局面，特别是成无己《注解伤寒论》、庞安时《伤寒总病论》、朱肱《南阳活人书》等著作的问世，将《伤寒论》和《金匮要略》的学习研究推向鼎盛，而且将《伤寒论》《金匮要略》两书，与《黄帝内经》和《神农本草经》并称之为四大经典，张仲景亦被尊之为医圣，随之《伤寒论》和《金匮要略》两书之方，被称为"经方"。如《金匮要略心典·徐序》曰："惟此两书，真所谓经方之祖，可与灵素并垂者。"从此，经方的概念，已非为经验用方之称，"而是指方剂的楷模、标准、典范"（刘渡舟《伤寒论讲解》，光明日报出版社，1987年版），专指《伤寒论》和《金匮要略》所载之方，所谓时方，"特指汉代张仲景以后医家所制的方剂，以唐宋时期创制使用的方剂为主"（于智敏、王燕平《永炎医说》，人民卫生出版社，2011年版）。这个概念一直沿用至今。经方不同于时方，经方有如下特点和应用规律。

（一）经方的特点

1. **用药精准**　《伤寒论》共载方113首，《金匮要略》载方262首。这些方剂组成的共同特点，就是用药精准。所谓精准，就是指用药精少准

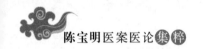

确，方中没有一味多余的，或者是可用可不用的药物。比如太阳病，由于误治后，正虚邪陷，邪热郁于胸膈，扰于心神而见虚烦不眠，甚则心中懊恼，反复颠倒，治用栀子豉汤。火郁胸膈为什么不用黄连、黄芩而用栀子、豆豉？诚然栀子、黄连、黄芩皆为苦寒泻火之品，但是栀子质轻而上浮，清热之中又有宣郁的作用，与芩连之苦降直折不同，对于热郁胸膈之证，非栀子莫属。若因火热伤气而见少气者，用栀子甘草豉汤。既然少气，为什么不用人参、黄芪等补气之品而用甘草呢？因为参芪虽有补气的作用，但是性味温燥，大有助火之弊，不若甘草之味甘性平而缓，益气缓急而不助邪热，所以仲景不用参芪而用甘草。再如《伤寒论》第14条记载："太阳病，项背强几几，反汗出恶风者，桂枝加葛根汤主之。"第31条记载："太阳病，项背强几几，无汗恶风，葛根汤主之。"这两条相比较，第14条是太阳中风兼项背强几几，第31条是太阳伤寒兼项背强几几，前者用桂枝加葛根汤，后者为什么不用麻黄加葛根汤，而用葛根汤（即桂枝汤加麻黄、葛根）呢？因为无论是中风或是伤寒，凡见项背强几几者，均为太阳经脉不利，津液不滋。桂枝汤方中用白芍配甘草，酸甘化阴，解肌而不伤正。若用麻黄汤加葛根单纯发汗解表，无芍药之酸敛扶正，极易伤其津液而加重病情。可见，经方用药之精准，确实已达到了炉火纯青的地步。

2. **药味简洁**　纵观《伤寒论》《金匮要略》的方子，都是由几味药组成，有的甚至是一味、两味或三味药组成，如甘草汤、桔梗汤、栀子豉汤等。在《伤寒论》中药味最多的方剂也就是麻黄升麻汤，由14味药组成。这样可以有的放矢、单刀直入，既无拖泥带水之嫌，又能提高疗效。在20世纪90年代初，余曾诊治一老翁，年近七旬，患冠心病多年，近1个月来胸前憋闷，日渐加重，苦不堪言，曾服大量行气活血之药而罔效。自述每到夜晚病情加重，且全身怕冷，尤以后背为甚。余思之良久，忽悟到《伤寒论》第21条"太阳病，下之后，脉促胸满者，桂枝去芍药汤主之"，第22条"若微寒者，桂枝去芍药加附子汤主之"，遂处桂枝去芍药加附子汤原方三剂。当时患者因药味少而心存疑虑。复诊时患者欣然告之，服上药一剂，症状明显改善，三剂尽，胸闷荡然以除，其喜悦之情，难以言表。由此可见，治病不在药多，在于辨证准确，用药精准，此亦经方的特点。

3. 疗效力专用宏 由于经方用药简洁精准，故其临床疗效非常显著，这是经过多少代人验证于临床而得出的结论。从古代江瓘的《名医类案》到近代曹颖甫先生的《经方实验录》，以及当代经方大家刘渡舟先生的《刘渡舟伤寒临证指要》等等，都记载了许多应用经方的验案。曾闻刘渡舟先生用大黄黄连泻心汤，治愈子宫内膜异位症；用芍药甘草汤治愈股骨头坏死等等，都显示了经方的非凡疗效。多年来，余承蒙老一辈医家的悉心栽培，独嗜仲景之学，应用经方于临床，取得了较好的疗效。曾在2002年3月10日，诊治一患者刘某，女，63岁。自述舌痛9个月余，当地医院诊断为舌炎。患者每于夜间子时疼痛加重，不得不起床饮水，方能缓解。初诊时余见其舌红苔少欠津，脉弦细，辨为心火内盛之证，用导赤散加减，药后无效。二诊又以清心莲子饮加减，亦无寸功。三诊时详询其病情，得知自发病以来，经常心烦失眠，头晕耳鸣。余恍然大悟，此乃肾阴不足、心火亢盛之证，治当泻南补北，方用黄连阿胶鸡子黄汤。黄连10g，黄芩10g，生白芍10g，阿胶10g（烊化），鸡子黄2枚（兑服），肉桂6g，生地黄10g，炙甘草6g。6剂，水煎服。2002年3月28日四诊，自述服上药后舌痛顿减，其他症状均有所缓解，舌质略红苔薄白，脉略弦，继服上方10余剂而愈。由此可见，经方用药虽少，但是用之得当，则效如桴鼓。

（二）经方的应用规律

经方用药有精准简洁等特点，至若世有"经方难用"之慨叹，所以使用时必须把握好以下规律。

1. 把握六经辨证的思维方法是使用好经方的灵魂 《伤寒论》六经辨证，不但具备一般性辨证论治思维方法，同时还具备整体辨证论治、恒动辨证论治、反向辨证论治、试探性辨证论治以及比较性辨证论治等思维方法。如《伤寒论》第100条："伤寒，阳脉涩，阴脉弦，法当腹中急痛，先与小建中汤，不差者小柴胡汤主之。"这一条本属肝胆气横乘伐脾土之证，治疗应当以舒泻肝胆之横，但是文中却用小建中汤温中健脾，亦即扶土抑木，这就充分体现了仲景整体辨证的思维方法。而且这种辨证思维方法，对后世产生了深远的影响，比如清代医家王旭高，在《西溪书屋夜话

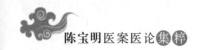

录》中提出的治肝30法，就收录了仲景扶土抑木之法。余在1989年9月，治一学生母亲，因情志不遂而见右胁下疼痛20余日，肝胆B超正常，化验肝功能正常。曾服逍遥散、舒肝丸等药均无效，而且疼痛日渐加重。余诊后处小建中汤，连服十余剂而愈。再如第209条："阳明病……若不大便六七日，恐有燥屎，欲知之法，少与小承气汤，汤入腹中，转失气者，此有燥屎也，乃可攻之。"阳明病不大便六七天，但其人未见潮热谵语、腹满疼痛等症状，不可用大承气汤贸然攻下，先少少与小承气汤，服后若腹中转矢气者，说明腹中燥屎已成，再与大承气汤攻下。若不转矢气，虽然六七天不大便，但肠中燥屎未成，或属胃中虚寒的固瘕，绝不可用大承气汤攻下。这又是仲景试探性辨证论治的思维方法。可见，全面正确把握六经辨证思维方法，是应用经方取得疗效的重要环节。

2. 抓主症、用主方是使用好经方的关键　在《伤寒论》六经病证中的每一个方证，都有其主症。所谓主症，就是在一个方证中出现的主要症状，而且占主导和支配地位。它反映了这一方证的病因病机特点和规律，如麻黄八症、桂枝四症、结胸三症等等。在使用经方时，抓住主症，就抓住了六经病证的纲领，纲举则目张，其他问题不攻自破、迎刃而解。2017年冬天感冒流行期间，我治疗一位患者，刘某，男，14岁。前几天因感冒发热，经服用西药高热虽退，但出现了呕吐不止，只要闻到食物气味，旋即就吐，到医院化验肝功，做肝胆B超均为正常。其父母万分焦急，前来就诊中医。经诊视患者除呕吐之外，还伴有胸闷心烦，口苦口干，其脉弦而有力。结合病程，辨为邪入少阳枢机不利之证，治以清解少阳，方用小柴胡汤。不几日患者母亲打电话告知，服一剂呕吐减轻，三剂后呕吐消除，且能正常饮食。经分析该患者开始为外感风寒，经治疗大邪虽去，但余邪入于少阳，而致胃气不和上逆呕吐。在六经病证中，阳明病多汗，少阳病多呕，呕吐是少阳病主之症，在《伤寒论》第101条："伤寒中风，有柴胡证，但见一证便是，不必悉具。"抓住少阳病呕吐的主症，用小柴胡汤即可治愈。"抓主症，用主方"是当代经方大家刘渡舟先生在应用经方过程中提出的一个重要的辨证思维方法，对于后来学者正确使用经方，确有指点迷津、醍醐灌顶之用，是刘老对《伤寒论》的一大贡献。

3. 随证加减是用好经方的原则　六经病证，错综复杂，每一经病随时都会发生不同的变化。在使用经方时，当根据不同病情而随证加减，所以《伤寒论》第 16 条提出"观其脉证，知犯何逆，随证治之"。其实，张仲景在《伤寒论》中，已经作出了随证加减变化的示范。如第 20 条"太阳病发汗，遂漏不止，其人恶风，小便难，四肢微急，难以屈伸者，桂枝加附子汤主之"，第 23 条"太阳病，得之八九日……面色反有热色者，未欲解也，以其不能得小汗出，身必痒，宜桂枝麻黄各半汤"。第 20 条是言太阳病误治后，表邪未去而阳气受伤，症见漏汗不止，治用桂枝汤解肌，另加附子一枚，扶阳固表止汗，这是使用经方在药物上的加减。第 23 条是指太阳病拖延了七八天，出现不同的转归。如果见面赤身痒者，说明太阳之大邪已去，小邪不解，邪少势微，取桂枝汤和麻黄汤两方各用其半，为桂枝麻黄各半汤微发其汗，这条是说明使用经方时的灵活变通。余曾在 2006 年 5 月 30 日诊治一女孩，14 岁。患者持续高热近月余，体温一直波动在 38.5～40℃之间，诊断为"非特异性病毒感染性淋巴细胞增多症"，辗转于数家医院，用大量西药治疗，热势仍持续不退，故求治于中医。家长代述患儿发热，每于午后加重，始觉全身发冷，意欲索衣加被，但覆被不时，又觉壮热烦躁，此时体温可骤升至 40℃左右，一日之中发作数次，伴口渴引饮，大便干结，每日一行。舌红苔黄燥而厚，脉弦数。化验血常规，WBC：3.5×10^9/L，N%：70%，L%：60%。据上述脉症，辨为少阳与阳明合病。用小柴胡汤合白虎汤即柴白煎加减：柴胡 10g，黄芩 10g，半夏 10g，西洋参 6g，炙甘草 6g，生石膏 50g（先煎），知母 10g，粳米 10g，蝉蜕 10g，白僵蚕 10g，薄荷 10g（后下），竹叶 10g，荷叶 10g，玄参 10g，生大黄 4g（后下），生姜 3 片。三剂水煎服。2006 年 6 月 6 日二诊，其母亲代述，上药服一剂，大便通，身热亦减，当晚服药后，即乘火车赴北京意欲明确诊治。翌日凌晨至京，已热退身凉，自测体温 36.3℃，全家人欣喜异常，谓逾月来首次热退，然业已抵京，遂至协和医院就诊，亦诊断为"非特异性病毒感染性淋巴细胞增多症"，并嘱其归家继服中药。回家后三剂药尽，体温持续正常，病情稳定，唯感口渴引饮，大便日行一次，舌淡苔薄白，脉略细。此邪热日久，灼伤津液，治以清热生津为宜，予竹叶石膏汤，继服 6 剂，尽收全功。其后家长欣然来告，已停药多日，患儿体温一直正常。化验血常规，WBC：7×10^9/L，L%：26%，其

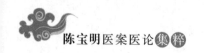

病告愈。该患者高热炽盛，延时月余，且日晡潮热，壮热烦渴，乃阳明气分热盛。热前寒作，欲加衣被，此寒热往来，邪在少阳。既属二阳合病之证，故用小柴胡汤合白虎汤加减，一剂热退，三剂病瘥。因此，随证加减是六经辨证论治的原则，也是临床使用好经方的基本规律。

4. 关注方后注释是用好经方的基础　　所谓方后注释，就是指方证后边的注释说明，在使用经方时，必须熟悉每一方证后的注释。比如，大黄黄连泻心汤，在《伤寒论》之方后注："上二味，以麻沸汤二升渍之，须臾，绞去滓，分温再服。"亦即将大黄黄连泻心汤的药物，用滚开的水浸泡后服用。如此渍药之意，在于取诸药苦寒之气，清中焦无形之热，治疗火气痞。同是大黄黄连泻心汤，在《金匮要略·惊悸吐衄下血胸满瘀血病脉证治》篇中的方后注："上三味，以水三升，煮取一升，顿服之。"以水煎煮，意在取诸药苦寒之味，清泻血中之热，治疗吐血衄血。药虽同，煎服方法有别，则治疗的病证各不相同，可谓异曲同工、法中之法也。经方的每一方证后都有详细的注释说明，使用时必须掌握好这些内容，方能得心应手。如果忽略了方后的注释，就使用不好经方，影响其疗效。以上仅是我们对使用经方的一些看法，欠妥之处，敬请斧正。

二、《伤寒论》六经辨证思维逻辑方法初探

在自然科学的研究探讨中，掌握运用正确的思维逻辑方法，是揭示自然物质内在规律的重要前提。因为任何科学都是应用逻辑的。对于自然科学家来说，除必须使用形式逻辑外，更重要的是借助于辩证的思维形式和方法。因为只有它，才能为自然中所发生的发展过程、为自然界中的普遍联系、为从一个研究领域到另一个研究领域，提供类比，从而提供说明方法。因此，逻辑之对于他，有如比例和透视之对于画家一样的重要。《伤寒论》之所以能确立祖国医学完整的辨证论治体系，成为历代医家所推崇的不朽之作，正是由于作者张仲景掌握和运用了正确的思维逻辑方法，从而揭示了六经病证的内在规律。本文拟作如下探讨。

（一）六经辨证的归纳演绎法

归纳和演绎，是认识事物过程中既相区别、又有联系的两种思维形式。所谓归纳，就是由特殊到一般，由具体到抽象，从个别事物的认识中

得出一般性结论的推理方法；而演绎则是由一般到特殊，由概括性的原则到具体的使用，从已有的一般道理和理论，推知某一个别事物的未知属性，二者相辅相成。这一科学方法，体现在六经辨证论治的每一个环节。譬如：在六经辨证方面，张仲景依据《内经》"善诊者，察色按脉，先别阴阳"的理论。以发热恶寒的类型，归纳出六经病证各自的特点。如《伤寒论》中第 7 条："病有发热恶寒者，发于阳也，无热恶寒者，发于阴也。"就是仲景在分析六经病机的基础上，认识到三阳经病，由于邪盛正衰，正气抗邪有力，故总以发热为特征，诸如太阳病之发热恶寒，阳明病之但热不恶寒，少阳病之往来寒热等等。而阴经病，由于正虚邪陷，正气抗邪无力，故表现以恶寒为主。诸如身冷肢厥，下利腹痛等等，尽管在其恶寒程度上有轻重之分，但总归不见发热。其后各篇，都是根据这个标准，对六经病证进行分析判断。如第 269 条："伤寒六七日，无大热。其人躁烦者，此为阳去入阴故也。"第 301 条又谓："少阴病，始得之，反发热，脉沉者，麻黄附子细辛汤主之。"前条以热去增躁，言病邪由阳入阴。后条少阴病，因反见发热，阴病见阳症，谓病邪由阴出阳。如此以寒热分阴阳，以阴阳统六经，实有提纲挈领、执简驭繁之用。在论治方面，张仲景根据《内经》《难经》的理论，综合临床实践，归纳出对于阴阳虚实补泻的原则。如《伤寒例》篇指出："夫阳盛阴虚，汗之则死，下之则愈；阳虚阴盛，汗之则愈，下之则死。"即阳热内盛、阴液内伤的患者，治疗当下其内热，以存真阴使病获愈，故曰"下之则愈"。若不循这一原则而误用了汗法，不但因其辛温助阳，更因其汗出而伤阴，遂致病情加重或死亡，故曰"汗之则死"。对于因表阳虚而感受寒邪的患者，因其寒邪盛于表"其在皮者，汗而发之"，治当发汗，汗出邪去，表病自除，故曰"汗出则愈"。否则误施下法，徒伤正气，必致正虚邪陷，病情加重，故曰"下之则死"。张仲景归纳出的这一治疗大法，贯彻运用于六经各篇。如第 90 条"本发汗而复下之，此为逆也；若先发汗，治不为逆。本先下之，而反汗之，为逆，若先下之，治不为逆"，第 44 条"太阳病，外证未解，不可下也，下之为逆"等，这些治疗原则的确立，都是从《伤寒例》阴阳虚实补泻的法则中演绎而来，从而有效地指导着六经辨证论治。

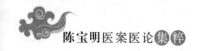

（二）六经辨证的分析综合法

分析和综合是抽象思维的基本方法。所谓分析，就是把复杂的事物分解为各个部分、方面、环节和层次，分别加以研究的一种方法。而综合则是在分析的基础上，把事物的各个部分、各个方面和各种因素结合起来，以把握事物的本质和规律的一种思维方法。综合必须以分析为基础。没有分析，认识就不能深入，当然，没有综合，分析也会是盲目的和不全面的。因此，二者在整个认识过程中，是不可分割的。《伤寒论》运用了这种思维方法，指导着六经病的辨证论治，在极其复杂的病证中，探讨出其内在规律，从而把握住疾病的本质。如第99条："伤寒四五日，身热恶风，颈项强，胁下满，手足温而渴者，小柴胡汤主之。"但"身热恶风颈项强"乃太阳之表证；"胁下满"是少阳半表半里证；"手足温而渴"则又是阳明之里证。三阳证俱，若治取太阳之汗，恐伤阳明之津，或从阳明之下，又犯少阳之禁，故汗下皆非所宜，唯取小柴胡汤，以和解少阳之半表半里，使枢机利，表里和而三阳病俱解，此即"三阳合病、治取少阳"之谓。同样第232条："三阳合病，腹满身重，难以转侧，口不仁面垢，谵语遗尿……若自汗出者，白虎汤主之。"本条亦为三阳合病，可是以"腹满身重，口不仁面垢，谵语遗尿，自汗出"等阳明热证为主，故治疗当以清解阳明为主，方用白虎汤。此又常中之变法也。如果不循综合分析这一科学的思维逻辑方法，当治少阳而误攻阳明，应治阳明，反取少阳，必致变证百出，后患无穷。其次，论中还运用分析综合的方法，以作出疾病的鉴别诊断。如第73条："伤寒汗出而渴者，五苓散主之，不渴者，茯苓甘草汤主之。"第70条："发汗后，恶寒者，虚故也……但热者，实也。"第282条："自利而渴者，属少阴也。"第277条"自利不渴者属太阴"，等等，这些症状的提出，似乎是言不尽意，未能概其全貌，然而从逻辑学的角度去认识，正是张仲景在临床实践中，撇开了疾病中非本质症状，抽取出其特有的本质性症状，故能以"渴"与"不渴"等，作出疾病病位病性的鉴别。可见，掌握正确的综合分析方法，是六经病辨证论治的重要前提。

（三）六经辨证的假说验证法

所谓假说，是依据科学原理，经过一系列思维过程，对被观察对象作出一些假定性的解释。验证是在假说前提下，采取相应的措施而加以证实。张仲景使用此法，可见于以下几个方面。

1. **对病因的假说验证**　胃主受纳与腐熟水谷。因此阳明病多反映在对于饮食物的消化吸收方面。但是阳明为病，有因寒因热之别，若因于热者，热为阳邪而能消谷，故多为能食；若因于寒者，寒为阴邪，易伤胃中阳气，多不能食。仲景于第 190 条提出："阳明病，若能食，名中风；不能食，名中寒。"第 194 条又云："阳明病不能食，攻其热必哕。所以然者，胃中虚冷故也。"文中以能食与不能食的症状，对阳明病病因进行假说，继之又以治疗加以验证，如此匠心设计，反映出仲景缜密细致的思维方法。

2. **在诊断上的假说验证**　张仲景把这种假说验证的思维方法，用于六经病的诊断。如第 56 条："伤寒不大便六七日，头痛有热者，与承气汤。其小便清者，知不在里仍在表也，当须发汗。"伤寒不大便六七日，又头痛发热，此乃燥热内结于阳明之实证，治当用承气汤泻下阳明实热，然概为阳明证，其小便当赤，今反见小便清者，尽管不大便，其邪气仍在表而未化热入里，治疗当从太阳之表。再如第 6 条："太阳病，发热而渴，不恶寒者为温病，若发汗已，身灼热者，名风温。"伤寒与温病，虽然同为外感热病。但伤寒是感受风寒之邪，而温病则是感受风温之邪；伤寒初期，治当辛温解表，而温病初期治当以辛凉宣肺。如果热病初起，用辛温发汗之法，非但表证不解，反而由发热变为灼热，更增热势，据此便可断为风温。仲景如此假说验证，以作为伤寒温病的鉴别诊断，于临床有着现实的价值。

3. **对六经病治疗的假说验证**　《伤寒论》第 209 条："阳明病……若不大便六七日，恐有燥屎，欲知之法，少与小承气汤。汤入腹中，转失气者……此但初头鞕后必溏，不可攻之。"阳明病见不大便六七日，恐为燥屎内结，但又未见潮热、谵语等大承气汤典型症状，故不可贸然峻攻，必须探明腹中有无燥屎。为此，仲景提出假设治疗，先少与小承气汤，服后以患者是否出现"转失气"，来验证其腹中有无燥屎的形成。若药后"腹中转失气者"，说明燥屎已成，当以大承气汤峻攻。"若不转失气者"，虽然大便硬，但燥屎未成，乃属中焦虚寒的"固瘕"之证，治当以温补。如

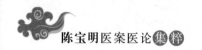
此假说验证，反复推敲，实能表现出作者严谨的科学态度。

4. 对六经病传变的假说验证　六经病证的传变是错综复杂的，其传变方式，基于个人体质差异及感邪轻重之不同，有一般传经，表里传经，越经和直中等多种形式，即使是同一经的传变，有传也有不传，有传此也有传彼的情况，那么如何来判断这些复杂多变的传变情况呢？张仲景除在时间上对六经传变提出假说之外，还假设了一系列脉症，来验证其传与不传，或传于何经。如第 4 条："伤寒一日，太阳受之，脉若静者，为不传；颇欲吐，若躁烦，脉数急者，为传也。"第 5 条："伤寒二三日，阳明少阳证不见者，为不传也。"按一般的传经规律，伤寒一日，太阳受之，二日阳明受之，但是又不能完全拘泥于时间，传与不传，或传于何经，患病时间是一个凭证，然更当注重脉症。因此仲景提出了几种假设情况，伤寒一日，"脉若静者"，说明邪仍在表而未传，没有影响内在气血，故其脉"静"；相反，若见"脉数急"或"颇欲吐、若躁烦者"，说明邪已传于少阳或阳明，故见到少阳阳明的主症。伤寒二三日，如果仍不见少阳阳明脉症者，亦为不传。可见，伤寒一日有传经的情况，伤寒二三日也有不传经的可能。如此把脉症和时间结合起来加以假说验证，体现出了仲景灵活的辨证思维。

5. 六经病预后的假说验证　六经病之预后，有两种不同的转归，一则邪去正复，病向痊愈；一则正衰邪进病转恶化。为了判断这两种不同的转归，仲景采用了假说验证的方法。如第 332 条："伤寒始发热六日，厥反九日而利，凡厥利者，当不能食，今反能食者，恐为除中，食以索饼，不发热者，知胃气尚在，必愈。恐暴热来出而复去也。"大凡六经病证，以发热为阳气尚存，厥利为阴寒用事。今见患者发热六天，厥冷却九天，而后复见下利，说明阳不胜阴，阴气独盛，因其阳虚寒盛，故中焦不能温运而当不能食，又假设了两种可能，其一是由于胃阳渐复，病向痊愈；另一种是由于脾阳衰而发为"除中"，病趋恶化，为了判断这两种不同的情况，仲景提出"食以索饼"而加以验证；食饼后患者续渐发热，说明中焦阳气来复。若食饼后患者暴然热出，便可断为"除中"。如此使用假说验证的方法。以推断六经病证的预后。

（四）六经病的比较分类法

比较和分类，是认识事物的两种基本思维逻辑方法。所谓比较是确定事物之间差异点和共同点的方法。而分类是以比较为基础，并根据事物的共同点和差异点，区分事物的不同种类。张仲景对于六经辨证，就采取了这种思维逻辑方法。诸如在病因、证候以及病机等方面，都做了十分细致的比较和分类。如第 1 条"太阳之为病，脉浮，头项强痛而恶寒"是太阳病的总纲。但是，在太阳病中，因素体不同，或感邪有偏风偏寒的差异，又有中风和伤寒的区别。对此，仲景举出临床主要脉症来加以比较。太阳中风以伤风邪为主，风为阳邪，故以发热、汗出恶风、脉缓为特征；而伤寒则以感受寒邪为主，寒为阴邪，故见恶寒无汗，周身骨节疼痛、脉紧。如第 2 条："太阳病，发热汗出，恶风，脉缓者，名为中风。"第 3 条："太阳病，或已发热，或未发热，必恶寒体痛，呕逆，脉阴阳俱紧者，名为伤寒。"同是太阳病，通过分析比较，则同中求异，分出了太阳中风和太阳伤寒两大类型，而其中脉浮头项强痛可并见。不同点在于前者汗出脉浮缓；后者无汗、脉浮紧。在太阳腑证中，又以小便利与不利症状的比较，将其分为太阳蓄血与蓄水之证。这样，就使纷繁复杂的太阳病，能够纲目昭然，辨证既有章法可循，施治亦有的放矢。用这种以客观症候为依据的比较分类方法，区别其中的异同，对临床有直接指导意义。

通过上述分析，可见《伤寒论》六经辨证的整个理法方药过程，就是一个严密的辨证思维过程。正因为如此，方使错综复杂的六经病证，有条不紊，丝丝入扣，使《伤寒论》397 条，层层相因，步步入深，并能垂中医辨证大法于后世。因此，深入学习研究张仲景思维逻辑方法，不但有助于提高临床辨证的思维能力，而且对继承发扬仲景学术思想，促进中医学术理论的发展，亦具有重要的现实意义。

三、异病同治理论的临床应用

异病同治，是指不同疾病在其发病过程中，出现了相同的病机和证候，因而采取同一治疗方法，是中医治疗疾病的一个基本原则。笔者根据中医这一基本原则，临床应用《医验随笔》之柴白煎（柴胡、黄芩、半夏、人参、炙甘草、生石膏、知母、粳米、生姜、大枣）加减，治疗因多

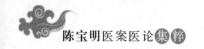

种原因所引起的高热不退，取得满意疗效，现列举数案如下。

病案一：王某，男，70岁。因高热不退一月余，于2006年5月31日初诊。该患者肺癌介入治疗后体温居高不下已逾月余，每于午后腋下体温达38.0～39.6℃，且在发热前有阵阵恶寒，随后身热面赤、心烦、口渴，下午加重，常伴咳嗽、纳呆等症。在大同市某人民医院住院治疗，用解热镇痛剂后，体温可降至37～38℃之间，用抗病毒、抗感染、支持疗法，效果不理想，故请中医会诊。当时患者身热面赤，且在发热之前必有短暂恶寒，时有咳嗽，精神委顿。查体：体温38.4℃，舌淡苔薄白，脉沉滑重按无力。中医辨证：少阳阳明合病。治法：清解二阳。方用柴白煎加减：柴胡10g，黄芩10g，半夏10g，生姜3片，西洋参6g，炙甘草6g，生石膏40g，知母10g，粳米10g，蝉蜕10g，白僵蚕10g，薄荷10g（后下），紫苏叶10g，荷叶10g，半枝莲20g，白花蛇舌草20g。5剂，水煎服。

2006年6月5日复诊。患者自述服上药第一煎后，当日下午体温降至36.8℃，其后每日测体温，总是波动在36.5℃左右。五剂药服完，未见发热，仍有咳嗽、吐黄痰、纳呆等不适。舌脉如前。此乃二阳邪热虽去，肺中痰热尚存，故于上方加黄连10g，橘红15g，瓜蒌30g，黄芩增至15g，继服5剂。服药后咳嗽痰黄顿减，发热再无反复。

按：癌性发热是癌症中常见的临床症状，中医治疗重在辨证而非辨病。本例患者病程日久，正气受挫，故邪热内侵。一则邪正交争，滞留少阳；一则正不胜邪，内陷阳明，而成二阳合病。邪在阳明，症见日晡潮热、面赤烦渴；邪在少阳，症见往来寒热，休作有时。因久病正虚，故虽发热而舌淡苔白，脉亦不数，且精神委顿。治疗当先两解二阳邪热，方用柴白煎。方以小柴胡汤和解少阳半表半里之邪，白虎汤清解阳明气分之热。方中人参宜用西洋参，功在益气养阴，其量宜小不宜大，谨防留寇之弊。生石膏甘寒清热，其量宜大不宜小，取其量重力宏，直折阳明在里之邪热，所谓"热淫于内，治以咸寒"之意也。又据《素问·六元正纪大论》"火郁发之"的理论，方中酌配紫苏叶、荷叶、蝉蜕、薄荷、僵蚕等疏风散热之品，配生石膏以宣泄阳明气分之郁热，使邪有出路，透邪外出。另加半枝莲、白花蛇舌草抗癌之品以顾本。诸药共奏清热、解郁、宣散之功，积日顽疾，一剂而热退。然病既发热，何以舌脉俱无热象？因大病之体，正气已虚，治当舍脉从症。热退之后，又恐其余热未尽而死灰复燃，加之咳嗽痰黄，故又增清肺化痰之品，继服五剂以收全功。

病案二：刘某，女，40岁。因发热不退20天，于1991年3月23日就诊。患者20天前夜间突然全身发冷，虽然重衣覆被亦不得解。继之高热，寒热反复发作，高热时自测体温40.1～40.5℃，直至翌日凌晨，病情始有缓解。当地医院以"感冒"论治，口服"氯芬黄敏片"，静脉滴注"青霉素"等药，一直未能治愈。3月16日来院就诊，门诊以"肺炎"收住院。入院后血常规检查：白细胞$10.8×10^9$/L、中性粒细胞百分比75%、淋巴细胞百分比23%、单核细胞百分比2%，X线胸片报告为"右中肺炎症"。遂以抗菌消炎治疗，静脉滴注"青霉素""地塞米松"等药，其病仍未能控制。于3月23日邀余为之诊治。自述昨晚又在恶寒后高热，高热时两眼自觉有"冒火"之感，且瓢饮凉水数升而不解，伴阵发性剧烈干咳，周身困重。查体：体温40.3℃，舌红苔白腻，脉弦滑数。中医辨证：少阳阳明合病。治法：清解二阳。方用柴白煎加减：柴胡10g，黄芩10g，半夏10g，生姜3片，西洋参6g，炙甘草6g，生石膏60g，知母10g，粳米10g，苍术10g，蝉蜕10g，僵蚕10g。2剂，水煎服。

3月25日复诊。服上药当天夜间，体温骤降，最高只升到37℃，第2天夜间，体温36.1℃，咳嗽、周身困重诸症顿减，唯纳呆不食，口渴欲饮，舌红苔略厚，脉弦缓。此乃大热虽去，但因热盛而胃之津气两伤，又恐余热未除，故予竹叶石膏汤两剂，水煎服。

3月28日三诊。服上药期间，夜间又始发热，体温升至39℃，余症同前。此乃余热未尽，死灰复燃之故，以3月23日方去苍术加竹叶10g，连服6剂，其病痊愈，后又以竹叶石膏汤调理数剂而出院。

按：本例肺炎，热势弛张，肺热炽盛，若以常法治之，多予寒凉之品直折热邪。但综观病情，患者全身壮热、烦渴喜饮、目睛灼热、舌红脉数，乃阳明气分之热盛，且发热之前，每有畏寒、寒热阵作、往来有序，则为邪在少阳之症，病既在少阳、阳明，故从二阳论治。在见发热主症的同时，复见周身困重、舌苔白腻、脉滑，此乃热中夹湿之象，故于方中加苍术以燥湿，此为标本兼顾之意。其咳嗽剧烈，无痰无喘，乃热邪伤津，肺叶被灼，俟热退邪去，则肺叶自张，肺疾自除。

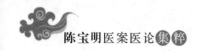

病案三：14岁薛某"非特异性病毒感染性淋巴细胞增多症"持续高热案（在本章之"一、论经方的特点及其应用规律"中有详细记载，兹不赘述）。

综上，发热一症，可见于多种疾病，临床治疗，重在辨证，若能抓住病机特点，药中肯綮，每每获效。上述病案，病虽不同，但在发病中，均表现为壮热面赤，烦渴引饮，此乃邪热炽盛，充斥阳明，且在热作之前均有恶寒，而成寒热交作、往来有序之势，此乃邪热羁縻少阳，而成二阳合病之证，故其治疗同用柴白煎两解二阳，此亦异病同治之理。数案之中，各有特点，治当各随其证而加减化裁，正所谓"智圆行方、圆机活法"也。

四、肺阳虚与慢性支气管炎

慢性支气管炎属中医之咳嗽、痰饮、喘证范畴，临床以咳嗽、咳痰、喘息为主要表现。历代医家在其病机认识上多从肺气虚、肺阴虚立论，即使论及阳虚，亦多责之脾肾之阳。《素问·咳论》虽提出"五脏六腑皆令人咳，非独肺也"之说，然陈修园在《医学三字经·咳喘》中云："诸气上逆于肺则呛而咳，是咳嗽不止于肺，亦不离于肺也。"我们通过多年的临床研究认识到，慢性支气管炎病变主要在肺，肺阳虚是其病机关键。当本病发展到肺气肿、肺心病时，则由肺及脾、肾、心，成为肺脾同病、肺肾同病、肺心同病，其病机发展顺序依次是：肺阳气虚、脾阳气虚、心肾阳气虚，功能衰竭。因此，"温补肺阳"是治疗慢性支气管炎的基本大法。

通览明清以前之医著，凡谈到人体阳气，皆重在"脾阳""肾阳"，间或有涉及"肺阳"者，亦未有明确提出，仅在某些论述中隐含其内容。如《素问·汤液醪醴论》提到"五脏阳以竭也"，"五阳已布，疏涤五脏"；《素问·经脉别论》亦云："合于四时五脏阴阳，揆度以为常也。"其中"五阳""五脏阴阳"当内含肺阳。另《灵枢·邪气脏腑病形》中云"形寒寒饮则伤肺"；《灵枢·百病始生》中云"重寒伤肺"，其中"伤肺"者，当为损伤肺阳之意。巢元方《诸病源候论·虚劳少气候》中提到"肺主气，气为阳"，其中肺气、肺阳未作明确区分，而以肺气之功能代替了肺阳，故只言"肺气"而忽略了"肺阳"的存在，这也是后世众多医家之共识。

至明清时期，则更鲜有论及肺阳者，反而提出"肺喜润恶燥"之观点，这与当时的社会环境有关。当时温热病流行，温病学派崛起，临床又以肺胃阴伤者突出，加之肺痨作为常见病，而且不易治愈，亦以肺阴不足居多，再加社会上吸食鸦片者多，也以肺阴亏损为主要表现，故而有此论点。随着鸦片的禁绝和肺痨发病率的日益减少，阳虚痰饮之疾渐次增多，有些医家开始认识到肺阳的存在。如张锡纯在《医学衷中参西录》中说："周身之热力，借心肺之阳，为之宣通，心肺之阳尤赖胸中大气，为之保护。"近代医家蒲辅周明确提出"五脏皆有阴阳"。在此基础上，近10年来，"肺阳"已被众多医家明确提出，并从阴阳学说角度立论，作了理论性探讨。

从理论上讲，有肺气、肺阴，当必有肺阳。《素问·阴阳应象大论》中言"阳化气"，所以，肺气的化生离不开肺阳。气的运动，推动和调控着脏腑各种功能的发挥，功能活动的低下即是气的耗损，进一步发展必致阳虚。而阳的蒸化又产生气，阳虚又会导致气虚。有肺气必有肺阳，《素问·宝命全形论》中云："人生有形，不离阴阳。"《类经图翼·阴阳体象论》云："阴无阳不生，阳无阴不成。"近代医家陈良夫亦言"阴阳永相抱而不离"等。对肺而言，若无肺之阳，则无以谈肺之阴；既有肺阴，则必有肺阳与之相配，正所谓"孤阴不生，独阳不长"是也。

肺阳的生理作用，可概括为四个方面：其一，具有温煦卫外功能。其二，参与宗气的生成，在阳气的直接作用下，水谷之精气和吸入之清气化合而为宗气。其三，参与水液代谢过程，肺为水之上源，通调水道，即是在肺阳作用下完成的。其四，在肺的宣降功能中，宣发是在肺阳主持下实现的。

对慢性支气管炎来说，我们基于多年的理论探讨和临床研究，认为本病的病机关键是肺阳虚。在古代文献中，多不称肺阳虚，如张仲景在《金匮要略》中称"肺中冷"，孙思邈在《备急千金要方》中称"肺虚冷""肺虚寒"。直至近代，在《蒲辅周医疗经验·辨证求本》中说"五脏皆有阴虚阳虚之别，肺阳虚，则易感冒"。正式提出了"肺阳虚"这一独立概念。

从慢性支气管炎的发病特点及临床表现特征来看，其病机原本当属肺阳虚。首先，慢性支气管炎初起，以寒邪侵袭者居多，加之本病多发于北

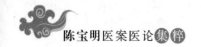

方寒冷地区。寒易伤阳，寒邪侵犯人体，肺阳首当其冲，极易耗伤。其次，在慢性支气管炎的病变过程中，寒邪是主要的诱发因素，所以本病之发作，以秋冬季最多，其内在因素当与肺阳不足有关。其三，由于本病反复发作，迁延难愈，则久病必虚，其虚当以消耗肺中阳气为主。临床主要表现为宗气生成不足，宣降功能低下，温煦卫外无力，水聚而生痰饮。凡此种种，皆以肺阳虚为内在病理基础。肺阳既虚，津液不布，必聚而生成痰饮，长期留宿于肺。在此基础上，外而寒热燥湿诸邪频频诱发，内而劳作食饮诸因不断困扰。阳虚而自生内寒，痰饮郁久当可化热。正如程门雪所言："慢性支气管炎在临床上，纯寒宜温的有，温而兼清的也有，纯热宜清的就很少。"若有热者，亦为"饮以化热"，从而形成了以肺阳不足为主，兼痰湿内阻、寒热错杂的病机特点。在其累及心脾肾，发展到肺脾同病、肺肾同病、肺心同病等病变之前，及时控制病情，可杜绝疾病的发展，达到从根本上治疗的目的。

基于慢性支气管炎的病机特点，我们创立了以"温补肺阳"为主的基本大法。温补肺阳之法，始于张仲景《金匮要略》"肺痿，吐涎沫而不咳"一证，仲景将其归为"肺中冷"，立"甘草干姜汤以温之"，并创温阳化饮之名方"小青龙汤"。而且针对水为阴类、非阳不运的特点，立"病痰饮者，当以温药和之"之大法。外入之寒，温必兼散；内生之寒，温必兼补。于是，我们将"温补肺阳、宣肺化痰、寒热并用"，作为慢性支气管炎的治疗法则，并自拟镇咳平喘胶囊，方以干姜、细辛、五味子温补敛气，扶助肺阳以治本；半夏、茯苓、陈皮、瓜蒌，燥湿化痰，祛痰饮之内宿以治标；麻黄、桔梗、前胡，温散寒邪；石膏、黄芩清肺中之郁热；杏仁、百部润降肺气。通过动物实验证实，本方具有良好的镇咳、祛痰、平喘作用。在临床上，我们用本方治疗慢性支气管炎134例，结果显示近期总有效率91.79%，远期有效率84.82%，疗效十分满意。临床和动物实验结果，进一步证实了应用温补肺阳法治疗慢性支气管炎的科学性。

五、《伤寒论》治肝规律探讨

所谓肝病，是指因某种原因而导致肝脏及其所属经脉等的生理功能失常而引起一系列病变的总称，是一种以肝气疏泄不利、三焦气郁不通以致全身气血失调为病机特点的常见病和多发病。

肝为将军之官，内寄相火而外应风木，其性刚愎，故其病多气实有余，横逆不驯，且最易化火动风。肝者、干也，其脉下起足趾，上行颠顶，内络脏腑。故肝之为病，其气横逆不逊，多以干犯他脏为能事，诸如向上可冲心犯肺，向下可耗肾竭阴，中易克伐脾土，其气纵横而莫之能御，故称其"肝为五脏之贼"。可见肝病之多，范围之广，病机之杂，在五脏病之中实居首位。诚如清代王旭高所云："其中侮脾乘胃，冲心犯肺，挟寒挟痰，本虚标实，种种不同，故肝病最杂，而治法最广。"清代李冠仙亦云："人之五脏，惟肝易动而难静。其他脏有病，不过自病……惟肝一病，即延及他脏……五脏之病，肝气居多。"

《伤寒论》是祖国医学中一部理法方药具备的经典著作，《伤寒论》之六经辨证是以脏腑阴阳为辨证纲领，而脏腑经络又是六经辨证的物质基础。所谓六经病证，实际上是人体脏腑经络生理病理变化的反应。因而《伤寒论》六经病证，实则包含了经络脏腑辨证的丰富内容。肝为五脏之一，肝病证治同样散见于六经诸篇。特别是少阳和厥阴两篇，因足厥阴为肝之经脉，与足少阳胆经相互络属，肝与胆互为表里，因而少阳与厥阴的病变在很大程度上反映出了肝病的特点。综合全论，对于肝病的证治，既有法可效，又有方可循，理法方药具备而形成一个较为完整的肝病辨证论治体系。因此，全面展开对《伤寒论》肝病证治的探讨，把握《伤寒论》肝病证治特点和规律，对于开拓经方的临床应用，提高肝病临床疗效有着现实的临床意义。本文就《伤寒论》肝病证治规律，试作如下探讨。

（一）《伤寒论》治肝渊源

《伤寒论》对肝病的辨证论治之所以能垂法于后世，千百年来为历代医家沿用不衰，正是因为张仲景在实践中继承发扬了汉代以前肝病证治的理论。在我国最早的古方医书《五十二病方》中，虽尚未形成完整的肝病证治理论体系，但是对于足厥阴肝脉之循行，以及"是动"所生的"㿗疝""少腹肿""腰不可仰""干""面疵"等肝病症状及病名，已有了确切的记载。其后在《内经》中，对肝的生理病理、辨证论治就有较为详尽的论述，并记载了"肝疟""肝热""肝满"等众多肝病病名。《伤寒论》对于肝脏生理病理的认识，以及辨证论治体系的确立，就是建立在这些丰

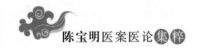

富的理论基础之上。

1. 承《内经》之治则，立治肝之大法 张仲景在《伤寒论》中，创立了众多治肝大法，诸如四逆散之疏肝解郁法，白头翁汤之清肝止利法，芍药甘草汤之养阴柔肝法等等。这些法则的确立，就其医理而言，莫不与《内经》肝病理论一脉相承。如《素问·脏气法时论》云："肝苦急，急食甘以缓之。"张介宾注曰："肝为将军之官，其志怒，其气急，急则自伤反为所苦，故宜食甘以缓之，则急者可平，柔能制刚也。"意即当肝郁气急时，可用甘味之药扶土以抑木气之横。张仲景据《内经》之旨，将治肝这一原则灵活扩用到肝病证治的整个理法方药中，从辨证到立法，从处方到用药都体现了《内经》这一学术思想。如《伤寒论》中第100条见肝胆之病而"先与小建中汤，不差者，小柴胡汤主之"治法的提出，以及吴茱萸汤、小柴胡汤等治肝方中人参、甘草、大枣的配伍方法，都是对《内经》"以甘缓之"治则的具体运用。

再则足厥阴肝外禀风木而内寄相火，下连寒水为乙癸同源，上接心火成子母相应。又厥阴者，寒之极，阴之尽也，寒极则热生，阴尽则阳复，故厥阴肝脉以阴阳胜复，寒热错杂为其病相特点。见证为"消渴、气上撞心，心中疼热，饥而不欲食，食则吐蛔，下之利不止"。既可见"消渴""心中疼热"之阳热实证，又可见"饥而不欲食""下之利不止"之阴寒虚证。治疗若仅以一法一方治之，势必治寒则遗热，治热则遗寒，补虚则碍邪，祛邪又可伤正。仲景根据上述病机特点，灵活运用了《内经》"温清补泻"的治疗原则，为治疗厥阴肝病创立了寒热并用、补泻兼施之大法。

2. 本《内经》之医理，拟治肝之诸方 《伤寒论》112方，直接用治肝病的有16方。细析诸方之配伍，同样是以《内经》理论为指归。如《素问·六元正纪大论》云："木郁达之，火郁发之。"《素问·脏气法时论》亦云："肝欲散，急食辛以散之，用辛补之，酸泻之。"所谓"达之""散之""补之""泻之"均强调了肝主疏泄的特性，故又在《素问·四气调神论》中，将肝取象于春气之发陈，木性之条达。基于《内经》对肝脏这一生理特性的认识，仲景在《伤寒论》中创立了疏肝解郁诸方，以顺应肝气条达之性。如四逆散、柴胡剂，其立法均在于疏肝解郁。同时，在其他治肝方中的配伍，也同样注意到了肝主疏泄的这一特点。如温肝养血之当归四逆汤，方中温肝不用姜附，却用桂枝、细辛，以取其辛香走散之用，以顺乎肝性之疏泄。诚如清代王晋三所云："桂枝之辛以温肝阳，细辛之辛以通肝阴，白芍之酸以泻肝，以通草利阴阳之气，开厥阴之路。"

3. 融《内经》之精义，述诊肝之关要 《素问·玉机真脏论》云："脾脉者，土也，孤脏以灌四傍者也。"《素问·平人气象论》又曰："平人之常气禀于胃，胃者，平人之常气也。人无胃气曰逆，逆者死。"仲景在《伤寒论》中引申和发展了《内经》这一精义，通过诊察脾胃之气以推断肝病的预后及其转归。如第256条曰："阳明少阳合病，必下利。其脉不负者，为顺也。负者，失也。"尤在泾注曰："负者，少阳旺而阳明衰，谓木胜乘土也。"阳明少阳合病，因肝胆之气横而克伐脾土，使脾胃失其升降，故必下利。肝脾同病，若阳明胃气不衰，"其脉不负者"，则为顺，否则胃气衰败，木气横逆无羁，则为"失也"。又如第365条："下利脉沉弦者，下重也；脉大者，为未止；脉微弱数者，为欲自止，虽发热，不死。"下利而脉见沉弦，厥阴肝之病也。因肝失疏泄，气郁化火，气机不利，湿邪内蕴，迫注大肠，故见下利后重。其转归预后如何？仲景察之以脉，"脉若大者"为邪胜病进，故"为未止"。若"脉微弱数者"，数乃滑数流利之象，《内经》谓："脉弱以滑，是有胃气。"因胃气来复，故其下利为"欲自止"。两相比较，一则利未止，一则利欲止，肝病下利虽同，转归及预后迥异，在于脉中胃气之有无。

其次，论中第339条："伤寒热少微厥，指头寒，嘿嘿不欲食……欲得食，其病为愈。"以及第332条之寒厥利，以"食以索饼"后的热势探测胃气的存亡等等，都是以胃气的强弱来推断肝病的转归及其预后。

综上所述，足见张仲景在肝病论治中是继承发展了《内经》的理论原则。诚如其在《自序》中所言："撰用《素问》《九卷》《八十一难》《阴阳大论》《胎胪药录》，并平脉辨证，为《伤寒杂病论》，合十六卷。"因此，《伤寒论》对于肝病的论治是《内经》肝病理论原则的发展和具体运用。

（二）《伤寒论》治肝基本规律

辩证唯物主义认为："规律是事物内部的、本质的、必然的联系。规

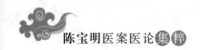

律就是关系……本质的关系或本质之间的关系。任何事物及其运动，都是有着一定的规律的，人们正确认识了客观事物或现象所固有的必然性和规律性，就能使自己的行动取得主动和能动地位。"

《伤寒论》对肝病的治疗，不但继承发展了《内经》的基本理论，而且还创立了自身的特点和规律，这些基本规律是：

1. **抓主症是《伤寒论》治肝的原则性**　所谓主症，就是指决定全局而占主导地位的症状。《伤寒论》112方，其中每一方都有其主症，根据主症选用主方是治疗肝病的一个重要原则。因为主症反映了肝病经脏气血的层次和部位。但凡六经为病，皆有经证腑（脏）证之分，故其治疗均有治经治腑（脏）之异。诸如头项强痛、发热恶寒者，为太阳之经证，治用麻桂剂；而身热口渴、小便不利者，则为太阳之腑证，治用五苓散；目痛鼻干、额头痛、面色缘缘正赤者，为阳明之经证，治用葛根汤；而不大便、腹满谵语、脉沉实有力者，为阳明之腑证，治以承气辈等等。而足厥阴肝脉，"起于大指丛毛之际……循阴股……抵小腹，挟胃，属肝，络胆，上贯膈，布胁肋……连目系，上出额，与督脉会于巅。"故肝病在经则见耳聋、目赤、头角痛，或胁苦满、少腹疼痛。而肝病在脏，则见口苦、心烦、喜呕，甚或胁下痞，连及脐旁。一般来说，经之为病多关乎气，病位较浅，脏之为病常及于血，病位已深，故治肝虽同，而治气治血迥异，乃缘其经脏层次深浅之所异也。

其次，主症反映肝病的病因病机特点。古人云"有诸内，必形诸外"。因肝病的病因病机不同，可以表现出不同的肝病证候。如内有肝胆气郁，则外见四肢厥冷、两胁苦满；内有肝胆湿热，外见身目俱黄、口渴溺赤等等。因此，辨证若能抓住主症，就能抓住每一方证的病因病机特点。

主症还反映肝病的属性。五脏病变都有寒热虚实证之异同，肝病亦不例外，临床既可见"身热口渴，下利后重"之热证，也有"手足厥寒，脉细欲绝"之寒证；既有肝血、肝阴之虚证，也有肝气、肝火、肝阳之实证，如此不同性质的肝病都是通过"症"而加鉴别。故主症一抓，则"气血分，虚实见矣"。

主症还能提示肝病的转归及其预后。对于肝病的转归及预后，《伤寒论》中有详尽的论述，仅厥阴篇的 61 条条文中，其中论厥阴肝病自愈、转轻之证者 12 条，论肝病病进难治之证者 3 条，论肝病可治诸症者 18 条，还有 9 条是论厥阴肝病之死证。概析其义，影响肝病转归及预后最重要的原因是邪正的盛衰，而邪正盛衰的情况，仍然可以通过"症"反映出来。如足厥阴肝病，本当见厥利并行之阴寒证，反见"呕而发热"的阳热证，则提示肝病已由阴转阳，由脏出腑，病向痊愈；相反，肝病始见身热口渴之阳热证，继而出现"下利厥逆，烦躁不得卧"之阴证寒证，其病则由阳转阴，预后欠佳。两种证候的不同趋向显示出肝病两种不同的转归。可见抓住主症，就能把握肝病的转归及其预后。

主症又是选用主方的前提。《伤寒论》112 方，其中有 16 方是直接用治肝病的。临证欲准确无误地使用这些方药，就必须要抓主症，据不同主症，使用不同主方，才能有的放矢，使药中肯綮。如第 99 条："伤寒四五日，身热恶风，颈项强，胁下满，手足温而渴者，小柴胡汤主之。"本条既有身热恶风的太阳表证，复见手足温而渴的阳明里证，而治疗既不从太阳之汗法，也不取阳明之下法，独取小柴胡汤之和法，是因为仲景抓住了"胁下满"这个小柴胡汤的主症。因而，抓住了主症，就抓住了肝病的本质，就能使病情洞明，论治有据，所谓一拨其本，诸症尽除，诚乃辨证之关键。

2. 变通活用是《伤寒论》治肝的灵活性 抓主症是《伤寒论》治肝的原则性，而加减化裁、变通活用，又是《伤寒论》治肝的灵活性。首先，在肝病主症不变的情况下，针对其不同兼症，对主方进行适当的加减，或调整某些药物的用量，而使药证相符，方证相投，此变通活用之一法也。如第 318 条其主症为四肢厥逆，故其主方用四逆散，但是在主症不变的前提下，若兼见肺寒气逆作咳者，则加干姜、五味子温肺止咳；若兼见心阳不振而作悸者，加桂枝温通心阳；若兼见水停而小便不利者，加茯苓淡渗利水；若兼见寒凝腹痛者，加炮附子温中止痛。其次，第 96 条小柴胡汤方后注亦设有众多或然之症，这些皆提示对肝病的治疗均当随症加减，不可执于一方一法之下。

另外，在肝病论治中，若肝之主症合并其他一些兼症时，仲景又示人以数方合用，此为治肝变通活用之又一法。如第 351 条、第 352 条："手

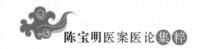
足厥寒，脉细欲绝者，当归四逆汤主之。""若其人内有久寒者，宜当归四逆加吴茱萸生姜汤。"本条主症是手足厥寒、脉细欲绝，故主方用当归四逆汤，兼有久寒之症者，则用当归四逆汤与吴茱萸生姜汤合并使用以增温肝散寒之用。余如柴胡桂枝干姜汤是用于肝胆气郁而兼有中焦阳虚之证，柴胡桂枝汤是用于肝胆气郁而兼见太阳表证者，这些皆为《伤寒论》治肝变通活用之法。

临床实践证明，无论任何疾病，仅用一方一法治之者有之，但据其病情的变化而加减化裁、变通活用者则更为多见。因此，抓主症用主方是《伤寒论》治肝之常法，而随症加减、变通活用又是《伤寒论》治肝的变法。对于错综复杂的肝病来说，后者更为重要。诚然，变通活用并非单纯头痛医头、唯方唯药，而是在主症主方的基础上，随其病变而化裁。因此，它是《伤寒论》治肝原则性和灵活性的统一运用。

3. 治重解郁是《伤寒论》治肝的关键性　五脏之病，各有其特征，每一脏腑的病变都反映着不同脏腑的生理病理特点。如肺主气，司呼吸，其病多气；脾主运化，运输水液，其病多湿，故《素问·至真要大论》云："诸寒收引，皆属于肾。诸气膹郁，皆属于肺。诸湿肿满，皆属于脾……诸痛痒疮，皆属于心。"肝为风木之脏，主疏泄，喜条达而恶抑郁。凡人体气机的升降出入，水液的敷布转输，卫气营血的运行，皆赖肝的疏泄条达之性。若肝之疏泄失常，气机郁阻，则诸病丛生。诚如朱丹溪所云："气血冲和，万病不生，一有怫郁，诸病生焉。故人身诸病，多生于郁。"因此，肝病病机虽杂，总以气郁为重，郁则气机阻，郁则经气逆，为逆为胀，为呕吐，为暴怒胁痛，为胸满不食，为飧泄，为寒疝。纵然肝病既久，气病入络而成血分肝病者，亦可因血不和气不利，出现肝郁的特征。故曰："凡病之气结、血凝、痰饮、跗肿、臌胀、痉厥、癫狂、积聚、痞满……皆肝气之不能舒畅所致也。"因而，肝病治疗的关键就在于解郁。诚如李冠仙所云："治病能治肝气，则思过半矣。"

《伤寒论》创拟了治肝诸法，解郁一法冠于诸法之首，寓于众方之中，论中有治肝16方，涉36味药，其中有11方配伍疏肝解郁之品，9味药具疏肝理气的作用，且解郁类药物的使用频率达用药总频率的9%，可见解郁一法在肝病证治中占有重要的地位。

《伤寒论》对治肝解郁这一法则的运用，在实践中体现和深化了《内经》"木郁达之"之旨，对后世医家产生了深远的影响。如《太平惠民和剂局方》之逍遥散，本解郁之法，配用柴胡、煨姜、薄荷等行气疏肝之品，以顺应肝气条达之性。《续名医类案》的一贯煎，在大队滋阴养阴药物中，加川楝子以舒达肝气。就连张锡纯所制镇肝熄风汤，亦不忘顺从肝气疏泄之性，在用重镇降逆诸药的同时，加茵陈、川楝子和生麦芽等疏肝理气之品。余导师刘渡舟教授，本治肝解郁之义，通过多年临床实践，在《伤寒论》柴胡剂的基础上，创拟柴胡治肝三方，用治不同类型的肝病，疗效颇佳。据 1986 年 9 月至 1987 年 12 月一年多临床疗效观察，63 例慢性肝病患者，总有效率达 81%，举例如下：

患者吴某，男，43 岁（病例号 0009286）。患"慢性乙型肝炎"四年，屡治乏效。于 1986 年 9 月 10 日来我院就诊。症见右胁胀痛，食少纳呆，精神困顿，形体消瘦，五心烦热，半年来每至午后低热（体温 37.6℃左右）。舌红少苔，脉弦细不任重按。1986 年 8 月 6 日查肝功能，GPT：600U/L，TFT（+++），TTT：9U，查 HBsAg 1：256。刘老辨为血分肝病，治以养阴柔肝解郁之法。处方：柴胡、鳖甲、龟甲、牡蛎、生地黄、知母、黄柏、红花、茜草、牡丹皮、白芍、凤尾草。

1986 年 10 月 4 日复诊。诉服上药 20 余剂，肝区疼痛明显减轻，低热渐退，但入夜后仍感五心烦热，舌红口干，脉弦细。处方：柴胡、鳖甲、牡蛎、龟甲、生地黄、麦冬、玉竹、白芍、牡丹皮、红花、茜草、茵陈、土鳖虫。

上方略行加减，共服 150 余剂，肝区疼痛消失，低热退，精神好转。1987 年 3 月 9 日复查肝功能：GPT ≤ 40U/L，TFT 阴性，TTT 正常，查 HBsAg（−）。后多次复查上述化验指标均正常。

本例患者，病本肝阴亏损，无论初病久病，在气在血，都有不同程度的郁象，故肝病病情虽杂，证候虽多，临证若能抓住多郁，紧扣其病机而治重解郁，就抓住了肝病病机的特点，就能提高其疗效。

六、《伤寒论》治肝特点探讨

《伤寒论》之六经辨证，是以脏腑经络为物质基础，因而六经辨证同

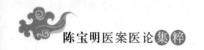

时也包含了脏腑辨证的丰富内容。肝病的证治就散见于六经诸篇，其论述之详，治法之精，为历代医家之楷模。

（一）随证立法，补《内》《难》之未备

对于肝病的治疗，早在《内经》中已有论述。如《素问·脏气法时论》云："肝欲散，急食辛以散之，用辛补之，酸泻之。"又云："肝苦急，急食甘以缓之。"寥寥数语，指出了甘缓、辛散、酸收三项治肝大法。尔后历代医家在此基础上各有发挥。

张仲景在继承《内经》《难经》的基础上，结合临床实践，创立了治肝诸方，诸如疏肝解郁之小柴胡汤，疏肝理脾之四逆散，清肝止利之白头翁汤，温肝暖胃之吴茱萸汤等。据统计，《伤寒论》直接用治肝病之方达14首之多。在治肝法则方面，于《内》《难》的基础上亦有发展。论中既有柴胡桂枝汤之汗法，又有小建中汤之补法，既有白头翁汤之清法，又有吴茱萸汤之温法，既有小柴胡汤之和法，又有大柴胡汤之下法等等，可谓集八法于治肝一法之中。其治，有缓有急，有常有变；其方，有大有小，有加有减，各随其证而施之，圆机活法，填补了《内》《难》治肝之未备。

（二）证分经脏，治分气血

六经为病，皆有经证脏（腑）证之分，故六经之治，亦有治经治脏（腑）之异。足厥阴肝经之为病，证见耳聋目赤，头角痛，或胸胁苦满。而脏之为病，则见口苦心烦，喜呕，甚或胁下痞块，连及脐旁。另外，经病者，多关乎气，脏病者，多及于血，故其肝病症状虽繁，不外气分血分两端。一般来说，肝病开始，多在气分，表现为经气不利，久则入于血分，使肝脏阴血受伤，血脉阻滞。也有初病即见血分证，或久病仍在气分者，故辨肝病之气血，又不可完全拘泥于时间之短长。其次，气病血病虽然有别，又因气与血的关系，二者不可截然分开，故其治疗必须兼顾。如《伤寒论》中治疗气分肝病之四逆散，用白芍以和血；用于血分肝病之当归四逆汤，用桂辛以调气。此所谓"治其阳者，必调其阴，理其气者，必调其血"之意。

（三）诸法共施，独重解郁

五脏为病，各有其特征，每一脏腑的病变，反映了各个脏腑的生理病理特点。肝为风木之脏，主疏泄，凡人体气机的升降出入，水液的敷布转

输，莫不有赖于肝之疏泄条达之性，若肝之疏泄失常，气机阻滞，则诸病皆生。明代朱丹溪云肝之："气血冲和，万病不生，一有怫郁，诸病生焉。故人身诸病，多生于郁。"可见肝病之病机虽杂，总以郁结为重，郁则气机阻，郁则经气逆。纵然是血分肝病，因血不和而气不利，故亦有郁的特征。因而治疗肝病的关键在于解郁。《伤寒论》创拟了治肝诸法，而解郁一法则冠于诸法之首，寓于众法之中。在治肝 14 方中，竟有 11 方配伍解郁之品。仲景治肝重在解郁一法的运用，在实践中体现和深化了《内经》"木郁达之"之要旨，对后世产生了深远的影响。实践证明，虽然肝病之病情复杂，证候繁多，临证若能抓住多郁这一病机特点，就能提高其疗效。

（四）扶中顾脾，防患于未然

肝藏血，主疏泄，关乎一身之气机；脾主运化，生气血，为气机升降之枢纽。若脾运无力，则气血生化乏源。肝失所藏，则阴不制阳，变生气郁化火诸证，故肝必赖阴血之濡养，才能舒展其用，脾必得肝之疏达，才能健运化物。正所谓"木赖土以滋养，土得木以疏通"，可见肝脾关系至为密切。故其为病，又常互相影响，尤其肝病，极易传之于脾。张仲景深得《内经》治肝实脾之要旨，而且把这一治疗大法，应用得非常具体灵活。

1. **肝脾同病，治肝顾脾**　肝病而兼见脾胃症状者，仲景立法以治肝为主而兼顾脾胃。如论中小柴胡汤，主要用治因肝胆气郁而见胸胁苦满，口苦咽干，头晕目眩等症，故方中以柴芩清解肝胆之郁热。但因肝胆气郁犯于脾胃，又见不食喜呕等症，故方中佐以人参、炙甘草、大枣等药，兼扶中顾脾以强主逐寇。

2. **肝脾同病，肝脾兼顾**　若肝脾同病，肝脾病情并重者，仲景又立肝脾并治之法。如柴胡桂枝干姜汤证，据临床所验，此证既有胸胁苦满，但头汗出，手臂麻木等肝胆气郁之症，亦见腹胀便溏，不食纳呆等脾胃虚寒之候。方中既以柴芩清解肝胆之郁热，又用桂姜温中健脾。俾木气疏利，中土健运，病乃速愈。

3. **肝脾同病，治脾顾肝**　根据标本缓急的治疗原则，当肝脾同病，但以脾胃见证为急者，《伤寒论》又辟治脾顾肝之法。如论中第 100 条：

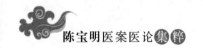
"伤寒，阳脉涩，阴脉弦，法当腹中急痛，先与小建中汤，不差者，小柴胡汤主之。"阳脉涩为气血之虚，阴脉弦乃肝胆之郁。腹中急痛为木乘土。刘渡舟教授谓此证乃"患者素有脾虚，又患少阳证，则因肝胆气横更伤脾气，而发生腹中急痛。治疗上就有先扶正后祛邪，先治脾后治肝胆之法"。小建中汤方中，重用饴糖，佐以草枣之甘缓以补中，意在俾脾气充实，而肝胆之气不横，故本法在温补脾胃之中寓有平肝之义。

《伤寒论》治肝重脾的特点，不仅贯彻于上述治肝法则中，还体现在组方遣药方面。论中 14 首治肝方中，有 11 方辅以人参、炙甘草、大枣等健脾和胃类药物。诸如柴胡剂中之人参、大枣、炙甘草；吴茱萸汤中之人参、大枣；小建中汤中之饴糖、大枣、炙甘草等等。再从其使用频次看，其中健脾和胃类药物的使用率达 42%，居各类药物之首。

张仲景治肝重脾的观点，对后世影响极大，历代治肝大家都效用其法而变通活用。如清代王旭高在《西溪书屋夜话录》中，所言治肝 30 法，立有"培土泄木法""培土宁风法"等等。叶天士《临证指南医案》亦专设"木乘土门"，且将治阳明一法列为治肝三法之一，提出"治肝不应，当取阳明"。清代王晋三亦遵仲景甲乙化土之论，创"安胃汤"，他认为"安胃者，毋使乘胜之气犯胃也"，自称此法用于肝病临床历验不爽。

（五）遂肝之性，创温补之法

五脏之病，皆有气血阴阳之虚实，五脏之治，亦有温清补泻之异同。唯肝，因其性刚愎，且内寄相火，外应风木，故言其证者，多谓实证热证，治疗则多用清肝泻肝之法，极少有人论及温肝补肝之法。如钱仲阳谓："肝为相火，有泄无补。"刘完素亦云："凡肝木风疾者，以热为本。"尤其明清以来，随着温病学的兴起，世医多以火热议病，一见肝病，恣用攻伐，迭进苦寒。然而，从整个肝脏的生理而言，肝以血为本，以气为用，血为肝之体，气为肝之用，故体阴而用阳。其生理既有阴血的一面，又有阳气的一端。因而肝之为病，和其他脏腑一样，实证热证有之，虚证寒证亦有之。在虚证中，既有血亏而体不充的血虚阴虚证，也有气衰而用不强的气虚阳虚证。若但谓肝之实热证，不言肝之虚寒证，但谓清肝泻肝，不论温肝补肝，实乃以偏概全，有失于对肝脏气血阴阳完整性的认识。其实，有关肝之虚证寒证，早在《内经》中就有记载，如《素问·脏气法时论》云："肝病者……虚则目䀮䀮无所见，耳无所闻，善恐，如人将捕之。"《素问·气厥论》又谓："脾移寒于肝，痈肿，筋挛。肝移寒于心，狂、隔中。"等等。张仲景本《内经》之义，在《伤寒论》中创立了温肝之大法，如论中第378条："干呕，吐涎沫，头痛者，吴茱萸汤主之。"因肝寒而浊阴之气犯胃，故见干呕、吐涎沫。寒浊之邪随足厥阴肝经上犯颠顶，故见头痛。本证以肝寒为本，胃寒为标，治用吴茱萸汤暖肝温胃、降浊散饮。又如《伤寒论》中当归四逆汤、乌梅丸等，都是针对不同类型的肝寒证而设。

《伤寒论》温肝法，虽未得到后世广泛的重视，但是，仍有一些医家取效此法。如唐代孙思邈在《千金翼方》中创竹沥汤以治肝阳虚，寒湿内侵之身体骨节疼痛等证。近人蒲辅周亦主张用附子汤治疗阳虚肝病。刘渡舟教授《肝病证治概要》亦指出："肝虚证应当包括肝血虚，肝气虚，肝阴虚，肝阳虚四种。"近年来，余随其门诊，屡见其用温肝养肝法而取捷效。曾治一患者罗某，男，50岁，时值炎暑，汗出颇多，自觉咽中燥渴，夜又行房，口渴更甚，乃瓢饮凉水数升，未几则小腹窘痛，阴茎内抽，四末冰凉。切其脉沉伏不起，望其舌淡嫩而苔白。刘老辨为肝肾阳虚，复受阴寒之证。遂处：附子12g，干姜、炙甘草各10g，小茴香、荜澄茄各6g。服一剂知，再剂而瘳。

凡此皆足表明，《伤寒论》不但含有广泛的肝病证治内容，而且在肝病证治中有其独到之处，值得我们进一步研究探讨。

七、浅谈"阳病治阴，阴病治阳"

"阳病治阴，阴病治阳"一语出自《素问·阴阳应象大论》。本条是对中医治疗原则的一个高度概括。但是，对文中"治阴""治阳"之阴阳，则有不同的解释。有的医家认为"治阴""治阳"之阴阳，是指"从阴引阳，从阳引阴，以右治左，以左治右"的针刺原则而言。也有的医家认为是指阴经阳经而言，如杨上善《黄帝内经太素》曰："疗其本者，疗于阴经，即阳病疗阴也。阳经受邪，准阴疗阳也，即阴病疗阳也。"而张介宾则认为："阳胜者阴必病，阴胜者阳必病。阳病当治阴，阴病当治阳。"治阴即"壮水之主，以制阳光"；治阳即"益火之源，以消阴翳"。可见他

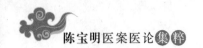

所认为的治阴治阳，是指后世的滋阴与温阳两法而已。

　　笔者认为，对"治阴""治阳"的正确解释，必须基于对阴病和阳病的全面理解。《素问·阴阳应象大论》云："阴胜则阳病，阳胜则阴病。"从阴阳对立统一规律而言，大凡阴胜阳病，不外两种情况：一是外感阴寒之邪，而导致卫阳之气受伤；一是之所以言阴胜，是由于阳虚，而阴胜更加导致阳虚，故曰"阴胜阳病"。由此可见，以上两种情况尽管都有阳气受伤的病机，但是一则是外感寒邪表阳受伤，一则是中阳不足，寒从内生，前者属实，后者属虚。而"阳胜阴病"也有两种情况：一种是指外感阳热之邪，而使卫气分之阴液受伤，此乃实证；另一种是由于内在阴液的不足，导致阴火内生，虚火更加耗伤阴液，故曰"阳胜阴病"，此乃虚证。由此可见，《素问·阴阳应象大论》中"阴胜阳病"与"阳胜阴病"既是实寒证和实热证的病因病机，也是虚寒证和虚热证的病因病理。因而，文中"治阴"与"治阳"，无论针刺或服用汤液，既指散寒清热，又言温阳滋阴，实属对表里寒热虚实证治疗原则的一个高度概括，决不能囿于上述一家之说。